從經方到經驗方
細述兒科診療全過程的辨證

侯江紅 著

嬰童醫案

從脾胃調理到疾病預防
中醫經驗與現代醫學結合的小兒醫案集

內容豐富 × 實用性強

根據三十多年來的臨床經驗撰寫
透過具體臨床實例傳授辨證思路與治療技術

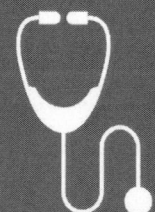

目 錄

前言		005
第一章	肺系疾病概述	009
第二章	脾系疾病解析	111
第三章	心系疾病要點	157
第四章	腎系疾病詳解	169
第五章	五官疾病：脾胃溼熱鼻淵案	173
第六章	傳染性疾病剖析	195
第七章	皮膚疾病綜述	203
第八章	亞健康狀態的辨別	229
第九章	體質調治方法探討	287
第十章	誤診與誤辨：食熱案例分析	297
附錄		301

目錄

前言

　　臨證數十載，總該有些東西示於同道，佐參於臨床，希望有所裨益。有同道之良師益友諫言寫一個理、法、方、藥系列書，左思右想，總覺太大太深，學識無以及達，能拿出手的也僅是一些臨床芻議小技，最終以《嬰童四書》概為書名，亦即四本有關小兒臨床的經驗體會：一為《嬰童醫理》；二為《嬰童醫案》；三為《嬰童釋圖》；四為《嬰童釋問》。所以冠名「嬰童」，乃小兒又稱，且較為順口而已。尋問同道，皆以為可，遂定下《嬰童四書》。雖四書淺薄，但皆源於臨證之悟、之驗，且吾有臨證留痕之習，數載臨床存積了不少筆墨，所以，若是僅供同道佐參，還算有些意義。

　　中醫之道深奧莫測，探索之路無境，仁則見仁，智則見智，各抒己見，百家爭鳴，故望同道指正！

　　《嬰童醫理》，簡書臨證中為小兒醫之感悟、觀點、體會、經驗，或者共識，或識證之技，或臨證施治之法，或先人醫理之釋，凡此諸多，皆為嬰童醫理，內容題目，皆以「論」為名，如「小兒脾胃論」、「小兒問診論」、「小兒亞健康論」、「小兒欲病論」，名稱以傳統中醫稱謂冠首，無者冠以現代名詞、名稱，如「小兒皰疹性咽峽炎論」、「小兒秋瀉論」等。所謂「論」者，小議之論也，非故弄虛玄之意。書分上論、中論和下論，上論者，關乎小兒之如何吃、睡、玩，或為醫之道，為師之表，為徒之守，或四診之技，或研讀古人之悟。中論者，關乎臨證之治法、治則、外治之術、方藥之論、調理之技，總關小兒臨證施治之驗。下論者，關乎臨證多病症之議，關乎小兒常見多發之病、之證，如「小兒汗證八法

前言

論」、「小兒上病下取論」、「小兒久咳論」、「小兒退熱八法論」、「小兒『三炎』論」、「小兒血病論」等。全書均為吾臨證之小技小法，又因擅長脾胃之論，故諸論從脾胃者居多。各論表述或多或少，不以長短為要，有寥寥數語者，也有長篇之文，蓋從心悟而定。

《嬰童醫案》，乃臨證有效醫案。醫案之述，遵其實況，皆為臨證例項，入書標準為有效，其有效皆為親自隨訪，或隨於即時，或訪於日後因他病就診之機，原始紀錄皆有紙質、錄影，或有圖片。醫案題目或始自病名、證名、症名、治法、病因、病機，不以定式，如「小兒久咳案」、「小兒手足心萎黃案」、「上病下取療麥粒腫案」、「母子同治案」，無相應中醫名稱者，冠以現代醫學名稱，如「小兒皰疹性咽峽炎案」。小兒為病，多為常見多發之恙，疑難雜症不眾，故《嬰童醫案》皆為小兒臨證之雕蟲小技，羞於大家之閱，僅為基層同道小參。案中所施之方，均源自臨證經驗之方，不外「消積方」、「感熱方」、「咳嗽方」、「亞康方」、「嬰瀉方」五方，諸案多為五方加減化裁而來，為此，原本欲定書名為《嬰童五方醫案》，基於與餘三書名稱相配，故仍以《嬰童醫案》為名。吾以為，擅長簡明之法，調治繁雜之疾者，力薦也！《嬰童醫案》，言述臨證治病之小故事。

《嬰童釋圖》，全書均為臨證望診所獲徵象之可視圖片，如髮黃、面色萎黃、皮疹、手足心脫皮、針眼、皮膚粗糙、二便之異等共500餘幅。每幅圖片釋有吾解，圖說小兒臨床可視性望診之候，並述其臨床伴隨症狀，旨在為同道四診佐參比對，協助辨證論治。圖片依據部位分門別類，如頭面頸、眼耳鼻口、舌、胸腹、背臀、四肢、前後二陰、分泌物及排泄物。在該書中，如若同一患兒有多幅不同部位圖片，則均在其中一個分類中顯示，如淫瘡，會有同一患兒的面部圖片、腹部圖片、四

肢圖片，皆在某一分類中同時出現，旨在方便整體理解。總之，《嬰童釋圖》是以本人之見識，釋解臨證之圖候。僅為同道所目參，且因於拍攝之光照、之角度不同，其圖之色差有不盡意者，如舌之色，咽之赤，面之萎等。圖片中某些非健康又非疾病之象，均以第三狀態（亞健康、灰色狀態、中間狀態）釋解，如皮膚粗糙、爪甲不榮、髮不榮、面色萎黃等。「釋圖」者，釋解臨證之圖像也。故《嬰童釋圖》亦旨在為初為小兒醫者提供直觀參照，也是在校醫學專業學生臨床參考之書，以補當今教材之乏缺。

　　《嬰童釋問》，全書就小兒健康、疾病、保健、護理等諸多應知應會之疑，做出共識性及個識性釋解。旨在為父母解惑。釋問雖面向應知應會之父母，亦為兒科醫師、臨床醫師、全科醫師提供些臨證解惑之話述，不使臨證家長之問而謇塞，故爾，醫者閱之也益。全書所列之問，源於有三：一是基於臨證多年家長常疑常問；二是基於無數次衛教互動中所徵集的三千餘個問題歸納而來；三是基於專業需求之共性應知應會問題。全書力爭通俗易懂，即為家長們學習，又為小兒醫者參閱。

侯江紅

前言

第一章　肺系疾病概述

■ 第一節　感冒

感冒夾滯預治夾痰案

男孩，4歲。11月23日初診。

發熱2天，中熱，咳嗽明顯，嘔吐，口臭，髮穗，鼻癢，腹脹（＋＋），便乾。舌紅苔白厚膩，左肺乾囉音。此為感冒夾滯，小兒多見，肺主一身之氣，主宣發，為全身輸布津液，大腸得以濡潤，不致燥化太過；肺主肅降，大腸腑氣壅滯，傳導不利，肺氣不降，風熱外邪侵襲，易致感冒，出現發熱、咳嗽。肺與大腸相表裡，互影響，故感邪之後易出現夾滯之兼症，積滯為本，外感為因，治以清熱化滯解表，先予消積顆粒消其積滯，後以咳嗽顆粒解表止咳。

方一　消積顆粒加　桃仁10g　炒紫蘇子10g　蟬蛻6g　炒枳殼6g　甘草3g

4劑，日1劑，水沖服。

方二　咳嗽顆粒加　蟬蛻6g　射干6g　炒紫蘇子10g　炒枳殼6g　甘草3g

7劑，服法同前。

消咳散（見附錄五，全書同）6包。

12月7日二診：咽不適，咽紅（＋＋），口臭，便乾。舌紅苔白厚膩，心肺常。此為食積化熱，治以清熱消積宣肺。

第一章　肺系疾病概述

處方　消積顆粒加　射干6g　薄荷6g　連翹10g　生薏仁10g

15劑，日1劑，水沖服，服5日休息2日。

《金匱要略》云「夫治未病者，見肝之病，知肝傳脾，當先實脾。四季脾旺不受邪，即勿補之。中工不曉相傳，見肝之病，不解實脾，唯治肝也」，此乃中醫治未病之理念。本案初病為感冒夾滯，預知滯祛必犯肺夾痰，故備宣肺止咳方，臨床應辨病知變，預判病之演化。

母子同治感冒案

男孩，9個月。8月15日初診。

發熱1天，中高熱，有受涼史，腹脹（++），二便可。舌淡苔白，心肺常。患兒之前因食積發熱來診，服藥1日而癒，現其母感受風寒，邪傳於兒。外感風寒，肺先受邪，肺失宣降，然顧及患兒食積發熱初癒，當顧其脾胃，故治以宣發肺氣、止咳化痰，兼健脾和胃，以養化生之源。

處方　紫蘇葉12g　桔梗12g　黃芩12g　薑半夏12g　蜜百部12g　桃仁12g　僵蠶12g　射干12g　白前12g　蒼朮12g　厚朴10g　甘草8g

3劑，日1劑，水煎服①（①見附錄三，全書同），母200ml，子30ml。

9月9日電話隨訪，服藥第2天症狀好轉，服藥3天痊癒。正中病機。

肺為嬌臟，外感風寒，肺先受之，小兒脾常不足，肺脾相關，故小兒更易感邪受寒。此患兒因其母感冒，母子接觸，兒易受邪，故當母子同治，宣肺健脾，缺一不可。

先咳後熱案

男孩，3歲3個月。4月29日初診。

咳嗽2週，鼻塞1週，中高熱4天，平素易鼻塞，鼻乾。現症見：面色萎黃（++），消瘦（++），腹脹（++），咽紅（+）。舌紅苔白膩，心肺常。患兒內傷乳食，停聚中焦，積而不化，阻遏氣機，鬱積於內，久鬱必化熱。《素問·調經論》云：「胃氣熱，熱氣熏胸中，故內熱。」患兒常因乳食不知自節、家長餵養不當等原因而致積滯，積滯日久則化熱。脾病日久則「土不生金」而致肺氣不足，衛外不固，從而發生咳嗽。故治以健運脾胃、消積化滯、宣肺止咳。

方一　消積顆粒加　蒼朮6g　射干6g　蟬蛻6g　焦神曲10g　枳殼6g

3劑，加量服，分2日服盡，日1劑半。

羚羊角粉2g，囑其於當日下午服。

方二　咳嗽顆粒加　炒紫蘇子10g　枳殼6g　茯苓10g　生甘草3g

6劑，日1劑，水沖服。

消咳散6包，取急則治其標之意。

5月13日二診：服中藥後咳嗽基本消失，羚羊角粉未服，發熱當日已退，仍易鼻塞，少涕，面色萎黃（+），大便稍乾。舌紅苔白，心肺常。服上方脾胃得健，運化功能恢復，積滯得化，肺氣宣通。繼以健脾消積清熱以鞏固療效。

處方　消積顆粒加　蒼朮6g　白茅根15g　桑白皮10g　枳殼6g

10劑，日1劑，水沖服，服5日休息2日。

小兒「純陽之體」，臟腑薄，藩籬疏，易於傳變，加之「脾常不足」，

第一章　肺系疾病概述

乳食不節而易積滯中焦，外感風熱，極易入裡化熱，形成表裡俱熱證，在疏風清熱的同時，應重視脾胃，健運脾胃與消食導滯合用，去胃腸積熱。

感冒夾滯預治咳嗽案

女孩，3 歲 3 個月。12 月 22 日初診。

發熱 1 天，中高熱，口臭，咽紅（＋＋），腹脹（＋），二便可。舌紅苔白厚膩，心肺常。患兒以發熱 1 天為主訴來診，初起發熱、咽紅，可診斷為感冒，見口臭、苔白厚膩、腹脹等內有積滯之象，故此為感冒夾滯，應以疏風解表、消積導滯為主。方以消積顆粒加味，但此類小兒脾胃積滯，中醫之理「脾為生痰之源，肺為貯痰之器」，易於內生痰飲而咳嗽，此時應預知咳嗽之象，預備咳嗽之藥，提前干預。

方一　消積顆粒加　蟬蛻 6g　柴胡 6g　炒紫蘇子 10g　蒼朮 6g

4 劑，日 1 劑，水沖服。

消咳散 4 包配服，以加強消積之功。

方二　咳嗽顆粒加　生大黃 3g　炒紫蘇子 10g　魚腥草 10g　桑白皮 10g

8 劑，日 1 劑，水沖服，服 4 日休息 3 日。

12 月 26 日，4 日後二診：熱已退，偶咳，舌淡苔白厚，心肺常，已見咳嗽，但症狀不重，加強健運脾胃以杜生痰之源，佐以順氣化痰之品。

處方　亞康顆粒加　蒼朮 6g　薑厚朴 3g　葶藶子 10g　炒牽牛子 10g

4 劑，日 1 劑，水沖服。

消咳散 4 包。

本案感冒雖病位在表，但兼有積滯之象，應注重預見咳嗽之機，正表現「治未病」理念，掌握疾病整體發展趨勢，提早干預。

感冒夾滯先脾後肺治案

男孩，8歲。3月11日初診。

發熱伴咳嗽3天，中熱，痰咳，口臭，咽紅（＋＋），乳蛾Ⅱ度，腹脹（＋＋），便乾。舌紅苔白厚膩，心肺常。此患兒體內素有積滯，復感風邪，風邪犯肺，肺氣不宣，故而咳嗽；內有積滯化熱，外有風邪束表，故而發熱。若積滯不消，腑氣不通，則咳嗽難止，發熱難退。當釜底抽薪，立消積導滯、清熱和胃之法。

方一　消積顆粒加　蒼朮6g　炒紫蘇子10g　射干6g　柴胡6g　生薏仁10g

3劑，日1劑半，水沖服。

並配羚羊角粉1g頓服，以清熱涼血；消咳散6包，取急則治其標之意。

蓋肺與大腸相表裡，腑氣不通，則肺氣不降。腑氣通，肺氣降，此時止咳更易奏效。繼以宣肺、止咳、化痰。

方二　咳嗽顆粒加　蟬蛻6g　炒紫蘇子10g　陳皮6g　枳殼6g

6劑，日1劑，水沖服。

3月23日二診：偶咳，鼻流清涕，二便可。舌淡苔白，心肺常。患兒症狀基本消失，然邪正相爭，正氣必然受損，故而調理善後。

處方　亞康顆粒加　蒼朮6g　青蒿10g　枳殼6g　補骨脂10g

12劑，日1劑，水沖服，服4日休息3日。

小兒感冒常易夾痰、夾滯、夾驚，本案先予消積顆粒加減服用，以消積導滯、清熱和胃，脾胃之氣得以和暢，疾病易癒。

第一章　肺系疾病概述

感冒夾滯、夾痰分治案

男孩，1歲5個月。12月26日初診。

發熱1天，中熱，咽略紅，無咳，伴見納呆，口臭，腹脹（＋＋），便乾等積滯徵象。證屬感冒夾滯，在疏風解表基礎上，重用消積導滯之法，則藥到症除。

處方　消積顆粒加　蟬蛻6g　炒紫蘇子10g　葛根10g

6劑，日1劑，水沖服。

消咳散6包，加強消食之功。

次年2月13日二診：再次發熱2天，中熱，咽紅（＋＋），但伴見症狀與上次不同，現症見：喉鳴，痰咳，舌苔白厚。證屬感冒夾痰，應偏重於化痰，治當先疏風解表，再預治可能出現的痰咳，同樣療效顯著。

方一　感熱顆粒加　蟬蛻6g　葛根10g　炒紫蘇子10g

3劑，日1劑，水沖服。

消咳散3包。

方二　咳嗽顆粒加　炒紫蘇子10g　射干6g　炒牽牛子10g　薄荷6g

4劑，日1劑，水沖服。

消咳散4包。

同一患兒，同為發熱來診，不同時期伴見不同症狀，所屬證型應分而辨之，充分表現「同病異治」之理念，追根則為中醫整體觀、辨證觀指導下，重證而非症（病），但是同一病，應有基礎治療準則。譬如此案前後都是感冒，故疏風解表為基本法則。然初診為感冒夾滯，故在疏風解表基礎上，重用消積導滯之法；二診辨為感冒夾痰，故在疏風解表基礎

上，佐以化痰。其次，深究此案，感冒夾痰之證易於導致咳嗽，故在疏風解表後提前予理肺化痰止咳之品，有治未病預見之功。

胃腸積氣致反覆感冒案

女孩，4歲。11月2日初診。

反覆感冒1月餘，間斷性發熱5天，咳嗽，喉痰，濁涕，咽紅（＋），磨牙，腹脹（＋＋），大便不爽。舌紅苔白膩，心肺常。家長訴，患兒自患病以來往返於數家醫院，診斷為肺炎，反覆予打點滴、退熱等對症治療，然病情反覆，屢治療效欠佳，吾觀其胸片，謂其病機不在肺，而在胃也。其胸片可見胃腔內大量積氣及氣液平，此為胃腸積氣過多，胃腸蠕動慢所致，臨床可見腹脹、呃逆、納呆等症狀。胃腸積氣不除，致脾胃虛弱，氣滯不通，則肺系之症難除也。

處方　消積顆粒加　蒼朮6g　枳殼6g　炒紫蘇子10g　射干6g　焦神曲10g

10劑，日1劑，水沖服，服5日休息2日。

消咳散6包。

11月5日特意回訪：磨牙明顯好轉，近3日未發熱。現大便不爽，清涕，喉痰。囑繼續服藥，繼觀。

12月1日二診：咳嗽時作，痰黃，張口呼吸消失，大便仍乾。舌淡苔白，心肺常。病位偏胃腸不在肺，然肺與大腸相表裡，恐其外感咳嗽之病邪長驅直入，故易上方蒼朮、炒紫蘇子、射干、焦神曲為炒白芍、當歸、連翹，取白芍酸苦微寒、和陽斂陰；當歸潤燥滑腸；連翹疏散風熱。繼守「消積顆粒」主方，是《黃帝內經》之「上工治未病」之意也！

第一章 肺系疾病概述

處方 消積顆粒加 炒白芍10g 當歸10g 枳殼6g 連翹10g

6劑，日1劑，水沖服。

1個月後隨訪，感冒癒，未反覆。

第二節 發熱

傷食瀉致發熱案

男孩，8個月。8月15日初診。

發熱3天，中高熱，多治不退，咽紅（＋），不咳，時吐，腹脹（＋＋），大便不成形，日數解。舌紅苔白膩。此證當謂傷食瀉或食積化熱，病因病機當屬其一。追以問診小兒飲食，必有飲食不節，傷於腸胃之因，蓋因小兒脾常不足，飲食自倍，傷於脾胃，必見納呆嘔吐、口臭、腹脹腹瀉，食傷食滯，積而發熱，故治以消食導滯、健脾理氣。

處方 亞康顆粒。

因為中高熱，所以配服羚羊角粉1g，以清熱涼血。配以西藥表飛鳴、複合維生素B加大消食之功。

8月22日二診：熱已於服藥次日漸退，諸症減輕，少涕，納可，夜眠欠安，二便可。舌紅苔白。

處方 複合維生素B和表飛鳴續服數日即可。

小兒發熱因於食者較眾，且往往白血球（WBC）也高，醫者不明其理，久用抗生素類藥物，必更傷小兒正氣，使熱邪不退，延誤病情。故臨證時，應詳詢病因，細查體徵，以腹脹、苔厚、腹瀉、嘔吐為辨證要點。辨證無誤，只需消食導滯即可奏效。

食熱證案

女孩，6歲。9月12日初診。

患兒低熱1月餘，體溫在37.5℃上下，不咳，手心熱，咽紅（＋），大便略乾。舌紅苔白厚膩。胃腸積熱，腸失濡潤，則大便略乾；邪熱上犯，則舌紅苔白厚膩；積熱內蘊，燥邪傷津，則手心熱。脾胃不足，納化乏力，飲食稍有增加，則停聚不化，日久鬱積化熱，熏蒸四肢，雖有脾陽鬱滯，但積非真多也，不足之陽氣尚能溫煦舒展，故熱勢不高，呈規律性發作，且有平息之時。然病變根本在於脾胃虛弱，標實在於食積。治以健脾和胃、消食清熱。

處方　亞康顆粒加　大黃3g　青蒿10g　射干6g　枳殼6g　生薏仁10g

15劑，日1劑，水沖服，服5日休息2日。

10月15日二診：熱已退，咽紅（＋＋），大便略乾，舌紅苔白。其中咽紅為胃腸積熱、下熱上蒸之象，故治當消積健脾、清熱導滯，以導熱下行。

處方　消積顆粒加　蒼朮6g　炒白扁豆10g　茯苓10g　青蒿10g　神曲10g

20劑，服法同前。

小兒食積發熱不僅有低熱、中熱，尚有高熱。其中，體質虛弱小兒，多兼他臟之不足，食積多作為病理產物導致發熱，其熱勢多為低熱或中熱，病變多以脾胃虛弱或肺腎不足為根本。

發熱表裡同治案

女孩，7個月。11月21日初診。

發熱8小時，不咳，濁涕，咽充血，納少，腹脹，便乾。舌淡苔白

第一章 肺系疾病概述

厚,心肺常。此患兒納少,便乾,腹脹,舌淡苔白厚,此為有形實邪積於脾胃,鬱久化熱,裡熱外蒸,腠理失於固密,感受外邪而形成積滯兼外感證,徒解無益,宜表裡同治。

處方　亞康顆粒加　蟬蛻 6g　連翹 10g　魚腥草 10g

4 劑,日 1 劑,水沖服。

羚羊角粉 3g,分 3 次水沖服。囑患兒家長合理餵養。

一週後隨訪:服藥 2 劑後熱退,腹脹緩解,大便仍稍乾,表邪已解,裡滯未除,繼續服藥 2 劑以鞏固療效,4 劑後告癒。

發熱病因可分為外感和內傷兩大類。外感發熱者,必查脾胃之況,知積滯之輕重,中焦不良,必令外感不癒,疏通中焦,驅邪外出。

表裡雙解發熱案

女孩,4 歲 6 個月。3 月 2 日初診。

發熱 5 天,中高熱,咳嗽甚,清涕鼻塞,寒戰,腹脹(＋＋),二便可。舌紅苔白厚膩,心肺常。其腹脹、苔白厚膩提示食積內停。小兒時期,臟腑嬌嫩,脾常不足,易為飲食所傷,餵養重在「乳貴有時,食貴有節」。患兒由於食積發熱,復又外感寒邪,入裡化熱,從而見中高熱之狀。咳嗽甚,清涕鼻塞,寒戰,乃外感寒邪,上犯肺竅,正邪交爭所致。故治以清熱解表、健脾消積。

處方　蒼朮 10g　藿香 10g　桔梗 10g　黃芩 10g　薑半夏 10g　檳榔 10g　青蒿 10g　連翹 12g　大黃 6g　枳殼 10g　梔子 10g　甘草 8g

4 劑,日 1 劑,水煎服①。

3 月 5 日二診:熱已於服藥當日退,咳嗽減輕,現輕痰咳,鼻癢,舌紅苔白厚膩,乏力,腹脹(＋＋),患兒食積症狀如腹脹,苔白厚膩仍

顯，治療仍以健脾導滯為主，蓋脾土旺則肺金生，則咳嗽易治。

處方　亞康顆粒加　蒼朮 6g　枳殼 6g　大黃 3g　葛根 10g　生薏仁 10g

12 劑，日 1 劑，水沖服，服 4 日休息 3 日。

積食內蘊日久，稍感外邪，易致發熱，本病臨床亦非鮮見，治療中應辨證施治，抓住「食積為本，發熱為標」的本質，靈活遣方用藥，給邪出路，表裡雙解，方可積消熱去。大凡咳嗽者，在患病過程中，均須忌食油膩香燥之物，以免積滯留邪致咳嗽難癒。

發熱咳嗽急緩而治案

女孩，2 歲 9 個月。4 月 13 日初診。

中高熱，咳嗽重，痰咳，咽紅（＋＋），腹脹（＋＋），大便稀。舌淡苔白膩，心肺常。小兒「臟腑嬌嫩，易虛易實」，脾易虧虛，運化力弱，加之小兒喜食煎炸油膩之品，更容易造成食積，故而表現為腹脹、苔白膩；積而化熱，裡熱內盛，蒸騰於外，則引起發熱，甚則中高熱。小兒咳嗽，雖以外受風邪最多，但內傷飲食，積滯腸道，影響肺氣肅降致咳嗽仍常見。脾虛水液運化失職，清濁不分，則大便稀；內熱上炎則咽紅。故治以消食導滯清熱，達中醫通腑泄熱、釜底抽薪之意。

處方　消積顆粒加　青蒿 10g　蒼朮 6g　枳殼 6g　炒紫蘇子 10g　蟬蛻 6g

3 劑，日 1 劑，水沖服。

羚羊角粉 2g，以涼血清熱。消咳散 6 包，調節腸道菌群。

4 月 15 日二診：熱已於服藥當日退，咳嗽加重，腹脹（＋＋），精神差，雙肺未聞及溼囉音。此食積較前減輕，但此時治咳則更奏效，因脾土旺則肺易宣、咳易治，隨之宣肺、化痰、止咳，兼健脾清熱。

처방　咳嗽顆粒加　射干 6g　大黃 3g　蒼朮 6g　枳殼 6g　炒紫蘇子 10g　蟬蛻 6g

6劑，日1劑，水沖服。

消咳散6包，取急則治其標之意。

4月25日三診：咳嗽明顯減輕，熱平，精神轉常，現偶痰咳，二便可。

舌紅苔白，心肺常。調理脾胃以善其後。

處方　亞康顆粒加　大黃 3g　枳殼 6g　炒紫蘇子 10g　白茅根 15g

8劑，日1劑，水沖服，服4日休息3日。

現代小兒易因飲食不節導致食積中焦，鬱而發熱，嚴重時成為疳積，故臨床上此類發熱患兒較多見。食積化熱而致發熱與食積並存者，患兒多以發熱為主訴就診，醫者往往予抗生素等，此舉有時不但不能解熱，還可因應用抗生素及退熱藥而引起胃腸道不適，甚至過敏等反應。本病病位在脾胃，治療上應健脾和胃、消積導滯，兼以解表，邪祛後亦需固護胃氣。

脾虛積滯復感外邪發熱案

男孩，5歲2個月。1月29日初診。

反覆咳嗽1月餘，中高熱1天，晨起輕痰咳，咽不適，面色萎黃（＋），夜眠欠安，腹脹（＋＋），咽紅（＋＋），大便稍乾，3日一解。舌紅苔白，心肺常。此證屬脾虛積滯，復感外邪。小兒餵養不當，內傷乳食，乳食不化，壅塞胃腸，脾運失常，氣滯不行，蘊積發熱，稍感外邪即發病。《古今醫鑑‧卷之十三‧癖疾》指出：「小兒脾胃，本自柔脆……食之過多，損傷脾胃。脾胃即傷，則不能消化水穀；水穀不化，則停

滯而痰發，發熱既久，則耗傷元氣……」積滯內停，鬱而為熱，復感外邪，正邪相爭則表現為發熱；外邪犯肺，肺失宣降則痰咳，咽不適；脾虛津液乏源，腸道失於濡潤則大便稍乾，3日一解；脾失健運，積滯內停，胃不和則臥不安，故夜眠欠安、腹脹，治以清熱解表、行氣健脾。

方一　藿香 8g　桔梗 8g　黃芩 8g　薑半夏 8g　檳榔 8g　生梔子 8g 青蒿 10g　連翹 8g　葛根 10g　厚朴 8g　枳殼 8g　甘草 6g

3劑，日1劑，水煎服①。

單純使用清解鬱熱之品，而不急消積滯，則邪無出路，熱邪不退，待體溫控制後，繼以消積導滯、健脾清熱。

方二　消積顆粒加　桑白皮 10g　連翹 10g　白茅根 15g　焦神曲 10g

12劑，日1劑，水沖服，服4日休息3日。

5月4日因咳嗽二診：隨訪1月29日療效，服上藥當日熱退，現輕痰咳，大便仍數日一解，不乾。舌紅苔白，心肺常。熱瘥，諸症減輕，但脾虛之便祕，土不生金之咳嗽仍顯，繼續調和脾胃以善其後。

處方　亞康顆粒加　大黃 3g　蒼朮 6g　炒白朮 10g　枳實 6g　炒紫蘇子 10g

12劑，服法同前。

3個月後電話隨訪病情：近期未再發熱，便祕、咳嗽好轉。

小兒臟腑嬌嫩，形氣未充，具有「脾常不足」的生理特點，若餵養不當，調護不慎，極易為飲食積滯所傷，積滯日久化熱，復感外邪，邪熱入裡，形成表裡俱熱之證，治以清熱解表、行氣健脾。

第一章　肺系疾病概述

脾虛積滯發熱案

女孩，5歲10個月。9月5日初診。

發熱10小時，中熱，咳嗽，磨牙甚，鼻衄，咽痛，近日嗜衣，便乾，3日未解。舌紅苔白膩，心肺常。此患兒乃脾虛積滯內停所致。小兒脾常不足，過於溺愛，進食大量肥甘厚味，而成飲食積滯。食積內停，鬱而化熱，而出現發熱；脾胃積熱，阻於氣道，肺失宣肅則咳嗽；脾虛津液乏源，腸道失於濡潤則便乾；胃腸積熱，循經上攻則磨牙甚、咽痛、鼻衄；苔白膩提示脾虛食滯內停。故治以消積導滯、健脾清熱。

處方　消積顆粒加　青蒿10g　桑白皮10g　射干6g　炒白芍10g　枳殼6g

3劑，加量，分2日服盡，日1劑半。

方中消積顆粒能健脾消積清熱；青蒿解表退熱；桑白皮清肺熱；射干清熱利咽；炒白芍滋陰清熱，防諸藥辛燥太過，諸藥配伍，共奏消積導滯、健脾清熱之效。

9月7日二診：服上藥當晚熱退身涼，咽痛消失，未見鼻衄，大便當日下。現鼻塞，喉痰。發熱瘥，諸症減輕，但新發鼻塞、喉痰等肺系症狀，治以消積導滯、清熱化痰。

處方　消積顆粒加　桑白皮10g　薄荷6g　射干6g　炒紫蘇子10g　生薏仁10g

5劑，日1劑，水沖服。並配合止咳潤肺茶，以達潤肺止咳之效。

方中消積顆粒能健脾和胃消積；薄荷解表散熱；射干、炒紫蘇子化痰；桑白皮清肺熱；生薏仁利溼熱。後期電話隨訪病情，訴未再發熱，餘症消失。

中醫藥治療小兒食積發熱臨床療效確切，並能減少或杜絕濫用抗生素，達到提高小兒體質，減少疾病發生，促進兒童健康成長的目的。對於此類疾病，從調理脾胃出發，以健脾消滯治本，清熱治標，如此則發熱易退，病症不易反覆。

健、消二法干預炎性感染案

男孩，6歲4個月。5月18日初診。

發熱1天，中熱，口瘡，咽紅（++），便稍乾。舌紅苔白膩，心肺常。血液常規示白血球$13.49×10^9$/L。此患兒乃內有積熱，復感外邪之證。《幼科類萃》指出：「小兒諸疾，皆由乳食無度，過於飽傷，以致不能剋化，留而成積。」然小兒脾常不足，易於積而生熱，加之小兒復感外邪，邪犯肌表，邪正交爭，而致發熱；便稍乾、口瘡、咽紅皆為腸道有熱，循經上犯之證，苔白膩則因內有積滯。故治以健脾和胃、消積清熱。

處方　蒼朮8g　茯苓10g　炒白扁豆8g　黃芩8g　薑半夏8g　檳榔8g　生梔子8g　連翹10g　射干8g　大黃4g　枳殼8g　生甘草6g

5劑，日1劑，水煎服②（②見附錄三，全書同）。

因於中熱，配服羚羊角粉3g，以清熱涼血。

5月23日二診：服上方1劑後，熱即退，納食正常，今複查血液常規示白血球$6.81×10^9$/L，不咳，口瘡癒，咽不適，二便可。舌淡苔白，心肺常。熱瘥，諸症減輕，故調和脾胃以善其後。

處方　生黃耆10g　茯苓10g　炒白扁豆10g　黃芩8g　薑半夏8g　檳榔8g　射干8g　當歸10g　桂枝10g　生龍骨12g　厚朴8g　甘草6g

3劑，日1劑，水煎服②。

第一章 肺系疾病概述

本案初診血液常規示白血球升高，常理應予抗生素之品，但辨治小兒發熱，應詳審病機，切忌一見發熱或白血球升高即謂之「炎症」而妄投寒涼，片面強調「熱者寒之」，應審症求因，深究辨證施治之意義。妄投寒涼之抗生素，則易更傷脾胃，致病情反覆難癒。

積滯發熱案

女孩，3歲6個月。4月1日初診。

發熱1週，中高熱為主，咳嗽3日，並應用抗生素，面色萎黃（＋＋），二便可。舌紅苔白膩，心肺常。此患兒乃積滯為患，所謂食積化熱、食咳也。飲食停聚中焦胃脘，積而不化，蘊結而致發熱。《醫宗金鑑·幼科心法要訣》云：「食積生痰熱熏蒸，氣促痰壅咳嗽頻。」故治以消積導滯。

處方　消積顆粒加　桑白皮10g　射干6g　枳殼6g　蟬蛻6g　焦神曲10g

6劑，日1劑，水沖服。

羚羊角粉3g，以清熱涼血。消咳散4包。

4月29日二診：訴熱當日退，咳減輕，現偶咳至今，二便可，舌紅苔白厚膩，心肺常。患兒咳嗽減輕，但苔白厚膩仍顯，故繼以消積化滯、健脾和胃。

處方　消積顆粒加　炒紫蘇子10g　蒼朮6g　焦神曲10g　桑白皮10g

10劑，日1劑，水沖服，服5日休息2日。

《證治準繩·幼科·宿食》曰：「小兒宿食不消者，胃納水穀而脾化之，兒幼不知撙節，胃之所納，脾氣不足以盛之，故不消也。」小兒為稚陰稚陽之體，臟腑嬌嫩，脾常不足，常因飲食不節而致乳食內停，壅塞脾胃，脾胃運化功能失調，乳食停滯不化，易化內熱而致食積發熱。其患

病之因乃飲食不節，鬱積發熱。《幼幼集成》曰：「夫飲食之積，必用消導。消者，消其積也；導者，行其氣也。」

甘溫除熱案

男孩，1歲3個月。8月8日初診。

反覆發熱3月餘，日日發熱，中熱。體重增長慢，形體消瘦，少汗，納眠可，睡時露睛，語遲，行遲，肌肉軟，既往腦癱史，前囟較大，大便量多，味酸臭。舌紅苔白膩，心肺常。遂診斷為五遲五軟、陽虛發熱。此患兒乃五臟不足，氣血虛弱，精髓不充，故導致生長發育障礙，其中以脾腎兩虛為重。雖發熱，乃為氣血虛而致浮熱，應以甘溫法除其熱；患兒素虛，脾胃不旺，積滯必存，需消積運脾。治以溫脾消積、甘溫除熱。

處方　亞康顆粒加　製附子3g　桂枝6g　生薏仁10g　生龍骨30g　補骨脂10g

6劑，日1劑，水沖服。

患兒體虛，虛則補之，但小兒之體，不可峻補，宜清補相兼，補脾腎之餘須兼顧上焦虛火之勢，引火歸原，此補之妙也。

8月26日二診：仍發熱，但熱勢下降，發熱間隔延長，急躁易怒，大便黏條狀。此患兒脾腎陽虛，無少火溫煦，水穀不化，津液不行，寒溼停聚，故大便黏；陽浮擾神，故急躁易怒。低鉀易致肌力下降，查其血鉀，發現低鉀，並給予氯化鉀口服。中藥給予嬰瀉顆粒除其溼邪，以復脾運，兼解表散寒。

10月28三診（調理體質）：體溫穩定，夜眠欠安，面色萎黃（＋），腹脹明顯，肌肉軟好轉，下肢皮膚粗糙，大便酸臭黏膩。繼續健運脾

第一章 肺系疾病概述

胃、益氣生血，補先天之不足。

處方 亞康顆粒加 神曲10g 當歸10g 太子參10g 枳殼6g 甘草3g
8劑，日1劑，水沖服，服4日休息3日。

另外治艾灸加小兒推拿調之。

小兒發熱，以實熱者居多，但五遲五軟多源於先天稟賦不足，如《小兒藥證直訣》曰：「長大不行，行則腳細，齒久不長，生則不固，髮久不生，生則不黑。」氣血虛弱，脾腎虧損之患兒，熱久不平，需思之。此熱應為虛熱也，氣虛致陽浮不收，發於肌膚，則為熱。應以李杲（東垣）之甘溫除熱治法，熱因熱用，溫通除熱。

肺脾兩虛食熱案

男孩，3歲4個月。1月22日初診。

反覆感冒3個月，每月2～3次，面色萎黃（＋＋），消瘦（＋＋），易醒，汗多，咽紅（＋），納少，便乾。舌紅苔白厚膩，心肺常。邪客於肺，上蒸於咽則咽紅；脾虛不運，則面色萎黃，久致消瘦；運化失常而生積滯，則納少，舌紅苔白厚膩；肺脾氣虛則汗多，易醒；肺與大腸相表裡，正如《靈樞》所云「肺合大腸，大腸者，傳道之腑」，則肺感邪累及大腸，燥化太過而便乾。故治之應調脾以資化源，脾健則肺強。

處方 消積顆粒加 桑白皮10g 射干6g 焦神曲10g 炒萊菔子10g
15劑，日1劑，水沖服，服5日休息2日。

2月1日二診：見乾嘔，納少，腹脹（＋），舌紅苔白厚膩，心肺常。可見外感已癒，繼服上藥調理以防復發。

2月26日三診：發熱2天，中高熱，便少。復感外邪，不咳，咽紅（＋＋），舌紅苔白厚膩，心肺常。此患兒雖感邪發熱，主因在於胃腸積

滯，下熱上蒸則咽紅，舌紅苔白厚膩，治以健脾消食、宣肺清熱。

處方　消積顆粒加　蒼朮 6g　射干 6g　連翹 10g　焦神曲 10g　薄荷 6g
16 劑，日 1 劑，水沖服，服 4 日休息 3 日。

1 個月後因調理體質就診時隨訪：服上藥次日熱平，後未再反覆，可見療效！

消積清熱治積滯化熱案

女孩，3 歲半。10 月 29 日初診。

發熱 3 天，中低熱，輕咳，口瘡，納少，腹脹（＋＋），大便軟。舌紅苔白厚膩。小兒脾常不足，加之餵養不當，常發積滯，飲食積滯胃腸，壅塞不通，積而化熱，故見腹脹，發熱，舌紅苔白厚膩；肺脾相關，脾胃不和，常可累及於肺，故見輕咳，治以健脾消積、清熱宣肺。

處方　消積顆粒加　青蒿 10g　連翹 10g　炒紫蘇子 10g　生薏仁 10g　枳殼 6g

16 劑，日 1 劑，服 4 日休息 3 日。

予羚羊角粉 1g，頓服以清熱。

11 月 24 日二診：患兒服藥後 2 天熱退，然入幼兒園後反覆感染，熱退仍咳，時輕時重，反覆難癒，汗多，磨牙，二便可。舌紅苔白，心肺常。當繼續調理，小兒肺脾相關，脾常不足，肺亦常虛，治以宣肺止咳、消積滌腸。

處方　咳嗽顆粒加　射干 6g　炒紫蘇子 10g　炒牽牛子 10g　檳榔 10g　生甘草 3g

10 劑，日 1 劑，服 5 日休息 2 日。以治代防。

第一章　肺系疾病概述

小兒脾常不足，加之餵養不當，積滯常發，乃小兒常見病。現今之兒，受飲食結構影響，所見積滯者，以積滯化熱證多見，治之當健脾和胃、清熱消積。

脾胃乃後天之本，肺脾相關，脾胃不和，土不生金，常可累及於肺，見咳嗽等呼吸系統疾病。然病之根本，在於脾，調脾和胃乃其治療之大法。

清、消合治反覆發熱案

女孩，5歲。3月19日初診。

反覆發熱10個月，每月1～2次，現症見：中高熱，咳嗽，喉痰，鼻塞少涕，咽紅（+），五心煩熱，口臭，磨牙，外陰癢，腹滿實，便乾。舌紅苔白厚膩。此患兒一派積滯實熱之象，此熱乃食熱也，故見磨牙、五心煩熱等，外陰癢乃溼熱下注之象，現咳嗽，鼻塞少涕，咽紅，乃積滯兼感冒也，雖熱盛，肺氣卻虛，故治之以健脾消積清熱為主，脾胃和合，諸症可癒。

處方　蒼朮8g　茯苓10g　炒白扁豆8g　桔梗8g　黃芩8g　檳榔8g　薑半夏8g　生梔子8g　青蒿10g　厚朴8g　大黃5g（另包）　生甘草6g

16劑，日1劑，服4日休息3日，水煎服②。

4月13日二診：發熱2天，治癒，現咳嗽，口瘡，鼻塞，腹不適，腹軟，舌紅苔白膩，心肺常。可見脾胃稍和，內熱稍減，繼以健脾消積清熱，酌加宣肺之品。

處方　消積顆粒加　蒼朮6g　枳殼6g　焦神曲10g　炒紫蘇子10g　炙甘草3g

20劑，日1劑，水沖服，服5日休息2日。

5月7日三診：未發熱，夜眠欠安，磨牙，近2天眼屎多，輕咳，便稍乾。

舌紅苔白厚膩，心肺常。脾胃稍和，但脾胃積熱仍在，雖輕咳，仍不止咳，脾胃和合，則諸症可癒，治以健脾和胃、消積清熱。

處方　蒼朮8g　茯苓10g　炒白扁豆8g　黃芩8g　薑半夏8g　檳榔8g　青蒿10g　梔子8g　炒牽牛子6g　枳實8g　焦神曲12g　甘草8g

12劑，日1劑，水煎服②，服4日休息3日。

以控代防。繼觀療效。

5月14日四診：咳嗽加重，未發熱，散在丘疹樣蕁麻疹，舌紅苔白膩，心肺常。咳嗽加重，急則治其標，治以宣肺止咳、清熱消食。

處方　紫蘇葉8g　桔梗8g　薑半夏8g　黃芩8g　桃仁8g　僵蠶10g　蜜百部8g　白前8g　紫菀10g　薄荷8g　枳殼8g　生甘草6g

6劑，日1劑，水煎服①，以治其標。

6月29日五診：喉痰，偶咳，偶頭痛，口臭，大便乾，舌紅苔白膩，心肺常。

積滯之象復現，治以消積健脾、清熱化痰。

處方　茯苓10g　炒白扁豆10g　黃芩8g　薑半夏8g　檳榔8g　炒紫蘇子10g　射干8g　桑白皮8g　青蒿10g　大黃5g　枳殼8g　生甘草6g

12劑，日1劑，服4日休息3日，水煎服②。

8月29日六診：訴兩月間未發熱，未咳。現偶咳，少涕3天，夜眠欠安，腹軟，便稍乾。舌紅苔白厚膩，心肺常。患兒近4個月未發熱，可見脾胃漸好。治以健脾消積、宣肺清熱。

第一章 肺系疾病概述

處方　蒼朮8g　茯苓10g　炒白扁豆8g　桔梗8g　黃芩8g　生梔子8g　連翹8g　射干8g　檳榔8g　炒牽牛子6g　炒萊菔子10g　生甘草8g

12劑，服法同前。繼觀療效。

3個月後隨訪，咳止熱未復。

反覆發熱案

女孩，3歲。8月6日初診。

患兒反覆發熱1年，每月1次，平素少運動，易乏力，消瘦（＋＋＋），面色萎黃（＋＋），現早晚輕咳，有痰，腹不適，納眠可，二便調。舌淡苔白膩。消瘦，面色萎黃，易乏力，乃屬脾胃氣虛之證。小兒先天脾常不足，體弱易感，與後天因素也密切有關，主要是脾胃升降樞機失其運轉，三焦氣化受其阻礙所致。「脾胃主一身之陰陽」，「營衛主一身之氣血」。脾胃升降氣化失司，是造成衛氣不固的內在基礎，而衛氣不固，感受時邪，又是導致脾胃失其運化的外在條件。治以補氣健脾、消食清熱。

處方　亞康顆粒減炒牽牛子加　炒白朮10g　葛根10g　補骨脂10g　白茅根15g

10劑，日1劑，水沖服，服5日休息2日。

另配服消咳散，取急則治其標之意。

8月20日二診：未發熱，不咳，手心熱，二便可。舌紅苔白厚。

處方　亞康顆粒減炒牽牛子加　炒白朮10g　葛根10g　炒麥芽10g　甘草3g

10劑，服法同前。

9月26日三診：訴其間曾預防接種後低熱2天，已癒，現體重增加，

面色好轉，腹軟，二便調。僅餘偶咳。

處方　亞康顆粒加　炒白朮 10g　炒麥芽 10g　白茅根 15g　甘草 3g
8 劑，日 1 劑，水沖服，服 4 日休息 3 日。

配服消咳散，以助消化。

小兒反覆發熱病因主要有二：一為積食導致的發熱，飲食停積胃腸，日久化熱，熱蒸於內，故而體溫上升，正如《脈經》所言：「小兒有宿食，當暮發熱，明日復止，此宿食也。」二為外邪侵襲肌表，正邪交爭，衛陽失於宣發，則鬱而發熱。

食積化熱案

男孩，8 歲 9 個月。5 月 25 日初診。

以低熱 3 天就診，口臭，面頰粟粒皮疹，平素易患蕁麻疹，易鼻塞，現症見：汗多，大便不化，舌紅苔白。蓋胃主受納腐熟，脾主運化，患兒飲食不節後，脾胃受損，宿食不消，日久化熱，故而熱勢不高綿綿不斷，口臭難聞，大便不化。患兒自述易患蕁麻疹，易鼻塞，汗多，佐證其長期脾胃虛弱，土不生金，肺主皮毛開竅於鼻，肺氣血不足則皮毛不榮，汗自出，易鼻塞。故診斷為亞健康，其為高敏、積滯之體，治以清熱消積、健脾祛溼。

處方　蒼朮 8g　茯苓 8g　炒白扁豆 8g　黃芩 8g　薑半夏 8g　檳榔 8g　生梔子 8g　青蒿 10g　炒牽牛子 6g　神曲 10g　枳殼 8g　生甘草 6g
8 劑，日 1 劑，水煎服②，服 4 日休息 3 日。

6 月 8 日二診：症見丘疹樣蕁麻疹，搔癢，粟粒疹略少，舌紅苔白，二便可。

第一章 肺系疾病概述

此為表虛受風所致,「治風先治血,血行風自滅」,在上述治療的基礎上益氣固表活血,上方去炒牽牛子、蒼朮,加生黃耆、當歸,調理善後。

處方 當歸10g 茯苓8g 炒白扁豆8g 黃芩8g 薑半夏8g 檳榔8g 生梔子8g 青蒿10g 生黃耆12g 神曲10g 枳殼8g 生甘草6g

12劑,服法同前。

「五味適宜」癒發熱案

男孩,1歲半。9月7日初診。

反覆高熱近1週,現中熱,手足心熱,不咳,納呆,腹脹(+),大便稍稀。舌淡苔白,心肺常。患兒反覆高熱,且西醫對症退熱、抗感染治療效差。納呆、腹脹,提示患兒脾失運化,胃腸積滯;手足心熱,提示內有鬱熱;大便稍稀,提示脾失健運,升清不及。故治以運脾消積、清熱導滯。

處方 消積顆粒加 蒼朮6g 炒白朮10g 葛根10g 焦神曲10g

16劑,日1劑,水沖服,服4日休息3日。

患兒年幼,反覆高熱,恐患兒服用上方期間再次高熱,予羚羊角粉2g,水煎,下午3～5點頓服,一則患兒體溫易在此時期升高,未病先防;二則取羚羊角粉清熱解毒、清肝平肝之用,防其熱極生風。

10月26日因咳嗽二診:追溯上次病史,患兒服上藥後,當日熱平,繼服餘藥,體溫未再反覆。辨證精準,藥證相對,故而取效甚捷。現症見:咳嗽10天,夜咳,有痰,納食進步,鼻眼癢,體重增長慢。舌淡苔白,心肺常。患兒納食進步,體重增長緩慢,當調理脾胃,以助後天之本;考慮其夜咳,鼻眼癢,仍與脾胃有關,故以調理脾胃為主,稍佐止

咳化痰之品。

處方　茯苓 8g　炒白朮 6g　炒白扁豆 6g　黃芩 6g　薑半夏 6g　檳榔 6g　炒紫蘇子 8g　炒萊菔子 8g　炒牽牛子 5g　桑白皮 6g　炒麥芽 8g　甘草 6g

12 劑，日 1 劑，水煎服②，服 4 日休息 3 日。

11 月 17 日三診：患兒母親喜訴，上次服藥後，患兒自言中藥好喝，未及服藥時間，即主動要求服藥，喝藥如飲飲料般暢快，此乃一「怪事」也！尋常成人，尚且諸多排斥中藥，言中藥味苦難以下嚥也！小小幼兒，何以至於喜服中藥？嘗聞前輩云：「若中藥對症，喝起來口感是很好的，如飲料般，並不難喝！」再者細看上方之藥，多為辛、甘味，少有苦澀之藥，且方中炒麥芽味道焦香，藥物口感好與此種種或關係甚大！現症見：咳嗽 2 天，夜咳，時吐，熱平，有飲食不當史，腹脹（＋＋），舌淡苔白，心肺常。前診患兒咳嗽，主要調理脾胃，扶助正氣，意在「打掃乾淨屋子再請客」！此次調理患兒咳嗽，脾胃功能漸復，當以宣肺止咳為主，稍佐化積通便之品。

處方　紫蘇葉 6g　桔梗 6g　黃芩 6g　薑半夏 6g　桃仁 5g　僵蠶 8g　白前 6g　紫菀 8g　蜜百部 6g　炒牽牛子 5g　枳殼 6g　甘草 6g

6 劑，日 1 劑，水煎服①。

小兒服藥多有困難，久服中藥，依從性至關重要，眾人皆曰「中藥難喝」，兩歲小兒何以甘之如飴？中藥口感因藥物性味、配伍、劑型等不同而有所變化，非皆苦澀也。若口感甘甜，氣味焦香濃厚若咖啡者，焉能拒之？因此，醫者在遣方用藥之時應考慮藥物口感，五味適宜，則中藥自是甘甜。

第一章　肺系疾病概述

「鞠養以慎其疾」案

男孩，3歲。2月26日初診。

時常因腹脹繼發高熱，熱而反覆，其母甚憂，急欲來診，熟不知與婆婆分歧。其婆婆觀點如下：①高熱，中醫能迅速治否。②其孫嫌藥味之苦，老人溺愛，唯恐難以下嚥，拒服中藥。③中藥調理中，繼發生病，疑其功效。遂將孫兒置留家中，阻其看病。吾遇其母，泣不成聲，述之難處，地域差異，飲食不同，老人喜肉，任兒貪食，不顧後憂，食多則病，知其好意，拒之置氣，現兒患病，責之於己，心裡委屈。

現症見：咳嗽，呼吸音粗，重度腹脹，舌紅苔白厚膩，知其病源在脾胃，取其消積必須導滯，六腑以通為用，胃氣以降為和，蓋脾胃為氣機升降之樞紐，導滯下行以恢復中焦氣機，氣機調暢，肺氣得以肅降，咳嗽即止。

處方　消積顆粒加　蒼朮6g　枳殼6g　炒紫蘇子10g　焦神曲10g

6劑，日1劑，水沖服。

3月2日二診：又因食積而致發熱、咳嗽等，諸症兼見，病因同前，繼以消積顆粒加減。

吾思之，將育兒之道論之於下，期共鑑之：小兒飲食：「吃熱、吃軟、吃少則不病，吃冷、吃硬、吃多則生病。」忌飲食過涼、過雜、過酸、過甜、過好、過精、過細等。養子十法中曰：要背暖；要肚暖；要足暖；要頭涼；要心胸涼；脾胃要溫。以暖暖包常敷臍，溫補脾腎，以足浴泡腳溫通氣血，身體其不壯否？起居有常，精神乃聚，動則練形，靜則怡情，乃生長之道。兒童之疾重於防，上工不治已病治未病，育兒之念應樹正，防病養護總適宜。總而言之，小兒脾胃，論之最要，若令脾胃常，養之有五護：一護者，兒之初生食以甘淡，不可厚味，「吃少也」；二護者，兒之三餐宜時有定時，不可無度；三護者，小兒之食，宜

「吃熱、吃軟」也，粥令胃氣養，脾氣健；四護者，「肚」最宜暖，寒涼最易傷中，或因飲食之寒，或因於藥物之寒，或因於六淫之寒，或因於內傷陽虛之寒，凡寒皆可令胃傷；五護者，諸疾處方五味配伍，皆當避之傷中，宜伍用顧護脾胃之品。

第三節　咳嗽

久咳先脾後肺治案

男孩，4歲。6月26日初診。

咳嗽1個月，偶喘，伴見面色萎黃（＋＋），消瘦（＋），發枯，噴嚏，鼻眼癢，痰白黏稠，二便可。舌紅苔白，雙肺音粗。此患兒雖然咳嗽較著，但症見脾虛之面色萎黃、消瘦、發枯之候，且痰白而黏稠，故先行調脾和胃，取其培土生金之意。

處方　亞康顆粒加　蟬蛻6g　射干6g　炒紫蘇子10g　銀杏5g　地龍10g

10劑，日1劑，水沖服，服5日休息2日。

消咳散10包，取急則治其標之意。

7月1日二診：症見咳嗽減輕，喉癢，汗多，急躁，二便可。舌紅苔白厚膩。

此肺雖較前宣通，但此時治咳則更奏效，因脾土旺則肺易宣、咳易治，隨之宣肺、化痰、止咳。

處方　咳嗽顆粒加　炒牽牛子10g　炒萊菔子10g　炒枳殼6g　青蒿10g　白茅根15g

15劑，服法同前。控防兼具。

第一章　肺系疾病概述

咳嗽兼熱者先熱後咳案

男孩，3 歲。5 月 29 日初診。

近期感冒 3 次，2 次肺炎史，現症見：輕咳，中低熱，鼻塞，腹脹（＋），便略乾。舌紅苔白，呼吸音粗。小兒外感不咳即熱，或熱咳兼備，此必先行止熱，後再治咳，熱不祛則咳難止，蓋因熱鬱於裡，必礙肺氣宣發。此患兒外感風寒、食滯化熱。治以消食導滯、解表宣肺。

處方　消積顆粒加　蟬蛻 6g　青蒿 10g　炒枳殼 6g　桑白皮 10g

6 劑，日 1 劑，水沖服。

6 月 3 日二診：熱退，偶咳，少涕，二便可。舌紅苔白，心肺常。繼以宣肺止咳為法。

處方　咳嗽顆粒加　蟬蛻 6g　蒼朮 6g　甘草 3g

6 劑，日 1 劑，水沖服。

6 月 10 日三診：不咳，便略乾。舌紅苔白，心肺常。

處方　消積顆粒加　青蒿 10g　桑白皮 10g　白茅根 15g

12 劑，日 1 劑，水沖服，服 4 日休息 3 日。以善其後。

外寒內熱致咳嗽伴後陰搔癢案

女孩，2 歲。7 月 15 日初診。

肛門搔癢，咳嗽，咽不適，咽紅（＋＋），鼻衄，手心熱，面色萎黃（＋＋），消瘦（＋＋），便乾。舌紅苔白厚膩，心肺常。平素患兒便乾內熱，復感風寒，形成外寒內熱之證，外寒肺失宣降則咳嗽，內熱則可見便乾、手心熱，熱邪上炎則鼻衄、咽紅，大腸熱盛，必欲下泄，蒸灼肛門則搔癢明顯。治以宣肺、清熱、瀉下。

處方　咳嗽顆粒加　大黃 3g　射干 6g　薄荷 6g　生薏仁 10g　青蒿 10g

10 劑，日 1 劑，水沖服，服 5 日休息 2 日。

諸藥合用使肺氣得宣，則咳嗽自止。便軟易下，則肛門搔癢消失。

7 月 24 日二診：肛門搔癢消失，便軟，時頭暈，手心熱，噁心。舌紅苔白膩，心肺常。遂給易於服用的西藥表飛鳴、複合維生素 B 消食助化。

小兒肛門搔癢病因有三：一是肛門生蟲，如蟯蟲症；二是溼熱下注；三是肛周溼瘡。臨證時不可不辨。

分期論治過敏性咳嗽案

男孩，3 歲 1 個月。12 月 22 日初診。

家長訴患兒間斷性咳嗽 3 年，每 1～2 個月 1 次，曾被某專科醫院診斷為咳嗽變異性哮喘，予 Singulair 口服、輔舒酮等氣霧劑吸入治療 3 個月，效不佳。現症見：咳嗽，夜間重，少痰，消瘦，面色萎黃，納少，爪甲不榮，汗多，二便可。舌淡苔剝，雙肺呼吸音粗，未聞及乾溼囉音。《素問·四氣調神大論》：「是故聖人不治已病治未病，不治已亂治未亂，此之謂也。」診斷為咳嗽；辨證為脾胃不和、肺失宣肅；治以調脾和胃、宣降肺氣。

處方　亞康顆粒加　白荳蔻 3g　炒牽牛子 10g　桑白皮 10g　生甘草 3g

20 劑，日 1 劑，水沖服，服 5 日休息 2 日。

次年 1 月 1 日二診：服上方 8 劑，咳嗽發作次數明顯減少，納食進步，二便可，舌淡苔白厚。《幼科發揮·喘嗽》說：「或有喘疾，遇寒冷而發，發則連綿不已。」故繼以調理脾胃、益氣固表為主，繼續鞏固治療以防反覆，上方去炒牽牛子、桑白皮，加防風、生黃耆。

處方　亞康顆粒加　白荳蔻 3g　防風 10g　生黃耆 10g　生甘草 3g

20 劑，與上方餘藥交替服用，服法同前。防治兼顧。

3 個月後特意隨訪病情，訴患兒痊癒。

過敏性咳嗽又稱咳嗽變異性哮喘，以長期反覆發作的咳嗽、痰少為主要表現，無明顯肺部的陽性體徵，常在夜間和清晨發作。是引起小兒慢性咳嗽最常見的疾病之一。現代醫學觀念多認為過敏性咳嗽是哮喘的一種特殊的表現形式，多按哮喘來治療，雖然可以控制症狀的發作，但是不能徹底治癒。吾以「治未病」的思想為指導，認為過敏性咳嗽分為發作期和緩解期，根治本病，關鍵在於緩解期，透過調理脾胃來調節機體的免疫力，就能達到根治之目的。

脾虛久咳案

女孩，4 歲 2 個月。10 月 26 日初診。

咳嗽 40 天，時喘，鼻塞，鼾，易乳蛾，伴見面色萎黃（＋＋），消瘦（＋＋），汗多，髮黃，便稍乾。舌紅苔白厚膩，心肺常。溼疹史。此患兒雖然咳嗽較著，但脾虛之面色萎黃、消瘦、髮黃之候明顯，故先調脾和胃，取其培土生金之意。

處方　亞康顆粒加　炒紫蘇子 10g　射干 6g　枳殼 6g　蟬蛻 6g　生薏仁 10g

15 劑，日 1 劑，水沖服，服 5 日休息 2 日。

消咳散 6 包，取急則治其標之意。

11 月 9 日二診：症見咳嗽輕，晨起咳嗽，少涕，鼻癢，口臭，夜眠欠安，便乾。舌紅苔白，呼吸音粗。此肺雖較前宣通，但口臭、夜眠欠安、便乾等症明顯，胃火上炎則口臭，胃不和故夜眠欠安，胃火灼傷津

液，則便乾，此咳嗽其標在肺，但其本在脾胃，脾土旺則肺易宣、咳易治，繼以健脾消積，兼以止咳化痰。

處方　消積顆粒加　桑白皮 10g　蒼朮 6g　射干 6g　丹參 10g

15 劑，服法同前。

五臟六腑皆令人咳，非獨肺也，脾虛致久咳當以健脾為主，兼以益肺，方能顯效。咳嗽日久，多虛多瘀，故佐丹參活血祛瘀。

久咳伴嘆息案

女孩，5 歲。12 月 19 日初診。

反覆咳嗽伴嘆息，平素易感冒，口臭，濁涕，夜眠欠安，汗多，便乾。舌紅苔白膩，脈數，心肺常。肺主氣司呼吸，脾受納主運化，為氣機升降之樞紐。《丹溪心法·喘》曰：「六淫七情之所感傷，飽食動作，臟氣不和，呼吸之息，不得宣暢而為喘急。」小兒稚陰稚陽，脾常不足，恣食肥甘或飲食不節，損傷脾胃。脾虛氣血化生乏源，肺無以養，即所謂「脾氣虛，肺氣先絕」，肺氣失宣而致咳嗽。又因脾失健運，溼熱之邪留阻中焦，氣機鬱滯不利，得長嘆為快，而見嘆息。脾虛失運，食滯中焦，胃不和則夜眠欠安；腸道失於濡潤則便乾；胃之陰津不得布散，積聚化熱則口臭。肺虛衛表不固，津液外泄則汗多。舌紅苔白厚膩，均提示脾虛痰溼內停。此則肺脾同病，肺脾不和之證，應培土生金，從脾論治，土能生金，肺氣足，其痰自消而咳自止。故治以燥溼健脾、消積化滯、止咳化痰。

處方　消積顆粒加　桑白皮 10g　射干 6g　炒紫蘇子 10g　焦神曲 10g　薄荷 6g

20 劑，日 1 劑，水沖服，服 5 日休息 2 日。

翌年1月9日二診：未咳嗽，嘆息減輕，便稍乾，舌紅苔白膩，心肺常。患兒咳嗽好轉，諸症減輕，故繼行消積化滯、燥溼健脾。

處方　消積顆粒加　連翹10g　炙枇杷葉10g　蒼朮6g　枳殼6g　白茅根15g

16劑，日1劑，水沖服，服4日休息3日。

2個月後調理體質複診時見，咳嗽止，未再反覆，嘆息明顯減輕。

嘆息，往往醫者診為斷心悸（心肌炎），本案患兒訴咳嗽伴嘆息，然其嘆息並無心肌炎、支氣管、肺部感染等器質性病變，究其原因，其病在肺，脾虛為本，溼熱內阻為標，屬本虛標實之症。治療關鍵在於調理脾胃氣機，方可培土生金以治本。

消積導滯治久咳案

女孩，6個月。2月2日初診。

患兒咳嗽1個月，輕咳，伴面色萎黃（＋＋），鼻塞，汗多，磨牙，大便乾，2日一解。舌淡苔白，呼吸音粗。患兒雖以咳嗽就診，然積滯症狀較著，若見咳止咳，效必不佳。是故患兒四處求醫，乏效。當立消積導滯、通腑泄熱之法。積滯消，內熱清，腑氣通，肺氣降，則咳嗽自止。

處方　亞康顆粒加　大黃3g　蒼朮6g　炒紫蘇子10g　枳殼6g　白茅根15g

15劑，日1劑，水沖服，服5日休息2日。

3月2日二診：服上藥後，大便轉常，近日大便略稀，輕咳，少涕，雙肺乾囉音。患兒積滯得消，腑氣得通，此時雖咳嗽較初診輕，但應抓

準時機，以止咳為主，勿使他變。治以溫中健脾、宣肺止咳。

處方　咳嗽顆粒加　炮薑6g　炒白朮10g

12劑，日1劑，水沖服，服4日休息3日。

予消咳散6包，取急則治其標之意。

3月13日三診：喉痰，夜眠易醒，二便可，心肺常。患兒病情近乎痊癒，囑其繼服餘藥，以善其後。初診見咳不治咳，二診輕咳卻止咳，何也？治病求本是也，積消則咳易止！中醫辨證之精妙由此可見也！臨證不可不謹慎也！

熱盛兼過敏體質久咳案

男孩，6歲。6月13日初診。

患兒反覆咳嗽3個月，夜咳明顯，易患丘疹樣蕁麻疹，皮膚高度敏感，鼻癢，髮黃，體胖，平素便乾。舌紅苔白厚膩，心肺常。診斷為久咳，病位在肺，為熱盛、過敏之體。「肺合皮毛」，主氣，助心行血，藉其宣發之功，敷衛氣於體表，溫養肌膚，潤澤皮毛，肺失宣降，則見反覆蕁麻疹、皮膚高度敏感、髮黃等。蓋因肺臟嬌嫩，華蓋為上，患兒平素便乾，必令熱盛，肺與大腸相表裡，腸熱炎上，襲肺陽位，肺失宣降而起咳嗽。腑氣通則肺氣降，故立宣肺止咳、通腑泄熱之法。肺氣得宣，腑氣得降，內熱得清，氣機條暢，故而咳嗽易癒。

處方　咳嗽顆粒加　大黃3g　蟬蛻6g　青蒿10g　枳殼6g　甘草3g

20劑，日1劑，水沖服，服5日休息2日。

囑其生活、飲食調護。

8月14日隨訪：家長訴患兒服藥2週後咳嗽止，未再復發。

食咳案

女孩，3歲7個月。4月13日初診。

咳嗽4天，伴發熱10小時，中熱，痰咳，清涕，腹脹（＋＋），二便可。舌淡苔白，心肺常。診斷為咳嗽夾滯。

處方　消積顆粒加　桑白皮10g　枳實6g　炒紫蘇子10g　連翹10g
蟬蛻6g

6劑，日1劑，水沖服。

羚羊角粉3g，水煎，頓服；止咳潤肺茶，煮水，頻服。

6月17日調理體質就診時追訪病史，訴就診當日服藥後體溫即降，唯輕咳數日，服止咳潤肺茶後止，寓治於茶飲之中。患兒以咳嗽、發熱為主訴就診，然腹脹較著，其病機實為積滯日久，鬱而化熱，上蒸於肺，肺氣上促痰壅，頻頻咳嗽。《黃帝內經》云「食於胃，關於肺」，《醫學入門》言「食咳因食積生痰，痰氣衝胸腹滿者」，《醫宗金鑑》曰「食積生痰熱熏蒸，氣促痰壅咳嗽頻」。屬肺脾同病，咳嗽為病之表象，實積滯為病之根本，故用抗生素及一般宣肺止咳藥療效欠佳，應消食止咳並治，消積為本，化痰止咳為標，則積消咳止熱退。故消積顆粒以消積導滯、通腑泄熱；加枳殼以寬中下氣；加桑白皮、炒紫蘇子以止咳化痰；加連翹、蟬蛻以疏風清熱。羚羊角粉，以清熱涼血，以消食熱。就診當日患兒即熱退神安。此乃積滯為病之本又一佐證。後輕咳數日，以輕清宣肺之劑，寓治於茶飲之中。

食積咳嗽，貴在消導，醫者醫肺不效，久積成熱，治病當求其本，不可見咳止咳。

脾咳案

男孩，2歲9個月。10月11日初診。

反覆咳嗽1年餘。現輕痰咳，口涎，乾嘔，夜眠欠安，鼻涕，髮細，口臭，大便乾結不化。舌紅苔白厚膩，心肺常。診斷為久咳。西醫認為，咳嗽多為呼吸系統疾病，與肺和氣管密切相關，治以解痙止咳化痰為主。受西醫影響，臨床部分中醫大夫也逐漸西化，認為咳嗽多因肺，治療亦應從宣肺止咳化痰著手。然咳嗽皆發於肺乎？《素問·咳論》云：「五臟六腑皆令人咳，非獨肺也。」小兒咳嗽雖發於肺，然與脾、心、肝、腎亦相互關聯，與脾臟關係尤為緊密。《靈樞·經脈》曰：「肺手太陰之脈，起於中焦。」脾肺在經脈上就有著連屬關係。脾為肺之母，脾益氣，肺主氣；脾乃後天之本，主運化水穀精微，為氣血生化之源，肺所主之氣，有賴於後天水穀精氣的充養。肺氣的強弱與否在相當程度上取決於脾氣的強弱，故何夢瑤說：「飲食入胃，脾為運行其菁英之氣，雖曰周布諸臟，實先上輸於肺，肺氣受其益，是為脾土生肺金，肺受脾之益，則氣愈旺。」小兒稟賦脾常不足，父母愛深，肥甘厚味，不加制約，飲食自倍，腸胃乃傷，積停中焦，腑氣不通而肺氣難降，宣降失司而發咳嗽。咳嗽1年餘，遷延難癒，治病未求其本也。胃不和則臥不安，乾嘔、大便乾結不化、髮細、口臭、舌苔白厚膩等皆為脾虛食滯之候。

處方　消積顆粒加　蒼朮6g　炒紫蘇子10g　射干6g　焦神曲10g

15劑，日1劑，水沖服，服5日休息2日。

以消積導滯、健運脾胃，兼以止咳化痰。

11月9日二診：患兒家長代訴服上藥一週後咳嗽明顯減輕，乾嘔消失，食慾好轉，口臭減輕，大便好轉。2週後咳嗽止，口臭消失。現仍口涎，便稍乾，夜眠好轉，舌紅苔白膩，心肺常。見咳不刻意止咳，而

第一章　肺系疾病概述

是從調理脾胃著手，脾胃健運，積滯得消，肺氣宣肅有道，咳嗽自止。治病求本，藥證相對，故而效若桴鼓。然患兒仍便稍乾，口涎，故予亞康顆粒加減健運脾胃，以善其後。

處方　亞康顆粒加大黃 3g　青蒿 10g　五味子 6g　炒萊菔子 10g

16 劑，日 1 劑，水沖服，服 4 日休息 3 日。

次年 1 月 22 日三診：患兒媽媽代訴仍便稍乾，磨牙，餘症消失，舌紅苔白，心肺常。服藥期間，晨起輕乾咳，乳蛾 1 次，服上藥治癒。患兒臨床症狀基本消失，遂予調理藥，以善其後。

處方　亞康顆粒加　大黃 3g　蒼朮 6g　炒萊菔子 10g　桑白皮 10g　當歸 10g

16 劑，服法同前。效可繼服 16 劑，鞏固療效。

3 月 29 日患兒調理體質四診時隨訪，咳嗽未再復發。

對於久咳之人，應肺脾同治，尤應重視脾胃，並飲食有節。脾胃為後天之本，脾胃虛則百病生，脾胃旺則四季不受邪。久咳之已病之時，應導滯運脾、理氣止咳，以治病求本。久咳之病後之時，調護脾胃，預防久咳的復發。

咳嗽八年案

男孩，10 歲。12 月 19 日初診。

反覆咳嗽 8 年，父母攜其多方求醫，苦不堪言，亦為之心痛。咳嗽每月 1 次，晨起、夜間明顯，少量白黏痰，咽紅，納眠一般，二便可。舌紅苔白膩，心肺常。先天性心臟病術後 6 年。診斷為久咳。患兒以咳嗽為主訴來診，急當治標。

方一　咳嗽顆粒加　桃仁 6g　炒紫蘇子 10g　桂枝 6g　荊芥 10g　炒萊菔子 10g　生甘草 3g

6 劑，日 1 劑，水沖服，以宣肺止咳化痰。

患兒咳嗽病史較長，纏綿難癒，究其病因，當為平素體質虛弱，正氣不足，虛邪賊風易趁虛而入所致。誠如「正氣存內，邪不可干」、「邪之所湊，其氣必虛」。然小兒易虛易實，易寒易熱，不宜峻補，所當緩圖。調理肺脾，脾得健運，氣血生化有源，正氣充盛，邪不可干，肺得宣降，氣機條暢，津液得以正常輸布，則咳止痰消。

方二　亞康顆粒加　炒牛蒡子 10g　桑白皮 10g　麥冬 10g　桂枝 6g　防風 10g　生甘草 3g

10 劑，日 1 劑，水沖服，服 5 日休息 2 日。

翌年 1 月 7 日二診：現咳嗽止，無痰，二便可。舌紅苔白膩，心肺常。患兒咳止痰消，藥中病機，效不更法。然患兒咳嗽日久，易於感冒，單純調理又恐病情反覆，故當於調理藥中加入止咳化痰、益氣固表之品。

方一　亞康顆粒加　蜜枇杷葉 10g　桑白皮 10g　丹參 10g　生黃耆 10g　防風 10g　麥冬 10g

16 劑，日 1 劑，水沖服，服 4 日休息 3 日。

患兒家住外地，恐其調理期間，感邪致咳，無法及時來診。

方二（備）　咳嗽顆粒加　桃仁 6g　射干 6g　生龍骨 30g　桂枝 6g　枳殼 6g　生甘草 3g

6 劑，日 1 劑，水沖服，咳時可用。

2 月 11 日三診：家長訴調理期間患兒曾輕咳 1 次，服備用藥後咳止。現納可，眠可，二便正常，舌紅苔白，心肺常，餘未見異常。患兒病情基本穩定，然病史較長，病情複雜，故當繼續調理，攻補兼施。

方一　亞康顆粒加　桑白皮 10g　麥冬 10g　雞血藤 10g　太子參 10g　炒牽牛子 10g　生甘草 3g

35 劑，日 1 劑，水沖服，服 5 日休息 2 日。

方二（備）　咳嗽顆粒加　桃仁 6g　薄荷 6g　桂枝 6g　枳殼 6g　炒牽牛子 10g　生甘草 3g

6 劑，日 1 劑，水沖服。

電話隨訪 2 個月，病情穩定，未再感冒。偶有輕咳，服備用藥後易癒。囑按時服藥，生活調理。

患兒咳嗽日久，易感冒，常理而言，當以宣肺解表、止咳化痰為主，調理為輔。然吾反而為之，且效果奇佳，何也？患兒咳嗽 8 年，定訪遍名醫，中藥西藥所用不少，其中宣肺解表、止咳化痰之藥亦不在少數，病情仍反覆發作。吾精於辨證，善於調理患兒，咳嗽為標，久病導致體質虛弱為病之本，調節脾胃功能，恢復患兒脾胃功能方為正治之法，脾胃乃小兒生長之源。其次，臨證注重未病先防，考慮長遠，患兒易感冒、咳嗽，故於未病之時，在調理藥中少佐止咳化痰、宣肺解表之藥，並另備止咳中藥，用心良苦，方中病機，故取效顯著。

支氣管炎西藥不效案

男孩，11 歲。10 月 26 日初診。

患兒反覆感冒 7 個月，現咳嗽，時喘，雙側乳蛾Ⅲ度，鼻涕，易鼻塞，汗多甚，二便可。舌紅苔白，脈數，雙肺喘鳴音（＋＋）。診斷為支氣管炎。支氣管炎為臨床常見病，一般家長認為支氣管炎病情較重，中醫藥見效慢，不治病，為求速效，必吃西藥，甚者打針、打點滴，唯有如此，方可內心踏實。本案患兒多方求治，吃藥、打針、打點滴、霧化，全套措施皆用，仍纏綿難癒，家長、孩子痛苦不堪。現吾以中醫辨

證施治，其肺氣宣降失司，故而咳嗽；息道不利，津液失於輸布，故而鼻塞、鼻涕；氣機不暢，肺氣閉鬱，故而氣喘；熱鬱於內，其性蒸騰，故身熱汗多；化火上炎，熏灼口咽，故而乳蛾。急則治其標，當以宣肺止咳、平喘利咽為要。

處方　紫蘇葉 10g　桔梗 10g　黃芩 10g　薑半夏 12g　蜜百部 10g　白前 10g　紫菀 10g　桃仁 10g　炒紫蘇子 10g　射干 10g　枳殼 10g　甘草 8g

15 劑，日 1 劑，水煎服①，服 5 日休息 2 日。

11月17日二診：家長訴患兒服藥 5 劑後，諸症明顯減輕，繼服餘藥，鞏固治療後咳喘癒，中醫中藥竟顯其神。現症見：患兒稍胖，汗略減，鼻塞減輕，二便可，舌紅苔白，脈緩。患兒喘咳雖癒，然病程已久，津傷氣耗，正氣已傷，為防病情反覆，緩當治其本，正所謂「正氣存內，邪不可干」，故當調理以善其後。脾胃為後天之本，氣血化生之源，氣血充盛，則正氣禦邪有力，病安從來！故予健脾益氣、固表斂陰之藥，方藥如下。

處方　生黃耆 12g　蒼朮 10g　生白朮 10g　炒白扁豆 10g　茯苓 10g　檳榔 10g　薑半夏 10g　五味子 6g　炒白芍 8g　浮小麥 10g　生梔子 10g　甘草 8g

16 劑，日 1 劑，水煎服②，服 4 日休息 3 日。

患兒母親原本不信中醫，不以中醫能治其病，無奈西藥治療無效，來診試之。然結果出乎其料，立竿見影，進藥 5 劑，病近乎痊癒。遂對中醫由懷疑、不信，轉為中醫支持者。類似病案，不勝列舉。何也？常聞中醫無用之言論，非中醫無用，其不知中醫之道也！常聞西醫神奇之言論，非西醫神奇，其不知西醫之理也！中醫之精妙，何止於茲也！吾後來之輩，當虛心研習之，泱泱華人，當甚愛惜之！

高敏體質致反覆支氣管炎案

男孩，4歲半。10月22日初診。

患兒反覆咳嗽2年，便祕，口臭，強鼻，鼻眼癢，皮膚癢，易抓痕，汗多，腹脹（＋＋），舌紅苔白膩，雙肺喘鳴音。診斷為支氣管炎（高敏）。患兒以咳嗽為主訴就診，且反覆咳嗽2年，現雙肺喘鳴音，故當以止咳平喘為主，其鼻眼、皮膚癢，抓痕，皆乃肺脾之患也，肺主皮毛，脾主肌肉，肺脾不和則易高敏；便祕、口臭、腹脹、舌苔皆為脾胃積滯之象。故消積導滯、調和肺脾為治本之要。

處方　咳嗽顆粒加　桂枝6g　生龍骨30g　大黃3g　炒白芍10g　蟬蛻6g

15劑，日1劑，水沖服，服5日休息2日。

咳喘明顯，急當治其標，故予消咳散6包。

11月13日特意隨訪病情：患兒母親訴其服藥5天咳喘明顯減輕，唯服藥後大便稀溏，囑去大黃後，大便成形，遂未再服用大黃。服藥15劑後，咳喘消失，口臭消失，多汗、皮膚癢、腹脹均明顯減輕，大便正常。囑繼續生活飲食調理，不適隨診。

咳嗽分型而治案

男孩，2歲半。3月29日初診。

患兒輕咳、有痰2天，納食好，夜眠可，大便日1～3次，質軟，小便可。心肺常。診斷為咳嗽；證屬肺脾不和。

處方　亞康顆粒加　炒紫蘇子10g　補骨脂10g　炒白朮10g　白茅根15g

12劑，日1劑，水沖服，服4日休息3日。

8月26日因再次咳嗽二診：追溯上次病史，患兒藥進4劑，咳止痰消，繼服餘藥，後未再咳嗽，納眠好。現患兒咳嗽3天，痰咳，鼻涕，近期頭部瘤腫頻出，納少，腹稍脹，夜眠欠安，大便偏乾。舌紅苔白厚膩，雙肺呼吸音粗。診斷為咳嗽；證屬溼熱內蘊。

處方　消積顆粒加　焦神曲10g　青蒿10g　生薏仁10g
12劑，服法同前。

止咳潤肺茶日1劑，代茶飲。

9月26日三診：未見患兒，家屬自訴服上方後效佳，要求再取上方12劑。

12月1日四診：患兒發熱1次，2天治癒，輕咳嗽1次，未發麥粒腫（瞼腺炎），頭部瘤腫未發，現鼻塞，少涕，汗多，納可，腹軟，大便先乾後稀。舌紅苔白膩，心肺常。調理脾胃而治。

處方　亞康顆粒加　大黃3g　炒白朮10g　浮小麥10g　白茅根15g
16劑，服法同前。

患兒一診、二診均以咳嗽、有痰為主訴就診，症狀相似，何以方藥有異？患兒一診症見咳嗽，有痰，大便次數稍多。其中，咳嗽，病位在肺，亦可在脾，古人云「五臟六腑皆令人咳，非獨肺也」，可以佐證，有痰，病位在肺脾，因脾為生痰之源，肺為貯痰之器故也；大便次數增多，病位或在腎，腎主司二便，腎虛失於封藏，可致大便次數增多。綜合分析，患兒病變部位涉及肺、脾、腎三臟。小兒肺常不足，脾常不足，腎常不足，而脾胃為後天之本，氣血化生之源，故可透過調理脾胃達到補益肺腎之功。方予亞康顆粒加減，透過調理脾胃以達到止咳之效，此乃治病求本也！中州健運，氣機條達，升降有序，咳嗽自止！加炒紫蘇子

第一章 肺系疾病概述

降氣、止咳、化痰；加補骨脂補腎、溫脾、止瀉；加白茅根以利小便而實大便，利水而不傷陰。諸藥合用，上、中、下三焦同治，中焦為主，正所謂「四季脾旺不受邪」是也！二診主症見咳嗽、有痰，兼有納少，腹稍脹，大便偏乾，夜眠欠安，頭部瘡腫頻出等症狀。雖以咳嗽為主，然其脾胃積滯症狀較明顯，內有溼熱互結、熱重於溼。當以調理脾胃為主，與一診有所不同，本證當消積導滯、清熱燥溼，兼以止咳化痰。故予消積顆粒加減以消積導滯、清熱燥溼。然患兒咳嗽、有痰不可不顧，故予止咳潤肺茶，少量頻喝以止咳化痰，寓治於茶飲之中。

一診、二診症狀相似，而病機不同，故治療亦有差異，同病異治也！四診患兒一般情況可，唯大便先乾後稀，汗多，易鼻塞，少涕，舌紅苔白膩，且平素易咳嗽、大便易乾，當未病先防，調理其脾胃功能，脾胃健運，諸症自除。予亞康顆粒加大黃、炒白朮以健脾和胃、清熱導滯；加浮小麥以固表止汗，加白茅根使熱邪由小便而出，清熱而不傷陰。方中大黃、白茅根相互為用，使在內之熱邪由二便分流而下；炒白朮、浮小麥相互為用，健脾益氣、固表止汗。諸藥合用，藥少力專，調治結合，用意精妙。

縱觀四次診療過程，不難看出，吾臨證多從脾胃著手，以調理脾胃為主線，或兼以止咳化痰，或兼以清熱燥溼，或兼以固表止汗等，執簡馭繁，以不變應萬變，且每獲良效，何故？幼兒無知，乳食不知自節，家人嬌慣，恐其飢餓，憂其營養不足，常致幼兒乳食過度，久而成積，加之幼兒脾常不足，脾胃居於中焦，為全身氣機升降之樞紐，脾胃既病，百病由生，夫治病但求本，是故調理脾胃亦可治癒諸多病變，誠如古人所謂「百病皆由脾胃衰而生」也！脾胃之傷，乃小兒諸多疾病之本源，即所謂脾胃乃小兒百病之源也，「脾胃健、形神兼、少疾患」。

食積痰咳案

男孩，2歲10個月。1月11日初診。

反覆呼吸道感染1年餘，支氣管肺炎2次，溼疹史，現喉痰多，多種食物過敏，皮膚癢，鼻眼癢，咽不適，咽紅（＋），鼻鼾，口臭，便乾。舌紅苔剝，心肺常。食滯中焦，鬱而化溼生熱，痰熱內蘊，肺失清肅，痰隨氣逆，咳嗽痰多，感冒咳嗽反覆發作。熱熏咽喉，故咽部不適。食積化腐可見口氣穢濁。溼熱蒸膚可見溼疹，皮膚癢，鼻眼癢。故治療以消食導滯、清熱化痰為主。

處方　消積顆粒加　射干6g　桃仁10g　炒紫蘇子10g　桑白皮10g
10劑，日1劑，水沖服，服5日休息2日。

1月27日二診：喉炎1次治癒，口臭減輕，現輕咳，納可，咽紅（＋＋），便乾。舌紅苔剝，心肺常。患兒咽紅較著，便乾，預判日後必有咳嗽加重，必宣肺通腑降濁方能防生咳嗽。故治以清熱化痰、宣肺止咳。

處方　咳嗽顆粒加　射干6g　桃仁10g　蟬蛻6g　炒枳殼6g　甘草3g
10劑，服法同前。

消咳散10包。

2週後三診：咳止痰消，咽紅、便乾好轉。繼以調之。

以消代宣療食咳案

男孩，3歲。5月14日初診。

平素患兒體質虛弱，近日傷食，發熱，現咳嗽4天，加重1天，腹脹，舌紅苔白厚膩。診斷為咳嗽；證屬食咳。治以消食化積、理氣止咳。

處方　消積顆粒加　蒼术 6g　連翹 10g　木香 6g　枳殼 6g　炒紫蘇子 10g

6 劑，日 1 劑，水沖服。

消咳散 6 包。羚羊角粉 2g。

予上方以消食化積，理氣止咳，調理腸胃，升降氣機，佐以消咳散急則止咳。吾偏愛羚羊角粉，除清熱平肝之用，尚可清食積內熱。另囑飲食調護，米粥自養，少食空腹，勿強進食，以免加重胃腸負擔。食咳者，可酌加通便之品，積去則氣機通暢。又因「肺與大腸相表裡」，大便一通，腑氣通降，有利於肺氣宣肅復常；且食積鬱久化熱，熏蒸於肺，若酌加通便之品，消積導滯，利於宣通肺氣，有「以消代宣」之妙。

5 月 20 日二診：熱平，咳嗽減輕，現間斷性輕痰咳，腹軟，二便可。舌紅苔白，心肺常。滯消後調脾止咳，以健脾祛溼、化痰止咳為治則。

處方　亞康顆粒加　炒紫蘇子 10g　陳皮 6g　射干 6g　桑白皮 10g

5 劑，日 1 劑，水沖服。

後期特意隨訪病情，咳止。

食積咳嗽為小兒常見病，一般除咳嗽外，多兼明顯食積鬱熱的表現，且多數病例先有食積表現，後發咳嗽。如《丹溪治法心要·咳嗽》所云：「五更嗽多者，此胃中有食積，至此時火氣流入肺。」另外，食積咳嗽患兒臨床以腹脹、納呆、噯腐、口臭、手足心熱、大便乾結或便祕、舌質偏紅、苔厚膩、脈滑數為多見。《醫學入門》提出：「食咳，因食積生痰，痰氣衝胸，腹滿者，二陳東加厚朴、山楂、麥芽。」對食積咳嗽伴便祕者，應消食化積，若大便不通者，佐以消導之品，腑氣通，肺氣降，達「以消代宣」之效。

久咳致虛調治案

男孩，2歲3個月。12月28日初診。

咳喘2年，肺炎3次，平素易感冒，現久咳，噴嚏多，面色萎黃（++），汗多，夜眠欠安，口臭，便乾。舌紅苔白厚膩，心肺常。此患兒自幼始咳，證屬肺脾兩虛，脾虛則面色萎黃，內熱則便乾，口臭，舌紅苔白厚膩，脾虛胃不和則夜眠欠安，肺虛則易感冒，咳喘，噴嚏多，汗多，加之患兒多次肺炎史，抗生素大量使用，加重脾肺氣虛，故治之應先調和脾胃，脾胃和調則諸症易癒。治以健脾和胃、消食清熱。

處方　消積顆粒加　桑白皮10g　焦神曲10g　白茅根15g　甘草3g

15劑，日1劑，服5日休息2日。

同時配合小兒推拿補脾肺之氣。

翌年1月22日二診：未咳喘，夜眠好轉，汗多好轉，面色萎黃（+），仍大便乾。心肺常。諸症減輕，仍汗出，便乾，面色萎黃，繼續消積健脾、益氣養血。

處方　亞康顆粒加　大黃3g　當歸10g　萊菔子10g　枳殼6g

16劑，日1劑，水沖服，服4日休息3日。

2月15日三診：咳嗽1週，喘息1次，3天後癒，面色萎黃（++），舌淡苔白膩，心肺常。此時患兒諸症輕，脾虛積滯之象經前期調理已漸消，則治咳易癒，故行益氣健脾、止咳化痰之法。

處方　咳嗽顆粒加　黃耆10g　蒼朮6g　射干6g　萊菔子10g

4劑，日1劑，水沖服，與上方餘藥交替服用，肺脾同治。

1個月後隨訪，咳嗽止，諸症均減。

「正氣存內，邪不可干」、「邪之所湊，其氣必虛」。小兒「臟腑嬌嫩，

第一章 肺系疾病概述

形氣未充」，較之成人更易感受外邪，而且，其五臟之中「三不足，二有餘」，肺常不足、脾常不足、腎常不足，更易導致「稚陰稚陽」之體感受外邪，感邪後又易致虛證，尤其是久咳久喘遷延難癒則多轉為虛證。久咳傷氣→氣虛則虛→虛延久咳→久咳傷肺，反覆發作。對於久咳患兒，肺脾已虛，先行補脾，以達培土生金，再予止咳化痰之劑，為治之大法。

久咳致遲長案

男孩，5歲。2月1日初診。

咳嗽5個月，反覆不癒，少涕，面色萎黃（＋＋），消瘦（＋＋），口臭，伴身高、體重增長緩慢，二便可。舌淡苔白膩，心肺常。患兒久咳，雖歸因於肺，然口臭乃中焦積滯化熱，舌苔白膩乃胃熱熏蒸，積久不消，損傷脾胃，水穀精微化生不足，氣血生化乏源，皮毛不得潤養，故見其面色萎黃、消瘦，病之根在於中焦脾胃，《素問·痹論》曰「飲食自倍，腸胃乃傷」，李杲提出「內傷脾胃，百病由生」。小兒飲食積滯，內傷脾胃，累及他臟，諸病叢生。肺脾相關，皆為太陰，同氣相求；肺燥脾溼，燥溼相濟；肺氣宣降，助脾升清；脾土肺金，土能生金；故宣肺不忘健脾，健脾不忘宣肺，治以健脾和胃、清熱消積，培土以生金。

處方 消積顆粒加 蒼朮6g 炒白朮10g 焦神曲10g 炒麥芽10g 白茅根15g

15劑，日1劑，水沖服，服5日休息2日。效可繼服15劑。

3月18日二診：咳嗽減輕，納食進步，面色萎黃減輕，體重較前增長1kg，手心熱，二便可。舌淡苔白厚。脾胃乃小兒生長之源，脾胃稍和，故見體重增長1kg，然手心熱，仍有熱盛之象，此當調理，健脾益

腎，久病易傷陽，故加補骨脂以暖脾溫腎，增強患兒先、後天之本，以助互資。治以健脾益腎、清熱消積。

處方　亞康顆粒加　補骨脂10g　大黃3g　青蒿10g　白茅根15g

20劑，服法同前。

6月24再次因咳三診：其母甚喜，訴其子身高亦較前增長4cm，效佳。現偶咳，納呆，二便可。舌紅苔白厚，心肺常。患兒肺氣將復，脾胃漸和，當繼續治脾兼理肺，控防兼具。

處方　亞康顆粒加　蒼朮6g　射干6g　炒紫蘇子10g　枳殼6g

12劑，日1劑，水沖服，服4日休息3日。

咳嗽日久，本為治咳，何以身高體重亦增？一則，咳雖歸因於肺，然根於脾，「內傷脾胃，百病由生」，飲食積滯，內傷脾胃，土不生金，肺失宣降，治當培土生金，則咳嗽易癒。二則，脾主四肢肌肉，為後天之本，氣血生化之源，脾胃健則氣血津液化生有源，四肢肌肉得以滋養，則身高、體重亦增。三則，小兒脾胃乃後天之本，亦為生長之源，「脾胃健、形神兼、少疾患」。小兒身高體重皆源於後天脾胃之旺盛，水穀之納興，精微之輸布，如是則肉豐骨堅，形體康健。小兒脾胃旺，生長良，亦賴肝氣疏泄，故調理小兒生長，春令最為當時，是令生機蓬勃，肝氣升發，此期之調，最益小兒長高。本案止咳之時身高長體重增，獲此佳效，此之理也。

再者，物質生活水準雖日漸成長，然消瘦患兒亦不少見，何以至此？皆因長期不良飲食習慣和生活方式所致，父母溺愛，暴飲暴食，偏食厭食，「乳貴有時，食貴有節」，才可身強體健。

氣虛兼高敏體質久咳案

女孩，2歲4個月。5月7日初診。

曾患8次肺炎，現反覆咳嗽4個月，夜咳，噴嚏多，夜眠欠安，汗多，面部散在少許溼疹，Singulair停40天，腹脹（＋），便乾，日3次，大便不化。舌紅苔白厚膩，雙肺音粗。患兒咳嗽4個月，久咳其肺必傷，然咳久不癒，非獨肺也，觀其大便乾，夜眠欠安，腹脹，大便不化，舌紅苔白厚膩等症，皆為脾胃不和之象，此乃久治不癒之根本，脾胃為後天之本，五臟六腑所需之精微皆由脾胃運化而得，脾胃不和，溼不運化，泛溢肌表，故見面部溼疹，乃高敏之象，患兒汗多，乃氣虛之象，故治之當健脾和胃，以固根本，脾胃和合，受納運化正常，則肺氣得以推動，咳嗽必癒。故治以健脾和胃、宣肺益氣。

處方　消積顆粒加　生黃耆10g　桂枝6g　生龍骨30g　蟬蛻6g

20劑，日1劑，水沖服，服5日休息2日。

同時予消咳散，取急則治其標之意。

5月28日二診：咳嗽減輕，噴嚏多，口臭，大便仍乾，舌紅苔白膩。患兒咳嗽減輕，可見正中病機，然此兒仍大便乾，舌紅苔白膩，口臭，雖好轉，而未癒，治以健脾益氣、清熱消積。

處方　蒼朮6g　茯苓6g　炒白扁豆6g　黃芩6g　薑半夏6g　檳榔6g　生梔子6g　大黃4g　桂枝6g　生黃耆8g　枳殼6g　生甘草5g

16劑，日1劑，水煎服②，服4日休息3日。

7月6日三診：低熱2天，偶咳嗽，少鼻塞，咽紅（＋），夜眠欠安，便稍乾。舌淡苔白厚，心肺常。患兒復感外邪，然症輕不重，可見脾胃稍和，正氣漸復，治以益氣清熱、宣肺健脾。守上方，去大黃、桂枝，加炒牽牛子、射干。

處方　蒼朮6g　茯苓6g　炒白扁豆6g　黃芩6g　薑半夏6g　檳榔6g　生梔子6g　炒牽牛子5g　射干6g　生黃耆8g　枳殼6g　生甘草5g

12劑，服法同前。同時囑其服用止咳潤肺茶。

7月9日四診：中低熱2天，腹脹（＋），舌淡苔白厚，心肺常。繼服上藥。

12月1日五診：感冒2次，現鼻塞，鼻鼾，喉痰，腹脹（＋＋），便稍乾。舌淡苔白厚膩，心肺常。自初次來診，已半載有餘，患兒苦於久咳，反覆難好，經調理，近5個月未曾再咳，感冒2次，現感邪於上，見鼻塞、鼻鼾、喉痰，伴見便稍乾，腹脹，舌淡苔白厚膩，乃感冒夾滯之象，治以疏風散寒、清熱化滯。

處方　蒼朮6g　茯苓8g　炒白扁豆8g　桔梗6g　黃芩6g　薑半夏6g　檳榔6g　生梔子6g　炒牽牛子6g　川厚朴6g　炒紫蘇子8g　生甘草6g

8劑，服法同前。

另囑泡腳。

久咳不癒，反覆纏綿者，必調脾和胃，謹慎飲食，脾胃安則咳鮮犯。

久咳肺脾同治案

女孩，10歲。2月19日初診。

此患兒反覆咳嗽多年，近幾月反覆發作，消瘦（＋＋），面色萎黃（＋＋），爪甲不榮，咽不適，便乾。舌淡苔白膩，心肺常。其消瘦、面色萎黃、爪甲不榮等亞健康狀態，皆因久咳致肺脾兩虛而致，理應從肺脾論治。

處方　茯苓12g　炒白扁豆10g　桔梗10g　黃芩10g　檳榔8g　白荳蔻6g　薑半夏8g　連翹10g　梔子10g　炒牽牛子6g　枳殼10g　甘草8g

16劑，日1劑，水煎服②，服4日休息3日。

4月4日二診：咳止，納食進步，唇乾，二便可。舌淡苔白厚。以調理脾胃鞏固為要，易梔子、炒牽牛子為焦神曲、白朮。

處方　茯苓12g　炒白扁豆10g　桔梗10g　黃芩10g　檳榔8g　白荳蔻6g　薑半夏8g　連翹10g　焦神曲12g　白朮10g　枳殼10g　甘草8g

20劑，服法同前。

對於慢性咳嗽伴消瘦、面色萎黃的患兒，若進一步發展，還可能會形成「土不生金」、「肺氣不足」、「衛外無力」的肺脾氣虛證，因而用健脾和胃，消食清熱之法，表現了《臨證指南醫案》之「納食主胃，運化主脾，脾宜升則健，胃宜降則和」之理念。

嬰兒頑固久咳案

女孩，8個月。12月7日初診。

反覆咳嗽2個月，面色萎黃（＋），伴體重增長緩慢，腹脹（＋），雙肺喘鳴音（＋＋）。

處方　咳嗽顆粒加　蟬蛻6g　黃耆10g

6劑，日1劑，水沖服。

囑其可加山藥百合小米粥和山藥荸薺糯米粥為輔食餵養以養脾胃，脾土生肺金，脾氣不足，常令子病，故應重視健脾運脾之法，脾氣足，則可生肺金。

12月21日二診：中熱，陣咳，腹脹（＋＋），舌苔白厚膩，雙肺音粗。此乃食積內熱，滋生痰液，阻於氣道所致。守上方去黃耆，加檳榔以消積下氣，枳殼以化痰除痞，蟬蛻以疏散風熱。

處方　咳嗽顆粒加　蟬蛻6g　檳榔10g　枳殼6g

6劑，服法同前。

12月25日三診：咳喘加重，喘息明顯，腹脹（＋），大便稀。雙肺喘鳴音（＋＋）。故加葶藶子瀉肺平喘，炒萊菔子消食除脹化痰，以桂枝溫補陽氣，生龍骨收斂固澀。

處方　咳嗽顆粒加　桂枝6g　生龍骨30g　葶藶子10g　炒萊菔子10g

6劑，服法同前。

翌年1月4日四診：訴咳嗽痊癒，故予亞康顆粒加減以顧護脾胃之氣。

小兒之嗽，外寒內熱者多，內有積熱，復感寒邪而作。若伴腹脹、口臭、便乾等中焦積滯之症，則當急則治標以止咳，緩則治本以健脾。八月之嬰，臟腑尤嬌，食積不祛，腹脹不除，則咳難癒，咳癒亦當調脾，以培後天之本，防咳反覆。

從脾論治頑固性久咳案

男孩，4歲1個月。9月18日初診。

反覆咳嗽多年，其母攜之各地求醫問藥，效果欠佳，近3個月咳嗽頻繁，自訴難受非常，甚有輕生之念，母心痛難忍，攜其尋中醫以求良方。現發熱2天，中低熱，夜咳重，咽紅，消瘦（＋＋），髮黃，汗多，便稍乾。舌淡苔白，心肺常。其病程較長，診斷為久咳。夜咳多伴有汗

第一章　肺系疾病概述

多，咽紅為小兒久咳後病邪蓄肺，下熱上蒸。肺失清肅，久病及脾，氣虛而致無力祛邪外出，食滯生熱。治以健脾清肺、清熱化痰。

處方　消積顆粒加　蟬蛻 6g　炒紫蘇子 10g　射干 6g　枳殼 6g　生薏仁 10g

6 劑，日 1 劑，水沖服。

消咳散 6 包以防咳甚。羚羊角粉 2g 於日晡之時頓服，用以清熱涼血，並消食積之熱。

9 月 25 日二診：熱退，咳嗽減輕，大便軟。舌紅苔白，心肺常。守上方加減，健脾清肺。

處方　消積顆粒加　桑白皮 10g　炒萊菔子 10g　焦神曲 10g　白茅根 15g

12 劑，日 1 劑，水沖服，服 4 日休息 3 日。

後 2 個月期間複診 3 次，以輕齁、偶咳、鼻塞等肺系疾患為主，均以消積顆粒，加減蒼朮、射干、炒紫蘇子、白茅根等健脾清肺藥物調理為要，咳嗽甚時備消咳散。

12 月 18 日六診：體重增長，輕咳 1 天，鼻塞，二便可。舌淡苔白，心肺常。咳嗽疾病病勢變緩，並伴體重增長，藥效已顯，守上方加減，鞏固療效。

處方　消積顆粒加　蒼朮 6g　薄荷 6g　射干 6g　白茅根 15g

12 劑，服法同前。

翌年 1 月 11 日七診：反覆咳嗽 2 週，夜咳，鼻涕，二便可。舌紅苔白，心肺常。咳嗽反覆，經前期調理食滯之象不著，脾胃漸和，故以止咳化痰為要。

處方　咳嗽顆粒加　桃仁 10g　薄荷 6g　射干 6g　炒紫蘇子 10g

8剂,服法同前。

消咳散6包,嘱每晚用三叶足浴方泡脚至微微汗出,以达温下通上的目的。

5个月后回访,其母感激涕零,诉患儿状态明显好转,半年内未诉咳嗽,解一家之心结。

中药干预炎性感染案

男孩,6岁。7月25日初诊。

咳嗽2周,伴发热1天,易咳史,中热,腹不适,大便稀。舌红苔白腻。白血球14.73×10^9/L,嗜中性白血球百分率79.7%。该患儿白血球升高,伴有嗜中性白血球百分率升高,西医常认为提示细菌感染,其发热症状,是人体免疫系统对于细菌的反应,为正邪抗争剧烈作用所致,其咳嗽也是肺部炎症之反应。西医常规思维,会予抗生素以消炎,然其属寒凉之品,更伤脾胃,致病反覆不愈,或愈而易发。中医辨证乃由肺脾不和所致,予中药调和肺脾。

方一　紫苏叶10g　桔梗10g　黄芩10g　姜半夏10g　桃仁10g　蜜百部10g　白前10g　紫菀10g　炒紫苏子12g　川厚朴10g　茯苓12g　生甘草8g

10剂,日1剂,水煎服①,服5日休息2日。

方二　消积颗粒加　苍术6g　炒紫苏子10g　枳壳6g　焦神曲10g　生甘草3g

4剂,日1剂,水冲服。

前方于止咳化痰中配伍健脾消积、除湿清热之品,后方于咳嗽止时调理积滞之肠胃,清除内热以达釜底抽薪之意。

第一章　肺系疾病概述

8月8日二診：隨訪服上藥後次日熱退，咳嗽減輕，腹痛止，二便可，舌紅苔白。白血球 5.38×109/L，嗜中性白血球百分率44.8%。白血球恢復正常，咳嗽、腹不適等症狀亦緩解。調理脾胃以防復發。

處方　亞康顆粒加　炒紫蘇子10g　炒白朮10g　蒼朮6g　大黃3g　枳殼6g　生甘草3g

16劑，日1劑，水沖服，服4日休息3日。

臨證有知，對於腹脹、便乾、苔白厚膩等有積滯之象患兒，查白血球多有升高，吾未以炎症而治，法從中醫辨證施治，亦可達症狀消白血球降之果。究其原因，中藥中的攻下藥、清熱解毒藥能表現一定的抗炎作用，健脾補氣之藥的「扶助正氣」與西醫「增強免疫力」的功能相一致，用中藥替代抗生素進行抗炎治療，活躍機體本身的防禦機制來將病原體殺滅或抑制，增強抗病能力，療效甚佳。

小兒痰溼咳嗽案

男孩，3歲。9月2日初診。

咳嗽10天，夜咳明顯，鼻塞，二便可。舌紅苔白。該患兒為外感寒邪，肺失宣降所致。診斷為咳嗽。予止咳化痰藥配伍健脾理氣，清熱解毒之品，配合三葉足浴方於臨睡前煎湯足浴，泡至患兒微微汗出，取紫蘇葉發汗解表；枇杷葉清肺化痰止咳；艾葉辛香散寒之功效，用以溫經散寒通竅，緩解夜咳症狀。

處方　紫蘇葉10g　桔梗10g　黃芩10g　薑半夏10g　桃仁10g　僵蠶10g　白前10g　紫菀10g　蜜百部10g　蒼朮10g　枳殼10g　生甘草8g

8劑，日1劑，水煎服①，服4日休息3日。

9月14日二診：患兒停藥後咳嗽加重，痰白泡沫，噴嚏多，汗多，磨牙，大便日3次。舌紅苔白，心肺常。白血球12.72×109/L。該患兒痰白泡沫，咳嗽加重為痰溼重濁的表現，又有磨牙、汗多等熱蘊之狀。治以降逆化痰，理氣燥溼。

處方　茯苓8g　薑半夏8g　炒紫蘇子10g　炒萊菔子10g　陳皮8g　川厚朴8g　黃芩8g　白荳蔻4g　乾薑8g　紫菀10g　白前10g　生甘草8g

4劑，日1劑，水煎服②。

9月21日三診：訴偶咳，鼻塞，噴嚏，鼻涕，磨牙，夜眠欠安，大便日2～3次。舌紅苔白膩，心肺常。患兒溼痰咳嗽症狀明顯減輕，餘輕微表證及食積化熱之磨牙、夜眠欠安之象。囑停中藥，飲食調理。

2週後特意隨訪病情，咳止，痰消，鼻塞癒。咳嗽之病因多有痰溼，《幼科發揮·肺所生病》：「飲入於胃，脾為傳化……虛則不能運化精悍之氣以成榮衛。其糟粕之清者為飲，濁者為痰，留於胸中，滯於咽嗌，其氣相搏，浮澀作癢，介介作聲，而發為咳嗽也。」脾虛而生溼痰，小兒臟腑嬌嫩，脾常不足，運化失常，導致氣滯溼生，上貯於肺，肺與大腸相表裡，傷食積滯致腑氣不通，影響肺的宣發肅降功能，以致咳嗽。

清肺運脾療久咳兼消瘦案

男孩，2歲。7月3日初診。

反覆感冒，鼻塞，痰咳，消瘦（＋＋），面色萎黃（＋），夜眠欠安，腹脹（＋），便乾。舌淡苔白。其素體本虛，加之反覆外感，日久不癒，使正虛邪戀，故而咳嗽屢作不止，面色萎黃、消瘦之狀亦不得改善。反覆感冒致肺之宣降失調，脾胃運化功能失司，食積溼熱蘊結，故有夜眠欠安之胃不和則臥不安之象。現鼻塞，痰咳，便乾，夜眠欠安，腹脹之

症較顯著。先予咳嗽顆粒加減，方中百部善治新久咳嗽；紫菀止咳化痰，溫而不熱，桔梗開宣肺氣；白前、葶藶子降氣化痰；陳皮理氣健脾。後服亞康顆粒加減，於補脾化溼中配伍消食理氣之品。

　　方一　咳嗽顆粒加　白荳蔻 3g　葶藶子 10g　陳皮 6g

　　6 劑，日 1 劑，水沖服。

　　配合消咳散 6 包，以急則止咳。

　　方二　亞康顆粒加　炒麥芽 10g　連翹 10g　炒枳殼 6g

　　8 劑，日 1 劑，水沖服，服 4 日休息 3 日。

7月 17 日二診：痰咳減輕，腹脹（＋），大便量多。舌紅苔白，心肺常。患兒痰咳雖反覆但症狀稍平，予咳嗽顆粒加減，止咳之中配伍神曲、炒麥芽消食理氣。

　　處方　咳嗽顆粒加　紫菀 10g　神曲 10g　炒麥芽 10g

　　6 劑，日 1 劑，水沖服。

11月 6 日三診（調理體質）：時過 4 個月，體重增加明顯，輕感冒 2 次，現面色萎黃（＋），大便日一解。舌淡苔白，心肺常。該患兒體重增加明顯，大便正常，為補脾運脾之功；輕感冒 2 次，又時值入冬之季，故繼予咳嗽顆粒加減，於清肺之時予炒白朮、黃耆以健脾益氣，防風祛風解表。

　　處方　咳嗽顆粒加　紫菀 10g　炒白朮 10g　黃耆 10g　防風 10g

　　10 劑，日 1 劑，服 5 日休息 2 日。

《脾胃論》曰：脾胃為後天之本，四季脾旺不受邪，百病皆由脾胃虛弱而生。脾胃又為肺之母臟，肺所生之氣來源於脾，肺氣的盛衰相當程度上決定脾氣的強弱，脾胃功能穩健，則宗氣旺盛，營衛暢達。故治其痰咳之表證時，不忘理氣健脾以培土生金，不但脾胃運化有常，消瘦好轉，且外感之症亦減輕。

燥溼化痰療小兒支氣管炎案

男孩，3歲8個月。7月1日初診。

反覆咳嗽6個月，低熱，消瘦（＋＋），面色萎黃（＋＋），腹脹（＋＋），便乾。舌淡苔白，雙肺乾囉音。患兒反覆咳嗽6個月，提示其臟腑嬌嫩，抵抗力差；便乾、腹脹，因肺與大腸相表裡，肺臟受累，津液不輸，致大腸運化失調；消瘦、面色萎黃，則因其肺病及脾，痰熱蘊結，脾失運化；肺部聽診乾囉音。診斷為支氣管炎。故予止咳化痰之方配伍燥溼理氣之薑厚朴、檳榔；瀉下攻積之大黃；化痰平喘，兼潤腸通便之炒紫蘇子。

處方　咳嗽顆粒加　紫菀10g　大黃3g　薑厚朴3g　炒紫蘇子10g　檳榔10g

15劑，日1劑，水沖服，服5日休息2日。

消咳散6包，用以鎮咳平喘，抗炎解痙，以達急則治標之意。

7月8日二診：藥服7劑，即咳喘止，納食進步，現腹脹（＋＋），舌紅苔白膩，雙肺音粗。患兒咳喘症狀好轉，伴有腹脹、苔膩等脾胃積滯之象。初診中藥續服，消咳散4包，以止咳、消食。

7月19日三診：輕痰咳，少涕，便乾。舌紅苔白厚，心肺常。該患兒一般狀況好轉，有輕痰咳、少涕之表證及腸道積熱之便乾之症，方用亞康顆粒，運脾和胃配伍消食理氣攻下之品。

處方　亞康顆粒加　大黃3g　炒麥芽10g　炒枳殼6g　甘草3g

10劑，日1劑，水沖服，服5日休息2日。

消咳散10包，用以輔助腸胃消化吸收。

7月31日四診：輕咳，二便可。舌紅苔白厚膩，雙肺乾囉音。積熱已除，止咳為要。治以燥溼健脾、止咳化痰。

处方　咳嗽颗粒加　紫菀 10g　蝉蜕 6g　炒紫苏子 10g　射干 6g　姜厚朴 3g　甘草 3g

6 剂，日 1 剂，水冲服。

消咳散 6 包。

1 个月后随访病情，咳喘已愈。

小儿支气管炎的病机关键为肺失宣肃；脾又为生痰之源，肺为贮痰之器，故病位常在肺，又常累及脾。

上下同治久咳案

男孩，4 岁。7 月 19 日初诊。

反复呼吸道感染 9 个月，每月 1～2 次，易患支气管炎，夜眠欠安，磨牙，便略干。舌淡苔剥，心肺常。该患儿为反复呼吸道感染的体弱儿童，总因调护失宜，正虚邪伏、遇感乃发。易患支气管炎、便略干，为其卫外不固，肺气受损，肺失通降，致肠燥便秘，干涩难行；夜眠欠安、磨牙为其肠胃积热，胃不和则卧不安之象；患儿体弱气血两虚，致舌淡苔剥。故予消积颗粒，配伍桑白皮清肺胃热，蝉蜕息风止痉，炒麦芽消食和胃，连翘疏散风热。

处方　消积颗粒加　桑白皮 10g　蝉蜕 6g　炒麦芽 10g　连翘 10g

20 剂，日 1 剂，水冲服，服 5 日休息 2 日。

8 月 7 日二诊：诉服上药后咳嗽止，现咳嗽 3 天，二便可。该患儿咳嗽复发，予止咳化痰中配伍理气之枳壳等。

处方　咳嗽颗粒加　紫菀 10g　射干 6g　炒紫苏子 10g　炒枳壳 6g　甘草 3g

20 剂，服法同前。

9月5日三診：未咳，夜眠欠安，二便可。舌淡苔剝，心肺常。間斷治療2個月，該患兒一般情況好轉，二便調，餘舌淡苔剝之體弱氣虛之象，故予亞康顆粒以善其後，方中茯苓、炒白扁豆健脾益氣；檳榔、炒牽牛子、焦神曲消食和胃；大黃清熱導滯，共助脾胃健運，並佐以白荳蔻、連翹、桑白皮等清熱理氣之品。

處方　亞康顆粒加　大黃3g　白荳蔻3g　連翹10g　桑白皮10g

15劑，服法同前。

小兒反覆呼吸道感染、久咳、易患支氣管炎等，多與小兒稟賦不足、體質虛弱；餵養不當，調護失宜；少見風日，不耐風寒；用藥不當，損傷正氣；正虛邪伏，遇感乃發等因素有關，造成屢感外邪，邪毒久戀，稍癒又作，往返不已。

肺與大腸相表裡，邪熱鬱肺，肺失清肅時，大腸亦傳導失常，易便祕、便乾等；另外，隨著生活水準提高及餵養條件的改善，兒童過多食用工廠化食品，會導致釀溼生痰，引起脾胃運化失常，脾胃不能運化水穀精微，則不能滋養於肺，如此循環，良久會影響患兒的後天生長。故以上下同治為法，兼用運脾清熱之品，故可發揮良好的療效。

肺脾相生療咳嗽兼溼疹案

女孩，2歲。7月5日初診。

咳嗽1週，痰咳，全身散在溼疹，二便可。舌淡苔白厚，雙肺乾囉音。診斷為溼疹、支氣管炎。中醫認為，溼疹發生多因稟賦不足，脾失健運，溼熱內生，復感外邪，兩相搏結，浸淫肌膚所致；該患兒咳嗽1週，肺氣失宣，《靈樞‧百病始生》曰「虛邪之風，與其身形，兩虛相得，乃客其形」，故此正氣虛弱為本，外邪侵襲為標，兩者相兼而致病。

處方　咳嗽顆粒加　紫菀 10g　炒紫蘇子 10g　射干 6g　茯苓 10g　蟬蛻 6g

7 劑，日 1 劑，水沖服。

消咳散 6 包，達急則治其標之意。

上方於化痰止咳藥中配伍蟬蛻、茯苓，取蟬蛻宣散透發、透疹止癢；茯苓健脾滲濕之效。

7 月 12 日二診：痰咳止，二便可。舌紅苔白膩，心肺常。故以治脾之本為要。

處方　亞康顆粒加　蒼朮 6g　蟬蛻 6g　薏仁 10g　甘草 3g

7 劑，服法同前。

7 月 19 日三診：納可，濕疹減輕，腹軟，舌淡苔白，心肺常。繼予上方健脾除濕、透疹止癢。肺在體合皮，其華在毛，肺虛則皮毛失於濡潤，衛外失職，易感風熱濕邪；咳嗽、濕疹的發生與肺脾功能失調密切相關，脾為生痰之源，肺為貯痰之器，宿痰伏肺，遇誘因引觸，則易咳嗽、支氣管炎，另脾失健運，水穀精微不能濡養皮毛，久則濕熱內生，鬱於肌表。《薛生白醫案》：「脾為元氣之本，賴穀氣以生；肺為氣化之源，而寄養於脾者也。」肺脾一榮俱榮，一損俱損，故咳嗽兼濕疹案，貴在培土生金，肺脾同治也！

消、運合治熱咳案

男孩，3 歲 6 個月。8 月 7 日初診。

發熱，中熱，嘔吐，咽紅（＋＋），納少，二便可。雙肺乾囉音。診斷為支氣管炎、積滯。該患兒食傷脾胃，致脾失健運、濕邪中阻，復感外邪，則邪隨濕熱上蒸於肺，使肺宣降失常，發為支氣管炎。

方一　亞康顆粒加　蒼朮 6g　射干 6g　連翹 10g　青蒿 10g　枳實 6g

3 劑，日 1 劑，水沖服。

消咳散 6 包，達急則治其標之意。

方二　咳嗽顆粒加　紫菀 10g　炒紫蘇子 10g　葶藶子 10g　茯苓 10g　陳皮 6g

6 劑，日 1 劑，水沖服。

前方中神曲、檳榔、茯苓等運脾化積中，配伍黃芩、梔子等清熱燥溼，患兒咽紅，故予連翹、射干消腫散結利咽；枳實破氣消積；青蒿透表清熱。後方於止咳化痰藥物中配伍少許茯苓、陳皮之品理氣健脾。兩方先脾後肺以治其咳。

8 月 16 日二診：熱退，咳喘減輕，二便可。舌紅苔白厚膩，心肺常。熱退、咳輕，此痰熱蘊肺之症狀消退之時，仍有苔白厚膩之狀，繼以調理腸胃為治之大法。

處方　亞康顆粒加　射干 6g　連翹 10g　枳殼 6g

10 劑，日 1 劑，水沖服，服 5 日休息 2 日。

該患兒為飲食積滯引發支氣管炎，此案不用通腑泄下之大黃，是因患兒已嘔吐、中熱，且大便尚可，病位在胃不在大腸，若用苦寒之大黃於邪正相爭之時，恐傷其正氣，故僅消積助運為主。咽紅、支氣管炎似為急症，但吾先以清熱運脾化積為先，此因肺熱咳喘之症正在孕育之時，若積熱不消，則難控病情之進展也，故先脾後肺，防患於未然之意。

小兒過敏相關性咳嗽案

女孩，10 歲。12 月 16 日初診。

1 個月前有外感表證，發熱伴乳蛾，予抗生素、蒲地藍消炎口服液、

第一章 肺系疾病概述

小兒柴桂退熱顆粒、霧化等治療後效果欠佳，繼而出現咳嗽。現咳嗽 2 週，陣咳，咳嗽期間予以阿奇黴素口服及霧化等治療，現仍咳嗽，咳甚欲吐，少涕，咽不適，口臭，鼻鼾，二便可。舌紅苔白厚膩，雙肺音粗。其母訴患兒每年春秋季咳嗽，不易治癒，既往有咳嗽變異性哮喘、腺樣體肥大、易患蕁麻疹等病史。患兒外感表證後入裡化熱發為乳蛾，予「清熱涼血」之蒲地藍消炎口服液及「寒涼傷胃」之抗生素治療，損傷脾胃之運化功能，使脾土不能生養肺金，致肺氣不足，皮毛不固，易感外邪而引發咳嗽，並伴有口臭、苔厚膩等積滯內熱之狀，故診斷為咳嗽夾滯。

處方　紫蘇葉 10g　桔梗 10g　黃芩 10g　薑半夏 10g　桃仁 10g　僵蠶 12g　白前 10g　紫菀 10g　蜜百部 10g　枳殼 10g　檳榔 10g　生甘草 8g

7 劑，日 1 劑，水煎服①。

並予三葉足浴方 3 劑泡腳，用以溫經散寒通竅。

12 月 23 日二診：咳嗽明顯減輕，現仍痰咳，呼吸音粗，腹不適，易患蕁麻疹，舌紅苔白，心肺常。咳嗽減輕，餘蕁麻疹、腹不適等症，為溼邪中阻，化生溼熱之狀，予健脾行氣之法。並囑咐來年春季、秋季再來調理。

處方　蒼朮 10g　茯苓 10g　炒白扁豆 10g　桔梗 10g　黃芩 10g　薑半夏 10g　檳榔 10g　梔子 10g　炒紫蘇子 10g　炒牽牛子 6g　枳殼 10g　生甘草 8g

8 劑，日 1 劑，水煎服②，服 4 日休息 3 日。

翌年 4 月 6 日三診（調理體質）：未咳嗽，納食進步，體重增長 2kg，未腹痛，近日咽紅（＋），四肢痠軟無力。舌紅苔白，心肺常。患

兒咳嗽明顯減少，生長發育良好，療效漸佳，此次為感冒輕證，因患兒咽紅，恐入裡化熱，上方易炒紫蘇子為桑白皮，取桑白皮清肺胃熱之效，繼以運脾理氣、清熱導滯。

處方　蒼朮 10g　茯苓 10g　炒白扁豆 10g　桔梗 10g　黃芩 10g　薑半夏 10g　檳榔 10g　梔子 10g　桑白皮 10g　炒牽牛子 6g　枳殼 10g　生甘草 8g

12 劑，服法同前。

11 月 22 日四診（調理體質）：未咳嗽，其間輕感冒 3 次，易治癒，近幾個月面部輕蕁麻疹 5 次，前額散在少許紅色丘疹，鼻衄，時咽不適，時腹不適，大便稍乾。舌紅苔白，脈數，心肺常。該患兒半年內咳嗽症狀較前明顯減輕，彰顯調理脾胃之功，仍有蕁麻疹反覆，為過敏體質所致，治以益氣健脾、清熱導滯。

處方　生黃耆 12g　蒼朮 12g　茯苓 10g　炒白扁豆 10g　黃芩 10g　生梔子 10g　連翹 10g　檳榔 10g　薑半夏 10g　炒牽牛子 6g　枳殼 10g　生甘草 8g

12 劑，服法同前。

該患兒春秋季易發咳嗽，可能與冷空氣、異物吸入等有關，且存在蕁麻疹、咳嗽變異性哮喘等過敏史，故考慮為過敏相關性咳嗽，其腺樣體肥大又與其痰濁互結有關，故健脾理氣化痰為其治療宗旨，虞摶《醫學正傳》：「夫欲治咳嗽者，當以治痰為先；治痰者，必以順氣為主。」故吾常以半夏降逆化痰，而咳喘自癒；枳殼利其氣，則痰飲自降。過敏與熱盛體質，從脾胃入手，運化得利，則氣息升降自調，此案貴在補養與調理同行也。

第一章 肺系疾病概述

學齡兒童久咳案

女孩，11 歲 11 個月。8 月 12 日初診。

咳嗽反覆發作 8 年，每發久治不癒。現咳嗽，納少，二便可。症見：患兒消瘦（＋＋＋），面色萎黃（＋＋），咽紅（＋），舌紅苔白厚膩。消瘦、面色萎黃，多屬體質虛衰、脾胃虛弱致水穀精微不足，氣血化生無源，機體失養所致。咽紅，屬熱證，多由肺胃熱毒壅盛所致。故而診斷為久咳，證屬肺脾不和。遂擬疏風散寒、清肺止咳，稍清內熱之法。

處方　紫蘇葉 10g　桔梗 10g　黃芩 10g　薑半夏 10g　蜜百部 10g　炒桃仁 10g　炒僵蠶 12g　白前 10g　炙紫菀 10g　射干 10g　枳殼 10g　甘草 8g

8 劑，日 1 劑，水煎服①，服 4 日休息 3 日。

8 月 27 日二診：諸症皆減，納食進步，咳嗽減輕，面色萎黃（＋）。故以健脾運脾為要，稍佐清肺止咳之品。脾胃為後天之本，四季脾旺則不受邪。

處方　蒼朮 10g　茯苓 12g　炒白扁豆 10g　黃芩 10g　薑半夏 10g　檳榔 8g　白荳蔻 6g　生梔子 10g　連翹 10g　車前子 10g　枳殼 10g　甘草 8g

12 劑，服法同前。

10 月 13 日三診：諸症悉除，體重增加。肺為嬌臟，與秋氣相通應。秋季多清涼乾燥，而肺為清虛之臟，喜潤惡燥，故咳嗽、感冒等肺系疾病多發。前方去車前子加焦神曲，加強消食和胃之功。屬季節性調理，以防復發，也屬中醫未病先防之策。

處方　蒼朮 10g　茯苓 12g　炒白扁豆 10g　黃芩 10g　薑半夏 10g　檳榔 8g　白荳蔻 6g　生梔子 10g　連翹 10g　焦神曲 12g　枳殼 10g　甘草 8g

12剂，服法同前。

於次年3月20日特意隨訪：患兒家長訴期間未咳嗽。

小兒稟賦不足，肺脾素虛，或久咳不癒、耗傷正氣，致肺脾氣虛，肺虛氣不布津，脾虛運化失司，痰液內生，阻於肺絡，氣道不利，則久咳不止。脾為生痰之源，肺為貯痰之器。故而肺脾同治療效更佳。

肺脾同治夜咳案

男孩，8歲。5月27日初診。

咳嗽2個月，夜咳，鼻塞少涕，消瘦（＋＋），便乾。舌淡苔白膩，心肺常。鼻塞少涕為咳嗽傷風表現；脾不運化則痰停於肺，故咳嗽重。治以宣肺止咳、健脾導滯。考慮患兒病情遷延日久，肺脾兩傷須標本同治。

方一　咳嗽顆粒加　紫蘇子10g　大黃3g　蒼朮6g　蟬蛻6g

15劑，日1劑，水沖服。

方二　消積顆粒加　白茅根15g　神曲10g

6劑，日1劑，水沖服。兩方交替服用。

前方宣肺止咳，後方運脾消積，交替服用，以達肺脾同治，標本兼顧之意。

6月24日二診：咳嗽止，汗多，皮膚粗糙搔癢，消瘦（＋＋），納少，睡眠少。舌紅苔白厚膩，心肺常。脾胃為氣血化生之源，脾胃虛則消瘦、納少；土不生金則肺虛，肺主氣、合皮毛，肺氣不足則汗多，皮膚粗糙。治以健脾補氣。

處方　亞康顆粒加　黃耆10g　炒白朮10g　青蒿10g　炒麥芽10g　炒枳殼6g

20劑，日1劑，水沖服，服5日休息2日。

3個月後特意隨訪病情，已調理痊癒。

有醫者言「百病易治，咳嗽難醫」，而小兒夜咳更應重視。《症因脈治》：「食積咳嗽之症，每至五更嗽發，嗽至清晨，或吐痰味甜，胸前飽悶。」《證治彙補》：「食積痰嗽，面色青黃，五更轉甚，吐痰如膠。」臨床大量食積咳嗽患兒，咳嗽頻繁時段在凌晨三至五時，此時食積之火流入肺經，肺經氣旺於寅時，故咳甚。食積之夜咳，多因小兒稚陰稚陽，又脾胃嬌弱，飲食失節所致，病位在脾，故應肺脾同治，當以運脾消積、宣肺止咳為原則。

肺脾不足致久咳案

男孩，8歲9個月。3月16日初診。

平素易口瘡，易感冒，現咳嗽1月餘，症見：輕痰咳，鼻塞，咽部不適，鼻鼾，張口呼吸多年，嗜甲，納少，身高增長緩慢，二便可。舌紅苔白。本病之根乃正氣虛弱，新感易受，一旦受涼或疲勞後，伺機而發，致病反覆；脾胃乃氣血化生之源，而嗜甲、納少、增長緩慢更佐證患兒脾胃虛弱。故診斷為咳嗽；證屬肺脾兩虛；治以健脾益氣、補肺固表。

處方　生黃耆12g　蒼朮10g　炒白扁豆10g　桔梗10g　黃芩10g　檳榔10g　薑半夏10g　射干10g　炒紫蘇子10g　炒牽牛子6g　炒萊菔子12g　生甘草8g

10劑，日1劑，水煎服②，服5日休息2日。

4月1日二診：張口呼吸減輕，鼻鼾稍減，不自主抓脫頭髮，咽部不適，乳蛾Ⅲ度，暈車，二便可，舌紅苔白。表症已解，然情緒不穩，治以健脾疏肝、清熱安神。

處方　生黃耆12g　蒼朮10g　茯神10g　炒白扁豆10g　炒白朮10g　葛根10g　黃芩10g　青蒿10g　檳榔10g　炒白芍10g　枳實10g　甘草8g

　　10劑，服法同前。

　　4月25日三診：自述感冒1次自癒，暈車反應減輕，現少咽部不適，不咳，鼻鼾消失，呼吸粗，輕張口呼吸，嗜甲，乳蛾Ⅱ～Ⅲ度，舌紅苔白膩。家庭說教後抓撓自身頭髮停止。從舌象看體內仍有溼熱，繼續清熱健脾祛溼為主。

　　處方　生黃耆12g　蒼朮10g　炒白扁豆10g　黃芩10g　生梔子10g　連翹12g　射干10g　薑半夏10g　檳榔10g　炒牽牛子6g　枳殼10g　炙甘草8g

　　12劑，日1劑，水煎服②，服4日休息3日。

　　脾為陰土，居於中焦，旺於四季，喜燥惡溼，為後天之本，倉廩之官，主運化水穀精微，為氣血生化之源。脾運化水穀，散精於肺，為肺金之母，灌溉四旁，清代陳士鐸云「順傳之嗽在脾，脾不能生金，金無土養，故嗽」。母病及子，子病及母，肺脾關係密切，外感邪傷，久病則累及於脾，土旺金旺，土衰金衰，加之飲食生冷，嗜食辛辣，食物不潔，使脾愈虛，水溼不化，內生痰溼，脾病而土不生金，金愈虛，故久咳難癒。《脾胃論》說：「脾胃之氣既傷而元氣亦不能充。」故而肺脾兩傷是咳嗽日久難癒的重要原因。

先脾後肺治咳案

　　男孩，3歲3個月。11月18日初診。

　　反覆咳喘2月餘，每月2次，現鼻塞少涕，輕痰咳，時夜咳，口臭，

手心熱，汗多，二便可。舌紅苔白。此為長期脾胃運化失調，熱滯腸胃。熱邪內鬱則口臭、手心熱；熱邪內蘊玄府開，則多汗、反覆外感。故診斷為咳嗽；證屬內熱外寒；治以健脾助運、消積導滯清熱為主，佐以解表宣肺。

處方　消積顆粒加　蒼朮 6g　炒紫蘇子 10g　生黃耆 10g　白茅根 15g

20 劑，日 1 劑，水沖服，服 5 日休息 2 日。

消咳散 6 包，緩解氣管痙攣，快速控制症狀，達到標本兼治之目的。

12 月 16 日二診：家長述服上藥後咳癒，照顧不周復外感寒邪 1 週，現輕痰咳，仍多汗，口臭，大便時乾。望診患兒面色萎黃（＋），舌紅苔白。內熱之徵象減輕，故治以解表散寒、化痰止咳、稍清內熱。

處方　咳嗽顆粒加　生黃耆 10g　蟬蛻 6g　射干 6g　大黃 3g

20 劑，服法同前。

消咳散 6 包。另配合小兒推拿調理脾胃。

次年 1 月 13 日三診：一般情況可，仍汗多，便乾，手心熱。考慮久病後，脾胃受損，虛熱內生。易上方為亞康顆粒加減以健脾清熱，調理善後。

處方　亞康顆粒加　大黃 3g　浮小麥 10g　青蒿 10g　桑白皮 10g

16 劑，日 1 劑，水沖服，服 4 日休息 3 日。

1 個月後特地隨訪病情，咳已痊癒。

《諸病源候論》「小兒咳逆，由乳哺無度，因挾風冷傷於肺故也」，《醫宗金鑑》「（咳嗽）為病寒熱食與風」，小兒內傷飲食，積熱由生，復感寒邪，易致咳嗽反覆不癒，故而先脾後肺而治。

理脾癒咳案

男孩，4歲4個月。2月20日初診。

患兒以「輕咳2週」為主訴來診，音啞，咽不適，鼻塞夜重，咽紅（+），便略乾，舌淡苔白。此患兒雖以咳嗽為主症，但輕咳時間較長，不宜見咳止咳，應以調理為主，而「脾胃為後天之本」，故以理脾為主，少佐肅肺止咳之品。

處方　亞康顆粒加　麥冬10g　桃仁10g　桑白皮10g　炒牽牛子10g

8劑，日1劑，服4日休息3日。

以蔥薑水為引，因病位在肺，有邪在表，應以薑蔥辛散之品疏散外邪。內服消咳散8包，以消積食，也是理脾之消法的表現。

3月4日二診：咳嗽明顯減輕，鼻塞減輕，諸症減輕。繼予上方，稍作加減。

處方　亞康顆粒加　桂枝6g　防風10g　炙杏仁10g　射干6g　生甘草3g

6劑，日1劑，水沖服。鞏固治療。

此案雖見咳嗽，但病程較長，內有積滯之象，不宜立即止咳以防留寇，建議以調理為主，而脾胃為後天之本，再者脾為肺之母，取「培土生金」之意，正表現中醫治病必求於本。

溫中療咳案

男孩，3歲3個月。12月17日初診。

反覆咳嗽2個月，晨起咳嗽，消瘦（++），大便量多，雙肺音粗糙。診斷為支氣管炎。此患兒以咳嗽為主，症狀顯著，雖主病在肺，但

大便量多，乃脾胃虛寒之象，主要病機在裡，虛寒為主，故治以溫補中焦。

處方　亞康顆粒加　製附子 3g　炒紫蘇子 10g　五味子 6g　炒白朮 10g　炙甘草 3g

8 劑，日 1 劑，水沖服，服 4 日休息 3 日。有效再續 8 劑。

同時配合捏脊推拿外治調和陰陽。

次年 1 月 14 日二診：大便日 2 次，量適中，近 1 週輕咳，乾嘔，舌淡苔白，心肺常。大便較前好轉，雖不主治咳嗽，但咳嗽也緩解，說明正中病機，首獲良效，稍作加減，繼續鞏固治療。

處方　亞康顆粒加　炒白朮 10g　炒紫蘇子 10g　蒼朮 6g　桑白皮 10g　生甘草 3g

20 劑，服法同前。

消咳散 10 包，繼續配合推拿治療。

臨床診治，應從抓主要病機著手治療。此案雖症狀以咳嗽為主，但四診合參掌握整體，以脾胃陽虛為主，故此對證遣方用藥，證對方確，療效自然顯著。

宣肅二法理咳案

女孩，4 歲 8 個月。1 月 16 日初診。

咳嗽 1 個月，反覆咳嗽，現中低熱，鼻鼾，咽略紅，夜眠不安，咽扁桃體增生，便乾。舌紅苔白厚膩，雙肺可聞及少許乾囉音。患兒咳嗽月餘，現有輕微感冒，兼有積食之症，故治以疏風宣肺、清熱導滯，以杜生痰之源。

方一　咳嗽顆粒加　蟬蛻 6g　生大黃 3g　葶藶子 10g　桃仁 10g

8 劑，日 1 劑，服 4 日休息 3 日。

予羚羊角粉 3g 水煎服以清肺泄熱。咳嗽發作期應以迅速止咳為中藥療效提供時間，予消咳散 4 包。

急性期咳嗽控制後應加強調理，肺與大腸相表裡及肺胃相關理論，治以降胃肅肺之法。

方二　亞康顆粒加　生大黃 3g　射干 6g　桑白皮 10g　麥冬 10g

8 劑，服法同前。

消咳散 8 包以消食。

2 月 4 日二診：上述症狀均減輕，咳止，近日夜眠不安，急躁，大便略乾。舌淡苔白厚膩，心肺常。諸症減輕，繼續鞏固治療，以調理腸胃，治以培土生金之法，但不忘肅肺之意。

處方　消積顆粒加　桑白皮 10g　射干 6g　桃仁 10g　蟬蛻 6g

10 劑，日 1 劑，水沖服，服 5 日休息 2 日。

消咳散 10 包。

桑白皮、射干、桃仁之藥均以入肺經為主，肅降肺氣之功。

3 月 4 日三診：近日噴嚏，少涕，鼻塞，手心熱，便乾。舌紅苔白厚膩，心肺常。輕感冒，於調理中佐以宣肺之品加強治療。

處方　亞康顆粒加　紫蘇葉 10g　荊芥 10g　連翹 10g　麥冬 10g　炒牽牛子 10g

20 劑，服法同前。

消咳散 20 包。番瀉葉 8 包以通泄大腸，下焦通順，上焦得暢。

方中紫蘇葉、荊芥均以疏風宣肺為主，時刻不忘理肺之法。

第一章　肺系疾病概述

咳嗽病位在肺，肺主宣降，故此在治療肺部疾病時應注重肺部氣機暢達，時刻不忘理肺之法。理肺之法大致有二：其一，宣肺，肺為嬌臟，在上焦為華蓋，治上焦如羽，故此在宣肺之時選用輕盈宣浮之品，如上案中所用紫蘇葉、荊芥、蟬蛻等藥切合中醫之理；其二，降肺，從十二經脈生理功能看，肺與大腸相表裡，《黃帝內經》「聚於胃，關於肺」的肺胃相關理論，再者腑以通降為順，故此在肅肺之時多佐以大黃、番瀉葉、牽牛子等。以此案為鑑也如此。

溫中法療百晬嗽案

男孩，4個月。2月4日初診。

此患兒自2月齡始咳嗽，現間斷咳嗽2月餘，時輕時重，有喉痰，面色萎黃（＋＋）、色蒼白，大便稀，漏肛，水樣。診斷為百晬嗽。偏於中焦虛寒，治以溫中健脾。

處方　嬰瀉顆粒加　白荳蔻3g　蒼朮6g　銀杏5g　地龍10g

6劑，日1劑，水沖服。

消咳散6包。予附子貼×3外貼神闕穴以溫中，暖暖包（大青鹽炒熱與艾絨混一起用布包起來），溫敷肚臍周圍，以局部潮紅為度。

2月11日二診：咳嗽減輕，已不喘，大便明顯好轉，日一解，仍有皂塊，餘常。繼續上方，因咳嗽日久，少佐斂肺止咳之品。

處方　嬰瀉顆粒加　煅牡蠣30g　銀杏5g　五味子6g　蜜枇杷葉6g　白茅根15g

8劑，日1劑，水沖服，服4日休息3日。

消咳散8包。繼續暖暖包溫敷，鞏固療效。

百晬嗽，指乳兒在生後百日以內的咳嗽。小兒咳嗽日久，伴見大便稀水樣，正如《黃帝內經》「諸病水液，澄澈清冷，皆屬於寒」，掌握核心病機最重要。此案雖以咳嗽時長來診，但整體查診，以中焦脾胃虛寒為主，掌握核心問題，重點溫中健脾益肺；多種措施同時使用，均以溫中為主以增強療效。

四診合參辨治久咳案

男孩，4歲10個月。12月17日初診。

咳嗽1月餘，其間以反覆咳嗽、時輕時重、喉痰多為主，聞診（現代醫學發展的聞診延伸之一）：肺部聽診乾溼囉音，且病程大於四週，診斷為久咳。伴見納少，便乾等腸胃積滯情況，結合舌診：舌紅苔白厚膩，切診：腹部稍脹。辨為脾胃積滯，「脾為生痰之源，肺為貯痰之器」，脾胃積滯易致肺失宣降、通調水道失司，從而咳嗽、痰多。整體望診：小兒消瘦（＋），面色萎黃（＋），為病程較久，影響脾胃吸收功能，久之顯現此象。治以宣肺化痰、消積導滯。

處方　咳嗽顆粒加　桃仁10g　生大黃3g　三七1.5g　葶藶子10g　煅龍骨30g

8劑，日1劑，水沖服，服4日休息3日。

消咳散4包加強止咳平喘之功。

12月24日二診：咳嗽減輕，肺部囉音消失，舌紅苔白也較前改善，仍有腹脹，繼續導滯化痰止咳，稍作加減。

處方　咳嗽顆粒加　炒紫蘇子10g　銀杏5g　生大黃3g　麥冬10g　桂枝6g

14劑，服法同前，與上方餘藥交替服用。

第一章 肺系疾病概述

配合消咳散 14 包以杜生痰之源，同時給予中藥貼敷外治以加強療咳之功。

四診（望、聞、問、切）合參展現了中醫整體觀理念，掌握疾患不應片面，而是更全面掌握情況，準確辨證所屬。聞診隨著現代醫療器械的發展，中醫應該發展，不光聞聲音、氣息、氣味等，應有廣納的心態，增大聞診範疇，故而此案中把借助聽診器作為聞診之一，僅此提供給各位同仁參悟。

益氣健脾療初咳案

男孩，2 歲 7 個月。1 月 19 日初診。

咳嗽 2 天，有痰，噴嚏，少鼻涕，消瘦（＋＋＋），面色萎黃（＋＋），大便時稀。舌淡苔白厚。其為氣虛之體，脾虛尤重，雖為初咳，但仍以健脾益肺為主，佐以清肺化痰之品。

處方　亞康顆粒減檳榔加　桂枝 6g　炒紫蘇子 10g　炒白朮 10g　黨參 10g　炙甘草 3g

8 劑，日 1 劑，水沖服，服 4 日休息 3 日。

消咳散 8 包，以助脾胃運化。

2 月 16 日二診：咳嗽症狀痊癒，消瘦（＋＋＋），面色萎黃（＋＋），多夢，仍便多，日 2～3 次。舌淡苔薄。繼續益氣健脾，加以溫補之品增強療效。

處方　亞康顆粒減檳榔加　炒白朮 10g　五味子 6g　淫羊藿 10g　煅龍骨 30g　高良薑 6g

10 劑，日 1 劑，水沖服，服 5 日休息 2 日。

消咳散 10 包。

本案雖為初咳，但此患兒症見消瘦、面色萎黃、大便時稀等症，以脾胃氣虛為主，此時咳嗽不重，應以培補中焦為務，切記常規思維初咳多為實，應整體辨證為準。辨證謬誤，久治不效，必致患兒病程久遠，傷及肺、脾二臟。肺傷則極易為外感所犯，脾傷則衛氣弱而不御，故咳嗽必日久反覆，形成久咳。所以，小兒初患咳嗽，醫者應正確辨證，精準用藥，顧護正氣。父母者應依從醫囑，謹慎調護，忌因小兒初患咳嗽，不顧不治，或雜藥亂投，損傷正氣，致日後久咳不癒。

第四節　肺炎喘嗽

細支氣管炎反覆發作案

男孩，1歲3個月。12月4日初診。細支氣管炎反覆發作，每月1次，多汗，面色萎黃，納差，眠可。舌淡苔白，雙肺可聞及大量喘鳴音。治以止咳化痰、宣肺平喘，兼以斂汗。囑待喘平咳止，應加以調理時日，尚可防止復發。

處方　咳嗽顆粒加　蟬蛻 6g　桂枝 6g　生龍骨 30g　黃耆 10g

6劑，日1劑，水沖服。

配以消咳散6包，抗敏止咳，取急則治其標之意，預防氣管敏感反應的形成。

12月30日二診：家長訴服藥後咳喘止，因遇風寒之後，細支氣管炎再發，現咳喘，多汗，雙肺可聞及喘鳴音。治則同前，效不更方，稍以加減。

處方　咳嗽顆粒加　桂枝 6g　生龍骨 30g　桃仁 10g　葶藶子 10g　黃耆 10g

30劑，日1劑，服5日休息2日。

另予西藥消咳散12包，以控代防。

翌年2月24三診：輕感冒1次，現輕咳，不喘，汗多好轉，二便調。

方一　咳嗽顆粒加　蟬蛻6g　桂枝6g　生龍骨30g　黃耆10g

5劑，日1劑，水沖服。

此時以止咳為主，調理脾胃為輔。

方二　消積顆粒加　蒼朮6g　白茅根15g　補骨脂10g

15劑，日1劑，水沖服，服5日休息2日。

消積清熱兼溫補脾腎，以達扶正固本之功。

「正氣存內，邪不可干」，養護機體，培元固本。如遇冬春氣溫變化之季，理應調理機體，增強抵抗力，鞏固療效。

細支氣管炎是嬰幼兒較常見的下呼吸道疾病，多見於2歲以下，咳與喘同時發作是本病的特點，重者呼吸困難，出現鼻翼搧動、喘憋、胸凹、鎖骨凹、肋骨凹、喘鳴音，常伴發熱、嘔吐、腹瀉、腹脹等。

中醫認為小兒細支氣管炎屬「肺炎喘嗽」範疇。多因小兒肺臟嬌嫩，形氣未充，衛外不固，易受外邪入侵，侵犯肺衛，肺氣失宣，肺氣鬱閉。然吾臨證所見細支氣管炎患兒，多因脾虛所致，脾虛不運，衛氣乏源。反覆細支氣管炎，肺氣不足，衛外不固，屢感外邪，邪氣久戀，致復而不癒。臨床發作期以抗敏止咳、宣肺平喘為主；緩解期因邪退正虛，以扶正為主，調理脾胃、培土生金、補肺固表，正復而邪自退。另多汗，則為衛氣不固，正氣虛損之表現，應予重視，肥其腠理、固防體表，防邪入侵，亦為治本求因之意。

急則治標療肺炎案

男孩，1歲7個月。2月20日初診。

咳嗽2天，喘咳較重，反覆發作，有痰，聽診雙肺可聞及大量喘鳴音及細溼囉音，伴腹脹、疲倦等症。診斷為肺炎喘嗽，以喘咳為主，氣耗明顯，病情急重，急則治其標，應以緩解咳喘為要務。

處方　咳嗽顆粒加　丹蔘 10g　葶藶子 10g　蟬蛻 6g　地龍 10g

6劑，日1劑，水沖服。

著重給予平喘止咳之品，加強急則治標之功，予消咳散 6 包，緩痙止咳平喘。

2月25日二診：療效顯著，咳喘減輕，急症已平，現有喉間痰鳴，雙肺痰鳴音，給予化痰止咳之法。

處方　咳嗽顆粒加　葶藶子 10g　魚腥草 10g　炒萊菔子 10g

8劑，日1劑，服4日休息3日。

配合消咳散 8 包，消食化積，以杜生痰之源。

本案患兒咳喘急，吾臨證常選用既可疏風解表，又可祛風通絡之蟬蛻、僵蠶、地龍類，現代藥理研究亦證實其能「抗過敏」，又有解痙平喘，增強免疫力之功。再者當患兒喘咳較重時，此時不必拘泥平喘止咳之藥是否為中藥，予消咳散乃急則止咳，為中藥調治爭取時間，以及替代霧化等之用，只要在中醫藥理論指導下靈活應用，均屬中醫之法，也為中醫藥進一步發展提供一條思路。謹記：此類首緩解之，急則治其標，再求治本為此案之要；再者，切記不宜單獨用平喘西藥，應同時口服中藥調治，共同癒咳。

幼兒細支氣管炎案

男孩，2歲2個月。2月17日初診。

細支氣管炎，腹脹（＋＋），雙肺可聞及喘鳴音（＋＋）。

處方　咳嗽顆粒加　蟬蛻6g　銀杏5g　桂枝6g　煅龍骨30g

7劑，日1劑，水沖服。

消咳散6包，取急則治其標之意。

2月24日二診：咳喘止，少涕，喉痰，便乾。心肺常。守上方，加陳皮、葶藶子以化痰。

處方　咳嗽顆粒加　茯苓10g　陳皮6g　葶藶子10g　炒牽牛子10g

10劑，日1劑，水沖服，服5日休息2日。

3月10日三診：喉痰，仍便乾，右肺可聞及喘鳴音。此肺病不除乃大腸積熱所致，加大黃以瀉下通便，另酌加乾薑以溫肺化飲，以熱治熱。

處方　咳嗽顆粒加　大黃3g　葶藶子10g　乾薑3g　甘草3g

5劑，日1劑，水沖服。

3月21日四診：患兒仍喉痰，輕咳，腹脹（＋＋），便稍軟。心肺常。咳嗽較前減輕，採用通下之法宣通肺氣起效，調理腸胃兼止咳，繼續鞏固為要。

處方　亞康顆粒加　葶藶子10g　白茅根15g

5劑，服法同前。

2個月後隨訪，咳止喘平痰消，未再復發。

肺與大腸相表裡，大腸積滯、腑氣不通，會影響肺氣的肅降，肺失宣肅；津液不能下達而見大便難，大腸積而化熱，腑氣不通，則又致肺氣不利而致咳喘加重。因此，肺系疾病且腑實者，在辨證施治時，可靈活運用下法使腑氣暢達，收效甚佳。

咳喘調治案

女孩，10個月。12月30日初診。

患兒有細支氣管炎病史，易喘，易患支氣管炎，溼疹，汗多，夜眠欠安，夜啼，大便乾，2～3日一解。心肺常。因患兒有細支氣管炎病史，易喘，易患支氣管炎，久之致肺脾氣虛，故汗多；「胃不和則臥不安」，故見夜眠欠安，夜啼；肺與大腸相表裡，肺脾氣虛，大腸失於濡潤故見大便乾，2～3日一解；脾虛溼熱內蘊，形現於外，則見溼疹。

處方　咳嗽顆粒加　浮小麥 10g　連翹 10g

10劑，日1劑，水沖服，服5日休息2日。

以宣肺定喘、清熱斂汗。

翌年2月6日二診：近2月餘，患兒發熱1次，治癒，現輕咳，不喘，急躁，腹脹（＋），大便2～3日一解，少綠。舌紅苔白厚膩，心肺常。證屬脾胃不和、食積化熱；治以健脾和胃、消積清熱。漸序調理，以安中焦，以固化源。

處方　消積顆粒加　蒼朮 6g　焦神曲 10g　蟬蛻 6g

8劑，日1劑，水沖服，服4日休息2日。

2月20日三診：患兒未發熱，情緒好轉，腹脹（＋），大便軟。舌淡苔白。治以健運脾胃、消食清熱。理中焦，和氣血，固化源。

處方　亞康顆粒加　炒白朮 10g　蒼朮 6g　枳殼 6g

12 劑，服法同前。

3 月 19 日四診：未咳喘，仍脾胃不和，故見大便色黑，稍乾，夜眠欠安，內熱熏蒸，形現於外，故見面部、四肢紅色小丘疹，搔癢，現少涕，心肺常，舌淡苔白，汗多，為積滯兼氣虛症候。治以健脾益氣、清熱化積。

處方　消積顆粒加　蟬蛻 6g　黃耆 10g　生薏仁 10g

12 劑，服法同前。

5 月 7 日五診：患兒未咳喘，四肢丘疹基本消失，其間輕感冒 1 次，已癒，現夜眠欠安，汗多，大便少黑，稍乾。心肺常。繼調脾胃、健脾和胃，益氣固表。

處方　消積顆粒加　黃耆 10g　青蒿 10g　葶藶子 10g

12 劑，服法同前。

5 月 18 日電話隨訪，未喘。

此患兒易咳易喘，乃肺脾氣虛之嬰，若不調理，必致哮喘。此案重調脾胃，急則治肺，衛氣得固，緩則調脾，以固化源，故身強體壯，外邪來犯，亦可安然。

第五節　哮喘

肺脾同治哮喘案

男孩，5 歲 5 個月。5 月 4 日初診。

哮喘 1 年，現症見：發熱 1 天，中高熱，咳嗽，陣咳甚，面色萎黃

第五節　哮喘

（＋＋），消瘦（＋＋），時吐，皮膚發黃，腹脹（＋＋＋）。雖咳較著，但咳而未喘，其中高熱，時吐，腹脹甚，故先行消積導滯、通腑泄熱。

方一　消積顆粒加　蒼朮 6g　焦神曲 10g　枳殼 6g　炒紫蘇子 10g　甘草 3g

3 劑，日 1 劑，水沖服。

腑氣得通，胃氣得降，嘔吐自止；積滯得消，腑實得瀉，猶如釜底抽薪，故而熱勢自平。

方二　咳嗽顆粒加　炒紫蘇子 10g　大黃 3g　枳殼 10g　連翹 10g　白荳蔻 3g

10 劑，日 1 劑，水沖服，服 5 日休息 2 日。

並配服消咳散，以加強中藥止咳化痰、消積導滯之功。

6 月 5 日二診：咳嗽止，面色萎黃（＋＋），大便時乾。舌紅苔白，心肺常。《丹溪治法心要·喘》：「凡久喘未發，以扶正氣為要；已發，以攻邪為主。」治以消食和胃、健脾化痰。

處方　消積顆粒加　桑白皮 10g　射干 6g　炒麥芽 10g　枳殼 6g

15 劑，服法同前。

其間予亞康顆粒加減調理，健運脾胃，次年 3 月 5 日調理時隨訪哮喘未發 1 年餘。

蓋肺為哮病之標臟，亦為嬌臟，主氣司呼吸，主通調水道。肺失宣降，則上逆為喘咳。脾為哮病之本臟，脾臟功能的正常發揮是機體營衛調和的基礎，溯本求源，衛陽生成責之在脾，治病求本，哮病之本在脾。脾主運化，為衛氣化生之源，不斷生化水穀精微而培養滋補衛氣。如《靈樞·營衛生會》云：「人受氣於穀，穀入於胃，以傳與肺，五臟六腑皆以受氣。其清者為營，濁者為衛。」衛氣盛則正能勝邪而哮病不發；

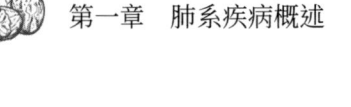

衛氣虛則易感外邪而哮病作矣。病理方面，肺脾相互影響。肺虛而子盜母氣，脾虛則母病及子。久而肺脾同病，遷延諸臟，導致以肺脾為主的臟腑功能失調是哮喘的病機本質。臨證多從肺脾腎論治，然本案調肺不離運脾，運脾不離調肺，此非重肺脾而輕腎臟，腎為先天之本，脾為後天之本，先天之本依賴後天之本的滋養，健脾運脾使生化有源，腎臟得以濡養而主封藏之功健，納氣自然有根。哮喘肺脾同治，實乃肺脾腎同治之理爾。

咳喘反覆住院案

男孩，3歲2個月。1月6日初診。

咳喘多年，住院12次，近半年未間斷治療，現住院中，咳嗽，痰咳，汗多、鼻癢，溼疹史，生長緩慢，手心熱，二便可。舌紅苔白厚，雙肺音粗，少許乾囉音。此患兒主病咳喘，久病多虛，又頻頻住院，屢用抗生素，故肺脾氣虛為其病機，肺葉嬌嫩，上通鼻竅，外合皮毛，相通於自然，易受外邪，則咳嗽、痰咳、鼻癢，衛氣不固則汗多，脾虛食滯易生內熱，則手心熱，舌紅苔白厚。溼疹史又見其高敏體質。治以益氣宣肺、化痰止咳，兼清內熱，以應病機。

處方　咳嗽顆粒加蟬蛻6g　生黃耆10g　大黃3g　枳殼6g　生薏仁10g

15劑，日1劑，水沖服，服5日休息2日。

每晚配服消咳散，取急則治其標之意。

2月17日二診：現不咳，不喘，鼻塞少涕，體重增長，汗多好轉，二便可。舌淡苔白，心肺常。服藥後，咳喘止，諸症輕，餘鼻塞少涕，可肺脾同調，標本兼治，治以宣肺通竅、健脾和胃。

方一　咳嗽顆粒加　蟬蛻6g　炒紫蘇子10g　地龍10g　生甘草3g

10劑，日1劑，水沖服，服5日休息2日。

方二　消積顆粒加　蒼朮6g　桑白皮10g　生薏仁10g　薄荷6g

10劑，日1劑，水沖服，服5日休息2日。兩方交替服用。

5月18日隨訪，其間患兒感冒1次，輕咳，治癒，近5個月未喘，可見其療效。囑其母伏暑來調，以冬病夏治，未病先防。

小兒哮喘是兒科常見難治病症之一，長期反覆，久病致虛，往往會影響生長發育，應辨其緩急標本，急則治其標，以宣肺化痰，止咳平喘為主，緩則標本同治，培土生金，肺脾同調。

從脾胃論治哮喘案

男孩，11歲。9月12日初診。

患兒哮喘反覆發作，現時輕喘，輕咳，噴嚏多，咽不適，咽稍紅，舌紅苔白膩。病屬哮喘緩解期，緩解期多以肺脾腎正氣虛弱為主，當扶正以治其本。治以健脾理氣。

處方　蒼朮12g　茯苓12g　炒白扁豆10g　黃芩10g　桔梗10g　薑半夏10g　桂枝10g　生龍骨12g　檳榔10g　萊菔子12g　炒牽牛子6g　甘草8g

10劑，日1劑，水煎服②，服5日休息2日。

9月19日二診：上述症狀基本消失，舌紅苔白。上方去蒼朮加五味子，以補肺益腎。與上方餘藥交替服用，鞏固療效，扶正防復。

處方　五味子8g　茯苓12g　炒白扁豆10g　黃芩10g　桔梗10g　薑半夏10g　桂枝10g　生龍骨12g　檳榔10g　萊菔子12g　炒牽牛子6g　甘草8g

10劑，日1劑，水煎服②，服4日休息3日。

其間患兒於門診間斷調理，12月11日調理體質複診時訴期間未咳、未喘。

哮喘患兒，本為稟賦異常，肺、脾、腎三臟不足之體質。但本案始終以調理脾胃為主線，兼以補肺益腎。正如葉天士《臨證指南醫案》云「上下交損，當治其中」。始終以健脾為重，調氣機之升降，使肺氣得肅，腎氣得固，肺脾腎功能逐漸恢復，哮喘自平。

哮喘者，必顧護脾胃方能根癒。小兒哮喘之發可因於三因：一因責之於外感之淫；二因責之於飲食積滯；三因責之於勞逸無度。因於飲食者為多，若過食過飽，過酸過甘，諸如此類，皆易誘發。脾胃健，則復發鮮。

益氣健脾治哮喘案

女孩，5歲。1月27日初診。

患兒反覆咳嗽多年，每月2次，平日易膚癢，倦怠、四肢痠軟無力，汗多，鼻乾，手心熱伴脫皮，現輕咳，咽部不適，霧化治療中，鼻塞少衄，面色萎黃（＋＋），眼袋重，咽紅（＋），便稍乾。舌紅苔白厚膩。肺主氣主表，肺氣虛則見輕咳、鼻塞、咽部不適，表衛不固而見汗多；脾主肌肉，脾氣虛則化源不足，不能充達肢體、肌肉，而見倦怠、四肢痠軟無力，氣血不能上榮於面，故面色萎黃，「胞瞼為肉輪，屬脾土」，為足陽明胃經的起始處，眼袋重亦為脾氣虛之表現；然肺經燥熱傷陰，肺熱迫血妄行，而見鼻乾、鼻衄之象，積熱內蘊，燥邪傷津，皮膚失於滋潤，則見脫皮，手心熱。此患兒屬氣虛熱盛之體，哮喘總因肺脾氣虛兼有內熱。治以止咳化痰、清熱利咽、補氣健脾。

第五節　哮喘

處方　咳嗽顆粒加　大黃 3g　青蒿 10g　射干 6g　生黃耆 10g　蟬蛻 6g

20 劑，日 1 劑，水沖服，服 5 日休息 2 日。

另囑其霧化治療逐漸減量。

2 月 27 日二診：其父訴患兒倦怠無力、皮膚癢、汗多及鼻乾消失，鼻部症狀減輕，面色較前好轉，已停氣霧劑，便稍乾。舌紅苔白膩。治以健脾運脾、清熱疏風，以求其本。

處方　消積顆粒加　蒼朮 6g　補骨脂 10g　桂枝 6g　生龍骨 30g　連翹 10g

20 劑，服法同前。

4 月 9 日隨訪，患兒家長訴小兒身體狀態整體良好。

本案患兒，咳嗽日久，正氣已虛，當扶正以固本。正如《景岳全書‧喘促‧實喘證治》云：「扶正氣者，須辨陰陽，陰虛者補其陰，陽虛者補其陽。攻邪氣者，須分微甚，或散其風，或溫其寒，或清其痰火。然發久者氣無不虛，故於消散中宜酌加溫補，或於溫補中宜量加消散。此等症候，當惓惓以元氣為念，必致元氣漸充，庶可望其漸癒，若攻之太過，未有不致日甚而危者。」

咳喘致生長緩慢案

女孩，6 歲 6 個月。12 月 14 日初診。

學齡兒童，咳喘，在某醫院 PICU 住院中，父母心切，恐耽誤其學業，又為之病而心痛不已。現喘，伴痰咳，消瘦（＋＋），生長緩慢，易便乾。此患兒雖咳喘，但便乾、消瘦乃脾虛之候，且因住院大量應用抗生素，致脾虛不納，可先調脾胃，脾胃和則諸病易癒，取其培土生金之意。

處方　消積顆粒加　當歸10g　生白芍10g　生地黃5g　焦神曲10g　生甘草3g

10劑，日1劑，水沖服，服5日休息2日。

次年1月11日二診：痰咳，面色萎黃（＋＋），便乾。舌紅苔白厚膩，心肺常。此為咳嗽兼積滯症候，急則治其標，治以宣肺化痰、止咳消積。

處方　咳嗽顆粒加　桃仁10g　大黃3g　炒萊菔子10g　枳實6g

4劑，日1劑，水沖服。

同時給予消咳散4包，以治代防。

1月15日三診：咳嗽減輕，大便仍乾，舌紅苔白膩，右肺音粗。咳嗽將瘥之時予健脾消食、清熱宣肺之方，固本防復。

處方　蒼朮8g　茯苓10g　炒白扁豆10g　桔梗8g　黃芩8g　檳榔8g　薑半夏8g　炒萊菔子10g　連翹10g　大黃5g　枳實8g　甘草8g

5劑，日1劑，水煎服②。

2月29日四診：體重從18.5kg增長至22.0kg，身高從115cm增高至120cm，面色萎黃減輕，現少濁涕，二便可。舌紅苔白膩，心肺常。守上方，去大黃，加生白朮，健脾養胃。

處方　蒼朮8g　茯苓10g　炒白扁豆10g　桔梗8g　黃芩8g　檳榔8g　薑半夏8g　炒萊菔子10g　連翹10g　生白朮8g　枳實8g　甘草8g

5劑，服法同前。

小兒咳喘為兒科常見病，西醫多採用抗生素、激素等治療本病，但往往療效不理想，長期使用以上藥物還會導致脾胃虛弱，免疫功能紊亂等亞健康症狀，反覆發作同時引發他證，長期不癒影響生長發育。喘證多為風邪引動宿痰，「脾為生痰之源，肺為貯痰之器」。健脾是治痰之

第五節　哮喘

本，疏風乃標本同治之舉。施治時急則疏風化痰為標，緩則健脾和中為本，減輕發作主症，降低發作頻率。

哮喘以治代防案

男孩，4歲。1月15日初診。

哮喘史3年，氣霧治療3年，溼疹史，現鼻塞濁涕，輕咳，消瘦（＋＋），口臭，二便可。舌紅苔白厚膩，心肺常。哮喘的病位主要在肺，為痰飲內伏，遇外感引觸而發，反覆不已。其年幼，應以調理增強體質為主，正氣來復，內因蠲化，病有轉機，發作減少而日趨康復。現患兒有鼻塞濁涕，輕咳的外感表證，治療以疏風解表、化痰止咳，標本並圖。

處方　咳嗽顆粒加　蟬蛻6g　蒼朮6g　炒枳殼6g　大黃3g
15劑，日1劑，水沖服，服5日休息2日。
消咳散6包，西藥是為停氣霧劑而防止復發。

1月29日二診：停止霧化治療，現輕痰咳，咳嗽。舌紅苔白，心肺常。上方有效，稍作加減。

處方　咳嗽顆粒加　蒼朮6g　蟬蛻6g　大黃3g　炒紫蘇子10g　甘草3g
20劑，服法同前。

哮病發作的基本病理變化為「伏痰」遇感引觸，邪氣觸動停積之痰，痰隨氣升，氣因痰阻，痰氣壅塞於氣管，氣管狹窄攣急，通暢不利，肺氣宣降失常而喘促，痰氣相互搏擊而致痰鳴有聲。《證治彙補·哮病》說：「因內有壅塞之氣，外有非時之感，膈有膠固之痰，三者相合，閉拒氣道，搏擊有聲，發為哮病。」治療上，《丹溪治法心要·喘》：「凡久喘未發，以扶正氣為要；已發，以攻邪為主。」故發作時治標，平時治本是本病

的治療原則。哮喘發作較頻者，前期多以治代防，待病情穩定，再固本防復，是急則治其標的靈活應用。

哮喘固本防復案

女孩，13歲。7月1日初診。

在某醫院哮喘調理中（氣霧劑吸入治療），現咳喘，鼻塞少涕，舌紅苔白厚膩，脈數。

方一　紫蘇葉10g　桔梗10g　黃芩10g　薑半夏10g　蜜百部10g　桃仁10g　僵蠶12g　白前10g　蒼朮10g　枳殼10g　檳榔10g　甘草8g

6劑，日1劑，水煎服①。

方二　咳嗽顆粒加　蟬蛻6g　地龍10g　炒牽牛子10g　炒萊菔子10g　甘草3g

6劑，日1劑，水沖服。

囑後期漸減氣霧劑之用量。

7月24日二診：已經停用氣霧劑，不咳，少涕，咽不適。舌紅苔白厚膩，脈緩，心肺常。治以健脾助運、消除宿痰，治哮求本，以防再發。

處方　蒼朮10g　茯苓12g　炒白扁豆10g　黃芩10g　薑半夏10g　檳榔9g　生梔子10g　連翹10g　焦神曲12g　炒牽牛子6g　炒萊菔子12g　甘草8g

8劑，日1劑，水煎服②。

12月2日三診（哮喘後調理）：訴其間輕感冒3次，咽不適，時口瘡，皮膚癢，磨牙，易急躁。舌紅苔白厚膩，脈緩。患兒熱象明顯，健脾消痰之時兼以清熱利溼。守上方去炒牽牛子、連翹、炒萊菔子加青蒿、枳殼、車前子。

處方　蒼朮10g　茯苓12g　炒白扁豆10g　黃芩10g　薑半夏10g　檳榔9g　生梔子10g　枳殼10g　焦神曲12g　青蒿10g　車前子12g　甘草8g

8劑，日1劑，水煎服②。

藥服後繼續隨診，每每病情變化不甚，給予中醫調理，在飲食調護方面，強調吃飯要定時定量，寒溫適宜，禁食工廠化食品，以免助溼生熱；並應少喝冷飲及冰凍食品，以免損傷脾胃陽氣；還要強調培養不偏食、不挑食的習慣。生活起居方面，盡量早睡早起，適量運動，增強體質；多泡腳，以促氣血運行；戶外運動時避受風寒。此間斷調理中，患兒曾到外地遊玩，其間哮喘未發作，效果明顯。偶有感冒，治療與調理並用，及時控制，哮喘未作。

哮喘的治則重在防護。發作期急則治標，使病情盡快得以控制，減輕氣管的刺激。緩解期的調理應貫穿疾病治療之中，給予重視，調理可以減少哮喘的發作、減輕哮喘的發展程度。哮喘發病常與肺脾腎不足有關，痰飲留伏是哮喘發作的根本因素。痰飲是病因且貫穿哮喘疾病的全過程，又因「脾為生痰之源」，所以哮喘調理應健脾助運、除溼化痰，以防新痰生，促使宿痰消。哮喘病，固本防復，應重防也。

哮喘緩解期肺脾同治案

男孩，8歲。9月25日初診。

哮喘8個月，易感冒，現時喘，伴喉痰，氣霧劑停藥中，二便可。舌紅苔白膩，脈數，雙肺音粗。該患兒哮喘反覆8個月，雖有緩解之期，但易感冒誘發，常無安寧，治以止咳化痰、補肺固表。

處方　紫蘇葉10g　桔梗10g　黃芩10g　薑半夏10g　桃仁10g　蜜百部10g　僵蠶12g　白前10g　紫菀10g　炒牽牛子10g　炒萊菔子10g　甘草8g

15劑，日1劑，水煎服①，服5日休息2日。

10月17日二診：未喘，咳嗽加重2天，鼻塞，清涕，噴嚏多，大便乾。舌紅苔白厚膩，心肺常。時值秋季，患兒遇寒即發，清涕、噴嚏，伴有大便乾結，為外寒內熱之象，易上方蜜百部為檳榔，強其行氣消積以除內熱之力，另囑艾葉足浴，取艾葉溫經通絡，足浴使周身腠理疏通，起發汗祛寒解表之功效。

處方　紫蘇葉10g　桔梗10g　黃芩10g　薑半夏10g　桃仁10g　檳榔10g　僵蠶12g　白前10g　紫菀10g　炒牽牛子10g　炒萊菔子10g　甘草8g

15劑，服法同前。

隨後3個月複診兩次，雖有咳嗽復發，但痰喘稍平，病勢較緩，繼續以補肺運脾為要。

4月9日五診：未喘，睡眠好轉，其間咳嗽1次，已癒，現喉痰多，便乾。舌紅苔白剝，心肺常。上方已獲良效，哮喘日趨平復，治以健脾益氣，「凡久喘未發，以扶其正氣為主」。

處方　蒼朮10g　炒白朮10g　茯苓10g　炒白扁豆10g　薑半夏10g　檳榔10g　黃芩10g　大黃4g　梔子10g　枳殼10g　桑白皮10g　甘草8g

12劑，日1劑，水煎服②，服4日休息3日。

哮喘發作期，主病在肺，邪實為主，「既發，以攻邪氣為急」；哮喘緩解期，主病在肺、脾、腎，正虛為要，所謂痰之本水也，源於腎；痰

之動溼也，主於脾；痰之末肺也，貯於肺，加之小兒肺臟嬌嫩、脾常不足、腎常虛之生理特點，故應重視「凡久喘未發，以扶其正氣為主」。

第六節　反覆呼吸道感染

肺脾失調致易感冒多飲案

男孩，5歲。8月1日初診。

患兒反覆上呼吸道感染多年，每月1次，多以發熱為主，現喉中痰鳴，稍鼻塞，喜飲，汗多，口臭，二便可。現症見：面色萎黃（＋＋），消瘦（＋），舌紅苔白厚膩。其中口臭，多屬肺胃積熱鬱蒸，傷食積滯，濁氣上蒸；口渴喜飲，多由津液輸布失常，不能上承於口，而見口渴欲飲。肺主行水，脾主運化水液。肺脾兩臟協調配合，相互為用，是保證津液正常輸布與排泄的重要環節。若脾失健運，水液不化，聚溼生痰，影響及肺則失其宣降而痰嗽喘咳。是病其標在肺，而其本在脾，故有「脾為生痰之源，肺為貯痰之器」之說。故治以化溼健脾、清熱化痰為原則。

處方　消積顆粒減炒牽牛子加　蒼朮6g　紫蘇子10g　射干6g　葛根10g　生薏仁10g

20劑，日1劑，水沖服，服4日休息3日。

9月3日二診：訴服藥期間曾低熱1天，已治癒。現飲水減少，餘症減輕。增強其健脾和胃、清熱消食之功。

處方　亞康顆粒加　青蒿10g　連翹10g　枳殼6g　白茅根15g　生薏仁10g

20劑，服法同前。

本案患兒口渴喜飲、汗多、口臭，更是肺胃同病，熱盛逼津外泄而飲水自救。本案旨在培土生金。透過健脾運脾以達肺脾雙補之效。

復感兒調治案

男孩，8歲。1月13日初診。

反覆呼感多年，易瘖啞，右乳蛾Ⅲ度，二便可。舌紅苔白，呼吸音粗。咽喉為肺胃之門戶，胃中之熱，熏蒸咽喉，而見呼吸音粗，瘖啞，右乳蛾Ⅲ度，胃熱上達則舌紅苔白，故治以清肺脾之熱，宣肺達邪，以宣上達下。

處方　消積顆粒加　蒼朮6g　射干6g　甘草3g　桑白皮10g　炒萊菔子10g

20劑，日1劑，水沖服，服5日休息2日。

4月6日二診（調理體質）：近3個月來感冒未發，偶得瘖啞，均可自癒，可見其後天得固，則諸症均輕，現乳蛾減輕，舌紅苔白。治以健脾益氣、清熱消積，漸序調理，則諸症可癒。

處方　消積顆粒加　青蒿10g　黃耆10g　生薏仁10g　蒼朮6g　焦神曲10g

20劑，服法同前。

「脾胃為後天之本」、「內傷脾胃百病由生」，小兒肺常不足，脾常不足，腎常虛，對於易感兒的調治貴在治療中掌握金水相生、培土生金的原則，以健運脾胃為要。

易感冒調治案

女孩，3歲。3月12日初診。

平素易感冒，且反覆蕁麻疹2年，溼疹史，多種過敏，現偶咳，鼻塞，夜眠欠安，手心熱，腹脹（＋），便稍乾，2～3日一解。舌淡苔白。此患兒年幼，肺脾之氣亦不足，不可禦邪，然此患兒便稍乾，夜眠欠安，手心熱，腹脹，可見其兼熱盛之象，故治以消積健脾、疏風清熱。

處方　消積顆粒加　蒼朮6g　黃耆10g　生薏仁10g　蟬蛻6g

15劑，日1劑，水沖服，服5日休息2日。

4月2日二診：其間蕁麻疹反覆，1天後自癒，現氣霧劑減量，偶咳，易鼻塞，大便軟。舌淡苔白，心肺常。服藥3週，已見好轉之象，肺氣稍強，脾胃稍壯，熱盛漸消，繼續予以健脾和胃之方，配合宣肺止咳之方，控防兼顧。

方一　消積顆粒加　青蒿10g　蒼朮6g　黃耆10g　白茅根15g

10劑，日1劑，水沖服。

方二　咳嗽顆粒加　生薏仁10g　蟬蛻6g　炒白芍10g　當歸10g

10劑，日1劑，水沖服。兩方交替服用，服5日休息2日。

5月7日三診：未咳喘，無鼻塞，減氣霧劑，複查肺功能已恢復正常，現汗多，便軟，舌紅苔白膩，心肺常。肺氣已復，脾胃漸壯，仍舌紅苔白膩，汗多，示其熱盛仍在，予健脾和胃、消積清熱之劑。

處方　消積顆粒加　蒼朮6g　黃耆10g　生薏仁10g　葛根10g　當歸10g

16劑，日1劑，水沖服，服4日休息3日。

大凡易感冒之兒，其病皆非獨肺也，小兒脾常不足，脾胃乃後天之本，脾胃不足，易於罹患他證，脾為肺之母，脾胃虛則肺氣易傷，肺氣虛則脾胃反而受累，惡性循環，故此類患兒，獨治之於肺，非其法也，當以健脾為其要，兼顧於肺，急則治肺，緩則調脾，為其治也。

消積運脾療復感兒案

男孩，4歲半。6月8日初診。

反覆發熱2年，易鼻塞，面色萎黃（＋＋），消瘦（＋＋），汗多，納少，便乾。舌紅苔白剝，心肺常。該患兒實屬氣虛表衛不固之證，便乾、舌紅苔白剝為食滯胃腸，積而生熱之意。故以蒼朮、薑厚朴健脾理氣；車前子祛溼；梔子清三焦之熱，全方用以健脾消積清熱，並囑咐飲食清淡定量，禁食膏粱厚味，慎起居。

處方　消積顆粒加　蒼朮6g　蟬蛻6g　炒麥芽10g　桑白皮10g　枳殼6g

15劑，日1劑，水沖服，服5日休息2日。

後自取上方數劑間斷服用調理，未再感冒。

次年4月6日二診：未再反覆發熱，現少鼻塞，輕感冒，嗜甲，消瘦（＋＋），二便少。舌紅苔白，心肺常。予健脾滲溼、消食和胃之劑。

處方　亞康顆粒加　大黃3g　炒白朮10g　枳殼6g　連翹10g　蒼朮6g

16劑，日1劑，水沖服，服4日休息3日。

本案可歸為反覆呼吸道感染，與古代醫著的體虛感冒接近，多因小兒稟賦不足、調護失宜；少見風日，不耐風寒；用藥不當，損傷正氣；正虛邪伏，遇感乃發等因素有關，造成屢感外邪，邪毒久戀，稍癒又

作，往返不已。吾以為，若是僅僅運用西醫抗感染之療法，易致小兒體內菌群失調，免疫力低下而反覆發病，纏綿難癒，進一步發展，會形成「土不生金」、「肺衛不固」的肺脾氣虛證，故從調理脾胃入手，從而發揮培土生金，滋養肺衛氣的作用，則「邪無以干而病無以生」。

從肺脾論治反覆呼吸道感染案

女孩，3歲7個月。1月5日初診。

家長訴患兒近1年反覆呼吸道感染，近6個月住院6次，每每住院均長期大量應用抗生素。現症見：偶咳，鼻塞，噴嚏，汗多，面色萎黃，便乾，舌淡苔白厚膩，聽診雙肺呼吸音粗糙，未聞及乾溼囉音。《素問·平熱論》中說「邪之所湊，其氣必虛」，《素問·刺法論》中說「正氣存內，邪不可干」，江育仁提出病機關鍵「不在邪多，而在正虛」。辨證為肺脾氣虛、衛外失司；治以益氣健脾、補肺固表。

處方　茯苓10g　炒白扁豆10g　生黃耆10g　防風10g　檳榔10g　炒牽牛子10g　蒼朮6g　陳皮6g　乾薑3g

25劑，日1劑，水煎服。

囑其盡量少用抗生素。

2月14日二診：一般情況可，近1個月來輕感冒2次，汗多，便略乾，舌淡苔白，雙肺呼吸音清，未聞及乾溼囉音。患兒正氣已復，加用消食清熱之品防止食積腸道，上方去乾薑、生黃耆，加焦神曲、連翹。

處方　茯苓10g　炒白扁豆10g　連翹10g　防風10g　檳榔10g　炒牽牛子10g　蒼朮6g　陳皮6g　焦神曲10g

25劑，服法同前。

3個月後特意隨診，患兒基本痊癒，未再反覆。

抗生素在中醫來講是一種祛邪之品，同時也屬苦寒之品，此患兒近一年來長期大量應用抗生素導致機體正氣不足，抵抗力下降，成為反覆呼吸道感染的根本原因。

易感冒致面色萎黃案

女孩，5歲9個月。10月14日初診。

反覆咳嗽3年，每1～2個月感冒1次，現症見：喉痰，夜眠欠安，伴面色萎黃（++），消瘦（++），身高、體重均偏低，髮黃，手心熱，二便可，舌紅苔白厚膩，心肺常。此患兒乃肺脾氣虛兼積滯。肺虛易感外邪則反覆感冒，《素問·陰陽應象大論》「肺生皮毛」。在病理上外邪犯肺常由皮毛侵入，反之，肺之有病亦常影響皮毛，即肺不能生養皮毛而皮毛失去光澤，在面部表現為面色萎黃。脾虛不能運化水穀精微，清陽不能上達，面部失去濡養，亦會表現為面色萎黃，久致消瘦，且乳食易積，積滯化熱故而手心熱、舌紅苔白厚膩。胃不和則夜眠欠安。此患兒雖然喉痰較著，但脾虛之面色萎黃、消瘦之候明顯，故先治以調脾和胃、消積清熱，取其培土生金之意。

處方　消積顆粒加　青蒿10g　焦神曲10g　焦山楂10g　枳殼6g　甘草3g

15劑，日1劑，水沖服，服5日休息2日。

11月16日二診（體質調理）：訴其間感冒1次，未訴咳嗽，面色萎黃消失，體重增，納增。舌紅苔白膩，心肺常。諸症減輕，繼予調和脾胃。

處方　亞康顆粒加　大黃3g　炒白朮10g　補骨脂10g　連翹10g　甘草3g

16劑，日1劑，水沖服，服4日休息3日。

配合推拿治療。

小兒推拿具有疏通經絡、健脾和胃的功能。中藥合推拿，內外合治，脾充肺旺，如此氣血生化有源，正氣充足，則易感冒、面色萎黃易癒。

易感冒內外合治案

男孩，6歲。2月3日初診。

患兒易感冒多年，每月2～3次，以發熱、咳嗽為主，現口臭，咽不適，咽紅，散在膿點，消瘦（＋＋），汗多，便乾，舌紅苔白厚膩。推拿8個月不效。小兒推拿，作為一種非藥物的自然療法、物理療法，可達到平衡陰陽、調和臟腑、疏通經絡、行氣活血、扶正祛邪的效果，具有提高小兒機體各項功能，緩解小兒病痛，未病先防，提高小兒對疾病的抵抗力的作用。然推拿雖好，並非無所不能。推拿不及，當尋求他法。此患兒雖推拿8個月，仍易感冒是為佐證也！患兒雖常以發熱、咳嗽為主症，然便乾、口臭、舌紅苔白厚膩等積滯症狀明顯，故以消積為主，止咳為輔，治以清熱消積、止咳化痰。

處方　消積顆粒加　桑白皮10g　射干6g　青蒿10g　生薏仁10g　生黃耆10

15劑，日1劑，水沖服，服5日休息2日。

佐以精品羚羊角粉2g，水煎，頓服，以清熱涼血。

另囑其飲食規律，勿食優酪乳，少食純奶，勿食工廠化食品；每餐30分鐘，不食過期不候，須待下一正餐方能食用食物，其間不予加餐，飲水除外；欲食水果者，應緊於飯後食之，不可妄加等。

2月22日二診：患兒未感冒，未發熱，不咳，咽紅，乳蛾減小，舌

淡苔白，心肺常。患兒症狀較前明顯減輕，基本痊癒，恐其反覆，以消積導滯、止咳化痰鞏固療效。

處方　消積顆粒加　薄荷6g　射干6g　桃仁10g　炒紫蘇子10g　桑白皮10g

15劑，服法同前。

隨訪數月，未見反覆。

尺有所短，寸有所長。為醫治病，切不可偏執一法，當博取眾長，為己所用。如此，方可醫術精進，診病療疾得心應手，為醫者不可不謹記也！此案貴於推拿、中藥雙管齊下，內外合治，共奏佳效。

消導癒易感案

男孩，5歲10個月。2月26日初診。

反覆感冒2年，每月1～2次，以咳嗽為主，面色萎黃（＋＋），現咳嗽，痰咳，口臭，易吐，易鼻衄，便乾。舌紅苔白厚膩，心肺常。腦炎、肺炎史。診斷為易感冒、久咳。反覆感冒2年之久，何以至此也？蓋因患兒素為積滯之體，感冒、咳嗽為病之標，積滯為病之本也。不查病機，不識病之根本，見咳止咳，頭痛醫頭，腳痛醫腳，世醫之謬誤也！殊不知五臟六腑皆可致咳，非獨肺也！小兒為稚陰稚陽之體，易虛易實，易寒易熱，脾常不足、肺常不足。小兒飢飽不知自節，常易致宿食內停，久之則化為積滯。宿食積滯停留腸胃，則腑氣不通；肺與大腸相表裡，大腸之通暢有利於肺氣之肅降，腑氣不通，肺氣宣降失司，氣逆於上，發為咳嗽；脾失運化，升清降濁不及，水穀精微聚而化痰，脾生痰，肺貯痰，故而痰咳；大腸主津，小腸主液，積滯停留於胃腸時間愈久，則津液吸收愈充分，大便愈乾；宿食內停，大便不通，濁氣不降

而上逆，故而口臭；鼻為肺之竅，積滯日久，鬱而化熱，熱邪上炎灼傷鼻絡，發為鼻衄。積滯日久，脾失運化，肺失宣肅，氣血生化乏源，正氣虧虛，衛外功能不及，故易感冒。法以消積導滯、通腑泄熱。積滯得消，腑熱得泄，腑氣得通，則上述諸症自癒。

處方　消積顆粒加　桑白皮 10g　蒼术 6g　炒紫蘇子 10g　甘草 3g

20 劑，日 1 劑，服 5 日休息 2 日。

並囑其飲食調護。患兒咳嗽日久，痛苦不堪，急則治標，故予消咳散 6 包，以緩其急。

3 月 25 日二診：家長代訴服藥期間輕感冒數日，未予特殊處理，自癒。近 2 天中低熱，時吐，咽紅（＋＋），腹滿實，便乾。舌紅苔白膩，心肺常。經治療，患兒症狀較前明顯好轉，且輕微感冒可自癒，治療得當之表現也。現患兒積滯兼外感症狀較為明顯，應通腑泄熱為先。

處方　消積顆粒加　青蒿 10g　蒼术 6g　枳實 6g　炒紫蘇子 10g　連翹 10g

20 劑，服法同前。前 2 日可每日多服半劑，加強藥力，以功其積。

予羚羊角粉 3g，水煎，頓服，以退其熱。予消咳敏 6 包，以助消食退熱。

4 月 15 日三診：患兒媽媽代訴服上藥後嘔吐 2 次，後當日熱退，未咳。因患兒口服顆粒劑困難，後改予湯劑調理。

隨訪 2 個月，未再感冒。

高敏體質易感冒案

女孩，1 歲 2 個月。1 月 4 日初診。

易感冒 4 個月，每月 2～3 次，溼疹史，皮膚高敏，多種食物過敏，

便乾。舌紅苔白膩。此患兒感冒頻發，加之皮膚、食物高敏，可見此患兒免疫功能紊亂，又見熱盛之便乾，舌紅苔白膩，故治以調脾和胃、清熱消積。調節脾胃，則脾胃健；形神兼，則少疾患，免疫力增強。

處方　消積顆粒加　桑白皮 10g　炒白芍 10g　炒萊菔子 10g　生地黃 5g

10 劑，日 1 劑，水沖服，服 5 日休息 2 日。

效則續方 16 劑，服 4 日休息 3 日，漸序調理。

2 月 15 日二診：感冒未發，體質改善，仍便乾，色黑，繼續調脾和胃、消食化積。

處方　消積顆粒加　蒼朮 6g　白芍 10g　萊菔子 10g　枳殼 6g

16 劑，服法同前。

高敏體質的小兒，多有溼疹史，易出現蕁麻疹、咳喘、鼻塞鼻癢等病症，歸因於高敏體質的小兒多有免疫功能紊亂的特點，透過調理脾胃糾正紊亂的免疫功能是治療高敏體質小兒的關鍵。

消積清熱法治反覆呼吸道感染案

男孩，3 歲。5 月 29 日初診。

反覆上感 1 月餘，既往感冒 3 次，肺炎 2 次，現鼻塞，輕咳，中低熱，腹脹（＋），便略乾。舌紅苔白，呼吸音粗。正值夏月見鼻塞、輕咳、中低熱為風熱犯肺之象；腹脹、便祕則是內有積熱之形，結合舌質，證屬內有積滯、外感風熱。治以消積健脾，兼以清熱宣肺。

處方　消積顆粒加　蟬蛻 6g　青蒿 10g　炒枳殼 6g　桑白皮 10g

6 劑，日 1 劑，水沖服。

6月3日二診：熱退，偶咳，少涕，二便可。舌紅苔白，心肺常。內積已除，表證未解，治以疏散風熱、宣肺止咳。

處方　咳嗽顆粒加　蟬蛻 6g　蒼朮 6g　甘草 3g

6劑，服法同前。

6月10日三診：不咳，便略乾。舌紅苔白，心肺常。諸症消除，然患兒曾有反覆呼吸道感染史，恐其病後肺虛餘熱未清，給予培土生金法。

處方　消積顆粒加　青蒿 10g　桑白皮 10g　白茅根 15g

12劑，日1劑，水沖服，服4日休息3日。

3個月後隨訪，調理癒後，未再復發。

反覆呼吸道感染久治不癒，如仍以治肺入手，恐療效仍難如願。夏月火旺之時，火能剋金，掌握火乘金病是其關鍵之一，因時制宜也；土能生金，母病傳子，是其關鍵之二，五行之論也。如能在初診看穿此兩點，治癒此病則輕而易舉。

健運脾胃療反覆呼吸道感染案

男孩，2歲4個月。2月9月初診。

反覆咳嗽20天，現咳嗽止，消瘦（＋＋），面色萎黃（＋＋），二便可。舌淡苔白厚，心肺常。其為復感兒，反覆咳嗽，病程較長，又消瘦、面色萎黃，肺脾不固，而脾胃為後天之本，應以健運脾胃為主，佐以理肺之藥。

處方　亞康顆粒加　蟬蛻 6g　麥冬 10g　防風 10g　枳殼 6g

14劑，日1劑，水沖服。

消咳散 14包。

3月6日二診：現納食進步，偶咳。舌紅苔白，心肺常。後天之本脾胃已逐步健運，初見成效，繼續上方稍作加減。

方一　亞康顆粒加　炒白朮10g　蒼朮6g　虎杖15g

20劑，日1劑，水沖服，服5日休息2日。

消咳散20包。

但考慮到此患兒為復感兒，稍受風寒可能復發，故備用咳嗽顆粒加味。

方二　咳嗽顆粒加　桃仁10g　薄荷6g　枳殼6g　生甘草3g

4劑，日1劑，水沖服。

消咳散4包配服。

此案重在疾病間期加強身體抵抗力的建立，從根本上解決問題。但仍要留心兩點：一則脾胃積食問題，如舌苔白厚、納差等，佐以消咳散達以助消化之功；二為此復感兒多為久病，抵抗力相對偏弱，易於被外邪侵襲，開具咳嗽顆粒以備急需，防打亂整體調理程序。

第二章 脾系疾病解析

■ 第一節 口瘡

口瘡療脾案

男孩，4 歲 5 個月。12 月 18 日初診。

反覆口瘡 6 個月，舌面潰瘍反覆發作，消瘦（＋＋＋），體重增長緩慢，面色萎黃（＋），髮黃，汗多，口臭，尿頻，大便前乾後稀。舌紅苔白厚膩，心肺常。此證屬脾虛積熱。小兒臟腑嬌嫩，形氣未充，病久必虛，故而消瘦、面色萎黃、髮黃等脾虛之候；然脾虛胃熱，熱不得下泄，火熱上攻，故而反覆口瘡、口臭，舌紅苔白厚膩。《普濟方》曰：「人之一身不離乎血，凡病經多日療治不癒，須當為之調血。」根據急則治其標，緩則治其本的原則，治以清熱健脾消積，兼以活血。予消積顆粒加減，方中當歸具有活血補血之功用，正是「調血」的表現。

處方　消積顆粒加　桑白皮 10g　當歸 10g　生薏仁 10g　焦神曲 10g　白茅根 15g

20 劑，日 1 劑，水沖服，服 5 日休息 2 日。

次年 1 月 11 日二診：口瘡減輕，疼痛減少，汗多，尿頻消失。舌紅苔白厚膩。此期以益氣健脾、導滯清熱為治則，患兒汗多，酌加黃耆、浮小麥以益氣固表止汗。

處方　消積顆粒加　生黃耆 10g　浮小麥 10g　生薏仁 10g　連翹 10g　炙甘草 3g

20劑，服法同前。

3月7日三診：舌面紅赤3次，未潰爛，汗少，現輕咳。舌淡苔白厚膩，心肺常。

處方　亞康顆粒加　大黃3g　青蒿10g　白茅根15g　生薏仁10g　桑白皮10g

16劑，日1劑，水沖服，服4日休息3日。

予上方以健脾益肺，調理善後。

2個月後隨訪，患兒口瘡未再復發。口瘡之名，最早見於《素問·氣交變大論》：「歲金不及，炎火乃行，生氣乃用，長氣專勝，庶物以茂，燥爍以行……民病口瘡，甚則心痛。」口瘡之病與火熱之邪上攻密切相關，本案乃脾胃之熱上攻而致，故而立健脾清熱消積為法，導熱下行，則口瘡乃癒。

心脾積熱口瘡案

女孩，7歲5個月。11月14日初診。

口唇潰瘍，咽不適，喉痰，面色萎黃，二便可。舌邊尖紅苔白，心肺常。《聖濟總錄》指出：「口舌生瘡者，心脾經蘊熱所致也。蓋口屬脾，舌屬心，心者火，脾者土，心火積熱，傳之脾土，二臟俱蓄熱毒，不得發越，衝攻上焦，故令口舌之間生瘡腫痛。」患兒因調護失宜，餵養不當，恣食肥甘厚膩，蘊積生熱。邪熱內積心脾，循經上炎於口，發為口瘡。《傷寒指掌·察舌辨證法》「舌尖屬上脘，舌中屬中脘，舌根屬下脘」，舌邊尖紅則為心火上炎之徵。脾胃食積生熱，熏蒸咽喉，煎津為痰，則咽不適，喉痰。治以健脾消積、清心瀉火。

處方　蒼朮 10g　茯苓 12g　炒白扁豆 10g　桔梗 10g　黃芩 10g　薑半夏 9g　檳榔 9g　白荳蔻 6g　連翹 10g　生梔子 10g　枳殼 10g　甘草 8g

8劑，日1劑，水煎服②，服4日休息3日。

11月18日因咳嗽再次就診時訴，服上方4劑後口瘡已輕。

基於《素問・陰陽應象大論》中「脾主口」、「心主舌」理論，多數醫家認為口瘡是由於心脾熱盛，火熱之邪沿心脾二經上衝於口舌所致。《諸病源候論・卷三十》說：「手少陰，心之經也，心氣通於舌。足太陰，脾之經也，脾氣通於口。腑臟熱盛，熱乘心脾，氣衝於口與舌，故令口舌生瘡也。」除中醫藥治療，也尤應重視飲食調護，《千金要方》中云：「凡患口瘡及齒，禁油麵、酒、醬、酸醋、鹹膩、乾棗，瘥後仍慎之；若不久慎，尋手再發，發即難瘥。」

第二節　鵝口瘡

心脾積熱鵝口瘡案

男孩，11個月。6月15日初診。

口腔滿布白屑，川崎病癒後，反覆發熱1個月，中低熱，腹軟，大便3～4日一解，乾結。舌紅苔白厚膩。此患兒乃心脾積熱。小兒為稚陰稚陽之體，易患易寒易熱之變。《外科正宗・鵝口瘡》云：「鵝口瘡皆心脾二經胎熱上攻，致滿口皆生白斑雪片，甚則咽間疊疊腫起，致難乳哺，多生啼叫。」中醫認為，鵝口瘡多由先天胎毒蘊積心脾，或孕婦平素喜食辛辣之品，遺患胎兒；或因出生後不注意口腔清潔，為穢毒之邪侵襲而致。此患兒長期中低熱，熱邪灼傷腸道津液，腸道失於濡潤，故大便3～4日一解，乾結。脾脈絡於舌，患兒反覆發熱1個月，熱邪循

經上炎，熏灼口舌而成鵝口瘡。治以健脾清熱、消積化滯。

處方　消積顆粒加　蒼朮 6g　焦神曲 10g　葛根 10g　生薏仁 10g

10 劑，日 1 劑，水沖服，服 5 日休息 2 日。

6 月 20 日二診：仍中低熱，雪口加重，舌紅苔白。由舌象可知脾熱稍減，攻伐清消之時仍應注意顧護脾胃，脾胃健運則熱有出路，養正卻病。

處方　亞康顆粒加　大黃 3g　生黃耆 10g　生薏仁 10g　蟬蛻 6g

5 劑，日 1 劑，水沖服，與上方餘藥交替服用。

6 月 29 日三診：雪口消失，其間中熱 3 次，夜眠欠安，咽少許膿點，腹脹（＋）。舌紅苔白厚（＋＋＋）。雪口癒，但心脾積熱症狀仍顯，故仍以行氣消積，健脾清熱之中藥顆粒調治以防反覆。

處方　消積顆粒加　青蒿 10g　枳殼 6g　焦神曲 10g　連翹 10g　甘草 3g

4 劑，日 1 劑，水沖服。

鵝口瘡，俗稱「雪口」，乃嬰幼兒一種常見的口腔疾病，《諸病源候論·鵝口瘡》中對本病已有論述：「小兒初生口裡白屑起，乃至舌上生瘡，如鵝口裡，世謂之鵝口。」患兒心脾積熱，熱邪循經上炎，熏灼口舌，故口腔內白屑迭起，故治療此病尤應重視健脾胃清心熱。此外，預防調護亦不可輕視，再者長期使用抗生素或腎上腺皮質激素者，易損傷機體正氣，建議盡可能暫停使用。

第三節　腹痛

積滯致頑固腹痛案

女孩，5歲半。5月25日初診。

腹痛1年餘，日日發作，晨起顯著，口臭，每2個月食積發熱1次，汗多，少涕，鼻塞，便稍乾。舌紅苔白，心肺常。此為食積腹痛也，「不通則痛」，故以消積顆粒加減以消食導滯，通腑止痛，使之「通則不痛」；加蒼朮以健運脾土；黃耆以益氣健脾；枳殼疏泄中焦氣機以消食積；焦神曲以消食和胃。

處方　消積顆粒加　蒼朮6g　生黃耆10g　枳殼6g　焦神曲10g

10劑，日1劑，水沖服，服5日休息2日。

囑其控制飲食，輔以粥療，亦可配合小兒推拿，以促進脾胃功能之恢復。

6月15日二診：患兒父母訴服上藥後腹痛偶發2次，可自行緩解，面色稍白，納食進步，鼻塞鼻涕減輕，汗多好轉，腹軟，二便可。舌紅苔白，心肺常。患兒腹痛日久，積滯為患，消積導滯是為正法，但當中病即止，不宜攻伐太過，以免損傷正氣，故予攻伐之力相對較弱的亞康顆粒加減。

處方　亞康顆粒加　大黃3g　炒白朮10g　當歸10g　枳殼6g

16劑，日1劑，水沖服，服4日休息3日。

隨訪2個月，未見復發。

小兒腹痛，以寒、實多見，虛、熱次之。或外寒入侵，或飲冷寒中，或飲食積滯，或蛔蟲內擾，或性格乖張；肝木侮土，或脾胃虛寒，

或溼熱內蘊而發疼痛。《幼科發揮》云「小兒腹痛，屬食積者多」，「飲食下嚥之後，腸胃之陽，不能行其變化轉輸之令，使穀肉果菜之物，留戀腸胃之中，故隨其所在之處而作痛也」。此案即為飲食積滯所致。腹痛雖為常證，然此患兒反覆1年日日發作，尚屬少見。細審其症狀，平素易食積發熱，且口臭，便乾，皆因飲食停滯中焦所致。食滯胃腸，氣失和降，阻滯不通，「不通則痛」，而見日日腹痛；大腸經氣旺於卯時即5～7時，故常晨起如廁排便者居多，食積腸胃則更易晨起腹痛著；積滯日久，鬱而化熱，可致腸道燥化太過而見便乾，熱與滯合而現發熱；胃中腐濁之氣上蒸，則見口臭。食積腹痛，當以「通」為法，消食導滯，通腑止痛。

脾虛夾積腹痛案

女孩，12歲。1月22日初診。

腹痛多年，發作性脘腹痛，伴見乾嘔，易口瘡，每月2～3次，面色萎黃（＋＋），腹軟，嗜甲，睡眠差，不易入睡，大便乾。舌紅苔白，脈弱，心肺常。診斷為腹痛，證屬脾虛夾積。素體脾虛，「不榮則痛」，故而腹痛多年，反覆發作；然乾嘔、面色萎黃、嗜甲、大便乾等症狀較著，皆為積滯所致。治以運脾開胃、消積止痛。

處方　蒼朮10g　炒白朮10g　茯苓10g　炒白扁豆10g　黃芩10g　檳榔10g　薑半夏10g　炒萊菔子12g　炒牽牛子6g　焦神曲12g　枳殼10g　生甘草8g

10劑，日1劑，水煎服②，服5日休息2日。

2月27日二診：口瘡未再發，腹痛較前明顯減輕，睡眠好轉，便乾稍好轉，面色萎黃消失，嗜甲仍明顯，脈緩，舌紅苔白。患兒諸症減

輕，藥證相對，功效顯著。效不更方，然便乾稍好轉，故去炒牽牛子防攻伐太過，易生梔子以清三焦之熱，餘藥同前，繼服12劑以鞏固療效。

不榮則痛雖輕於不通則痛，然道理一也，臟腑失於氣血之濡養爾。此案之「虛」非真虛，乃因實致虛，故而以消導之法治之效果頗佳。小兒先天「脾常不足」之特點，易為飲食所傷，臨床脾虛夾積常見於多種兒科疾病，如腹痛、積滯、厭食、便祕等。治療時脾虛是根本，食積是關鍵，應以健脾消積為本。

脾虛腹痛案

男孩，5歲5個月。4月2日初診。

納少，腹不適，易咳嗽，易腹瀉，肺炎史，汗多，爪甲不榮，清涕，面色萎黃（＋＋），消瘦（＋＋），睡眠少，大便可。舌紅苔白膩，心肺常。此腹痛由脾虛所致。小兒「脾常不足」，乳食不知自節，過量食用肥甘生冷之品，脾失健運，「不榮則痛」，故而納少、腹不適；脾虛土不生金，久則導致肺氣虛，外邪易侵，故易汗多，流清涕，咳嗽，易患肺炎；脾虛不榮，氣血津液不能上榮於面，未能充養四肢肌肉，故面色萎黃，消瘦，爪甲不榮；舌紅苔白膩則為脾虛運化不及而致食滯之症。治以益氣健脾、消食和胃。

處方　亞康顆粒加　黃耆10g　炒白朮10g　葛根10g　補骨脂10g　炙甘草3g

20劑，日1劑，水沖服，服5日休息2日。

6月18日二診（調理體質）：訴其間未腹痛，汗多、爪甲不榮基本消失，面色萎黃好轉，二便可。舌淡苔白，心肺常。此腹痛症狀較前好轉，由於本病易反覆，繼予健脾消食和胃，以鞏固療效。

處方　亞康顆粒加　炒白朮10g　浮小麥10g　炒麥芽10g　葛根10g　炙甘草3g

16劑，日1劑，水沖服，服4日休息3日。

3個月後隨訪，腹痛無發作。

腹痛之病機可概括為「不通則痛」、「不榮則痛」。凡實邪所致之腹痛，祛其邪，通其閉，消其積，使邪祛而中焦氣機運行恢復通暢，其痛即癒，此為「通則不通」。然臨證仍有通之而痛不解者，可知，痛非盡為不通，不可概以「通」為治，如《醫學真傳·心腹痛》云：「所痛之部，有氣血、陰陽之不同，若概以行氣、消導為治，漫云通者不痛……若必以下泄為通，則妄矣。」通之而痛，非不通也，是不榮也，乃中焦臟腑失養而作痛。故本案以亞康顆粒健脾和胃，佐以消食益氣之品，為治本之作。

消溫合用療腹痛案

男孩，10歲。2月27日初診。

腹部不適1年，夜間明顯，夜眠欠安，易醒，不易入睡，口臭，二便可。舌紅苔白厚膩剝，心肺常。此患兒為熱盛兼積滯體，口臭為飲食積滯於胃脘所致，腹不適，夜眠欠安也是其食積胃腸，內熱由生或因蟲積於中都所致，治以健脾和胃、消積除熱。

處方　消積顆粒加　蒼朮6g　炒白朮10g　葛根10g　薑半夏6g　焦神曲10g

15劑，日1劑，水沖服，服5日休息2日。

3月23日二診：腹冷，不欲食肉，夜眠欠安稍好轉，多夢，大便2日一解。舌紅苔白厚膩，心肺常。腹冷為患兒傷食感寒之象，脾胃虛寒不能溫煦中州之氣，故不欲食肉，飲食失節而致多夢。故更前方，治以

第三節 腹痛

健脾和胃、溫陽助運。

處方 蒼朮 10g 茯苓 10g 炒白扁豆 10g 黃芩 10g 薑半夏 10g 檳榔 10g 厚朴 8g 梔子 10g 炮薑 10g 生薏仁 10g 蟬蛻 6g 生甘草 8g

12 劑，日 1 劑，水煎服②，服 4 日休息 3 日。

5 月 21 日三診：未腹不適，夜醒減少，倦怠，玩電子產品太多，眼癢，舌苔白厚膩。其眼癢、倦怠與其過度玩電子產品有關，導致眼乾致癢。

處方 蒼朮 10g 茯苓 10g 炒白扁豆 10g 黃芩 10g 薑半夏 10g 檳榔 10g 厚朴 8g 梔子 10g 黃耆 12g 連翹 10g 炒牽牛子 6g 生甘草 8g

16 劑，服法同前。

予上方以補氣健脾、清熱消積，鞏固療效，並囑咐減少幼兒電子產品的使用。

明代《幼科發揮·積痛》中有這樣的記載：「小兒腹痛，屬食積者多。食積之痛，屬寒者多。蓋天地之化，熱則發散而流通，寒則翕集而壅塞。飲食下嚥之後，腸胃之陽不能行其變化轉輸之令，使穀肉果菜之物，留戀腸胃之中，故隨其所在之處而作痛也。」又明代吳元溟《兒科方要》說：「飢飽失節，過餐生冷堅硬之物，脾胃不能剋化，停滯中脘，以致腹痛。」小兒腹痛，食積者多，其次則感寒為眾，兩者相兼，則以消溫並用為要，腹痛則癒。

術後氣虛血瘀腹痛案

男孩，11 歲。12 月 19 日初診。

闌尾切除術後 2 個月，發作性腹痛 1 個月，左下腹疼痛為主，每日

發作1～3次，每次持續20～30分鐘，時右側下肢疼痛，頭暈，消瘦。舌淡苔白。患兒腸胃素弱，術後傷其氣血，氣虛血虧，無已溫養而頭暈；術傷血絡，氣虛推動無力，腹中血瘀，中焦氣機升降不利，「不通則痛」。脾主升清，胃主降濁，治以調和脾胃升降之機，健脾益氣，酌加桂枝、炒白芍以達溫通經脈、養血活血之效，同時佐以運脾消食之品。

處方　茯苓12g　炒白朮12g　蒼朮10g　炒紫蘇子12g　桂枝12g　炒白芍10g　白豆蔻10g　薑半夏10g　黃芩10g　焦神曲15g　炒萊菔子12g　生甘草8g

8劑，日1劑，水煎服②，服4日休息3日。

翌年1月14日二診：腹痛減輕，時夜驚，腹脹（＋）。舌紅苔白厚。胃不和則臥不安，故腹脹、時夜驚，舌紅苔白厚可見輕微積滯之象。腹痛已減，繼予上方8劑，鞏固療效。並予消咳散8包，以消食化積。

2個月後隨訪，患兒腹痛已癒，未再發作。治療腹痛多以「通」字立法，應根據辨證的虛實寒熱，在氣在血，確立相應治法。如《醫學真傳‧心腹痛》說：「夫通則不痛，理也，但通之之法，各有不同。調氣以和血，調血以和氣，通也；下逆者使之上行，中結者使之旁達，亦通也。虛者，助之使通；寒者，溫之使通，無非通之之法也。若必以下泄為通，則妄矣。」因而，本案術後氣虛血虛之痛，當以益氣養血以為「通」也。

第四節　泄瀉

嬰兒咳喘致久瀉內外兼治案

男孩，6個月。6月12日初診。

曾患細支氣管炎5次，易感冒，現大便稀，日3～4次，反覆多日，

泡沫，皂塊，體胖，汗多，夜眠欠安，口涎，少清涕。舌紅苔白膩。此類腹瀉，多見於小嬰兒，較難治療。其病多責之於風寒外感，或寒邪直中胃脘，寒傷大腸，立法應以健脾止瀉、疏風散寒、溫中健脾為要。此患兒明確病機為風寒外感。

處方　嬰瀉顆粒加　藿香10g　蟬蛻6g　五味子6g　神曲10g

6劑，日1劑，水沖服。

7月24日二診：治療6日效果不著，仍大便黃綠色，泡沫，漏肛，日7～8次，口涎，少涕，肛門紅。舌淡苔白膩。究其醫理，溫中解表之力不濟所致。

處方　嬰瀉顆粒加　炮薑6g　藿香10g　煅龍骨30g　五味子6g　葛根10g

6劑，日1劑，水沖服。

配用暖暖包法，每天2～3次。

7月27日三診：服上方3天後，二便已轉常。舌紅苔白厚膩，心肺常。因患兒易外感咳喘，隨宣肺止咳平喘，間斷服藥以控代防。

處方　咳嗽顆粒加　黃耆10g　蒼朮6g　蟬蛻6g

10劑，日1劑，水沖服，服5日休息2日。

8月8日四診：患兒泄瀉止，鼻塞少涕3天，夜眠欠安，口咽不適，偶咳，咽紅。舌紅苔白膩。此為再感風寒，病尚輕淺，餘上藥續服。臨床可知，治療小嬰兒之瀉較難取效，掌握要點有四：一是外感風寒居多，故而在處方用藥時，應在疏風解表中不忘淡滲利尿之品，如茯苓、生薏仁、車前草，取其利水尿實大便之意；二是溫中健脾可輔以外治之法，尤宜小兒，如：暖暖包法，取大青鹽500g，炒熱後棉布包裹熱熨神闕穴及旁

周，以皮膚稍赤為度；三是此類患兒多為高敏之體質，外感引發咳喘常見多發，應有未病先防之理念；四是此類泄瀉宜疏調，且忌澀堵，故而慎用罌粟殼或西藥收斂之品，以免閉門留寇，引起氣逆腹脹，加重咳喘之症。

食積腹瀉案

女孩，4歲7個月。7月27日初診。

腹瀉2天，日2次，量多，漏肛，水樣便，嘔吐2次，腹痛，腹脹（＋）。舌紅苔白膩，心肺常。診斷為泄瀉。然當如何治療？脾主運化水穀精微，升清降濁，小兒脾常不足，若脾失運化，濁氣不降停滯中焦則見腹脹，精氣不升，下流胃腸則見便溏、泄瀉。正如《素問·陰陽應象大論》曰：「清氣在下，則生飧泄，濁氣在上，則生䐜脹。」患兒水樣便，量多，腹脹，故當運脾止瀉；胃氣上逆，故見嘔，當和胃止痛。

處方　消積顆粒加　蒼朮6g　藿香10g　葛根10g　焦神曲10g　炮薑6g

4劑，日1劑，水沖服。

囑以粥療，以顧護胃氣。

8月1日因他證就診時隨訪：患兒父親訴服上藥次日腹瀉止，偶腹痛，餘症消失。

患兒腹痛，腹脹，苔白厚膩，既往易積食，故可推知內有積滯為患；泄瀉僅2天，病勢雖急，病情尚屬輕淺，不宜固澀止瀉。然患兒上吐下瀉，大便水樣，病情急迫，又不可不顧，如此奈何？急當止瀉而？否！患兒雖為腹瀉，然內有實邪，不可驟然固澀止瀉，閉門留寇也！宜取通因通用之法，佐以運脾止瀉之藥，如此方可邪去正安！故予消積顆粒以消積導滯治其本；予蒼朮、葛根、藿香、炮薑、焦神曲以運脾化溼、升

陽止瀉、溫中止痛。清代葉天士《臨證指南醫案·脾胃門》曰：「脾宜升則健，胃宜降則和。」諸藥合用，使積滯得消，脾氣健運，清陽得升，胃氣得降。藥證相應，故而服藥四劑，諸症皆消。此外，粥類養胃，囑患兒多食米粥以養胃氣，熬煮米粥之際，宜少加食用鹼以使粥類更加糜爛、黏稠，使胃氣得藥力而降，得米粥之清香、滋養而和。泄瀉一病，亂用固澀之法，易閉門留寇，此害人大矣！脾氣健運，胃氣得和，清氣得升，濁氣得降，升降協調，則泄瀉自止。為醫者不可不知也！

脾腎陽虛泄瀉案

男孩，1歲7個月。11月7日初診。

易腹瀉，大便不成形，黏膩，消瘦（＋＋＋），面色萎黃（＋＋），手足不溫，體重增長緩慢，語遲，胸廓畸形，發熱每月1次，夜啼，舌紅苔白。患兒為脾腎陽虛之體。患兒先天不足，故有語遲，胸廓畸形，腎陽虛，命門火衰，不能溫養脾陽，水穀不化，易腹瀉，大便不成形。脾虛有溼，大便黏膩不爽。脾腎陽虛，泄瀉較久，脾虛不運，生化乏源，氣血不足，機體失卻溫煦濡養，故見消瘦，面色萎黃，手足不溫。治以補脾溫腎、固澀止瀉。

處方　嬰瀉顆粒加　附子3g　炮薑6g　補骨脂10g　神曲10g　桂枝6g

6劑，日1劑，水沖服。

11月14日二診：大便好轉，仍夜眠欠安，心肺常。前方效，繼服12劑。

12月24日三診：仍夜眠欠安，大便前乾後稀，日1次，納食進步，精神好轉，腹脹（＋），心肺常。予生地黃，太子參滋陰，陰中求陽，以

收陰陽雙補之效。

處方　嬰瀉顆粒加　附子 3g　葛根 10g　生地黃 5g　太子參 10g　補骨脂 10g

12 劑，日 1 劑，水沖服，服 4 日休息 3 日。

1 個月後隨訪：大便如常，夜寐可。

幼嬰之泄，暴瀉多由溼盛，久瀉多由於虛，或脾虛不運而生溼，或腎虛火不暖脾，水穀不化而致。

熱熨法治小兒久瀉案

女孩，1 歲 1 個月。2 月 26 日初診。

反覆腹瀉 5 個月，大便如稀糊狀，兼黏液，日平均 5～6 次，夜眠欠安，近期體重增長緩慢，可見髮黃，中度腹脹，雙肺可聞及少許痰鳴音，舌淡苔白厚膩。小兒臟腑嬌嫩，形氣未充，胃腸薄弱，陽常不足，易感受外邪，或易傷食使脾陽受損，氣機受阻，升降失調而致水不運為溼，乳不化為滯，精微不生，無以輸布，清濁不分，合汙而下而為瀉。《理瀹駢文·略言》言：「外治之理，即內治之理；外治之藥，亦即內治之藥，所異者法耳。」

處方：給予暖暖包，大青鹽熱敷神闕，以皮膚紅赤為度，一日 3 敷，另用艾絨肚兜護肚，以達復其脾陽，溫其氣血，外防寒邪。另佐以西藥消咳散調理腸道菌群，顧護腸胃功能。

3 月 9 日二診：大便日 2 次，呈稠糊狀，體重少許增長，痰少，腹脹減輕，舌紅苔白厚膩。繼續外治同前以鞏固治療。

熱熨法，是將藥物和適當輔料炒熱後，用布包裹以熨患部或腧穴的一種外治法，藉助熱力，使藥直達病所，有溫中散寒、暢通氣機、鎮痛

第四節　泄瀉

消腫等作用，常在寒證、虛證或氣滯引起的多種痛證中使用。具有標本兼治，優勢互補之效。神闕穴位於臍部，表皮角質薄，敏感度高，通透性好，臍部與周圍有腹壁上、下腔動靜脈及豐富的微血管網分布，於此熱熨，溫通氣血，脾陽恢復，寒溼自消，泄瀉漸癒。中醫認為小兒「脾常不足」，感受外邪，內傷乳食，或脾腎陽虛，均可導致「脾運失健，溼濁內停」，影響脾胃運化功能而致泄瀉，正如《幼幼集成·泄瀉證治》說：「夫泄瀉之本，無不由於脾胃。蓋胃為水穀之海，而脾主運化。使脾健胃和，則水穀腐化，而為氣血以行榮衛。若飲食失節，寒溫不調，以致脾胃受傷，則水反為溼，穀反為滯，精華之氣，不能輸化，乃致合汙下降而泄瀉作矣。」泄瀉輕則治療得當，預後良好。重則泄瀉過度，影響機體功能，甚則陰竭陽脫。

陽虛泄瀉案

男孩，4歲。8月12日初診。

平素體虛，易患感冒、咳嗽，患兒泄瀉，大便糊狀，日2～3次，食後即便，時乾嘔，指脫皮，尿頻3天，2～3分鐘一解，量少。舌淡苔白，心肺常。「四季脾旺不受邪」，患兒平素易感冒、咳嗽，此乃脾虛所致。脾虛致瀉者，先耗脾氣，繼傷脾陽；脾胃不和則時乾嘔；尿頻3天，2～3分鐘一解，量少，乃脾損及腎，陽虛不攝之故也，治當溫運脾陽、運脾和胃。此取李中梓《醫宗必讀·泄瀉》治瀉九法之「升提」之意也，溫運脾陽，以升提中氣，脾胃稟造化之土氣而生，脾氣健運則能運化升清，中焦脾胃又為氣機升降之樞紐，脾氣升則下部之氣升，故升清陽實為升脾陽，脾陽升則能運化升清，則注下可止。

處方　亞康顆粒加　炮薑6g　桂枝6g　葛根10g　蒼朮6g

8劑，日1劑，水沖服，服4日休息3日。

9月5日因咳嗽就診時隨訪上診：服藥後大便日一解，尿頻消失，食後即泄減輕，正中病機，療效顯著，泄瀉癒。凡久病之兒，脾胃已傷，免疫功能低下，胃腸之疾，常為之患，治病求於本，當固其根本，方能取效，故治之當健脾養胃，溫運脾陽。李中梓云：「一日升提，氣屬於陽，性本上升，胃氣注迫，輒爾下陷，升、柴、羌、葛之類，鼓舞胃氣上騰，則注下自止⋯⋯所謂下者舉之是也。」

脾陽虛嬰瀉案

男孩，9個月。7月27日初診。

腹瀉，日3～4次，量多，氣味酸臭，面色萎黃（++），體重增長慢，夜眠欠安，腹脹（+），心肺常。泄瀉之病變總不離脾胃，胃為水穀之海，受納腐熟水穀，脾為其運化，若脾胃受病，則飲食入胃之後，水穀不化，精微不布，清濁不分，合汙而下，致成泄瀉。《幼科發揮》云：「泄瀉有三，寒、熱、積也⋯⋯積瀉者面黃，所下酸臭食也。」故治以健脾溫陽、消食化滯。

處方　嬰瀉顆粒加　補骨脂10g　神曲10g　附子3g　白茅根15g

8劑，日1劑，水沖服，服4日休息3日。

8月12日二診：大便日2次，色綠，面色萎黃（+），體重增加，心肺常。大便色綠，因脾陽仍不足，在上方基礎上加葛根，以健脾滲溼、升陽止瀉。

處方　嬰瀉顆粒加　補骨脂10g　神曲10g　附子3g　白茅根15g　葛根10g

8劑，服法同前。

在遣方用藥時，用茯苓、薏仁、車前草等甘淡之品，利小便而實大便，此取李中梓《醫宗必讀·泄瀉》治瀉九法之「淡滲」之意也，泄瀉之水溼偏滲大腸，洞泄而下，唯有分利水溼，從前陰而出，瀉方可平；並加用葛根補其津液，升其脾陽；神曲消食和胃等。

泄瀉兼外感案

男孩，1 歲半。8 月 31 日初診。

發熱 3 天，中高熱，偶咳，鼻癢，精神可，納可，腹脹（＋），咽略紅，大便稍稀，含泡沫。舌紅苔白，心肺常。診斷為泄瀉兼外感。患兒 1 歲有餘，體質頗弱，常感外邪，現發熱 3 天，中高熱，咽略紅，鼻癢，偶咳，《幼科釋謎·感冒》曰「感冒之原，由衛氣虛，元府不閉，腠理常疏，虛邪賊風，衛陽受攄」，小兒衛氣不足，則易感外邪，然脾胃乃全身宗氣之源，脾胃不和，則宗氣之生成運化受阻，不能外達於肌表，則衛氣虛，虛則不固，虛邪賊風則易侵入，故健脾和胃為治病之根本，配合消積導滯可也。

處方　消積顆粒加　蒼朮 6g　藿香 10g　焦神曲 10g　生薏仁 10g

6 劑，前 2 日，加量服，3 劑分 2 日服盡，日 1 劑半，餘藥日 1 劑。

另加　用羚羊角粉 2g，清熱涼血。

9 月 2 日二診：服上藥當日熱退，不咳，大便日 2 次，糊狀，正中病機，患兒仍腹脹（＋），舌淡苔白，加之急躁，乃內熱之象，故治以健脾和胃、消食行氣。

處方　亞康顆粒加　炒白朮 10g　葛根 10g　炒紫蘇子 10g　陳皮 6g　炒麥芽 10g

4 劑，交替上方服用，控防兼具。

一週後隨訪，上藥未盡，病已痊癒。

小兒有稚陰稚陽之特點，肺常不足，加之此患兒常受外邪，衛氣不足，易受外邪侵襲，故治之當固其宗氣，健其脾胃，養其衛氣，通腑理氣以清解內熱，脾胃和調，宗氣可布達全身，衛氣自固，外邪來犯，故當無恙。

健脾化溼療嬰兒久瀉案

男孩，6 個月。3 月 19 日初診。

腹瀉 20 餘天，日 6～7 次，黃綠色，皂塊，漏肛，泡沫，腹脹（＋＋），睡眠少。舌淡苔白，心肺常。泄瀉有三：寒、熱、積也。時值 3 月，且大便呈黃綠色，皂塊，此為糟粕而非完穀，從小腸而來，疑為調護不當，寒中胃腸所致，治以健脾化溼、升陽止瀉。

處方　嬰瀉顆粒加　葛根 10g　神曲 10g　蟬蛻 6g　煅龍骨 30g

4 劑，日 1 劑，水沖服。

並每晚服西藥消咳散 1 次，緩解腸道痙攣並調理胃腸道菌群，取急則治其標之意。

3 月 28 日二診（調理體質）：腹瀉好轉，日 1 次，糊狀，舌紅苔白。中藥暫不予，囑適寒溫，防外感。

幼嬰之瀉，脾虛為本，外感為因，且常兼溼邪為患，治療時應注意兩個方面：其一，健脾化溼。脾虛失健，則運化失常，溼邪內生，故當健脾以化溼，可予嬰瀉顆粒之類。其二，運脾化溼。脾為溼困，則氣化阻遏，清濁不分，此時應以運脾勝溼為務。運脾者，燥溼之謂，即芳香化溼，燥能勝溼之意，藥如蒼朮、厚朴、藿香、白荳蔻是也。臨床因脾虛致瀉者健脾，因溼邪困脾致瀉者運脾，兩者靈活應用最為關鍵。脾為

溼困，中氣下陷，則須振興脾氣，宜加入升陽藥，使氣機流暢，恢復轉樞。如升麻、柴胡、葛根之類，稍稍與之，即可去實。

脾虛食滯嬰瀉案

女孩，8個半月。4月22日初診。

腹瀉1月餘，大便皂塊，泡沫多，日1～3次，腹脹（＋），濁涕，夜眠欠安。舌紅苔白厚，心肺常。該患兒久瀉，伴大便皂塊及泡沫為脾虛完穀不化之症，又兼有苔厚、腹脹等積滯之實證，故採用健脾和胃、消食清熱之法。

處方　亞康顆粒加　炒白朮 10g　白茅根 15g

8劑，日1劑，水沖服，服4日休息3日。

5月7日二診：大便1～2日一解，皂塊減少，仍伴泡沫，黏液，餘症消失。停上藥4天，近1日大便稀，腹脹（＋）。舌紅苔白厚膩，心肺常。泄瀉日久易傷脾陽，故酌加葛根以升提脾陽，炮薑以溫中散寒、暖脾助運。

處方　亞康顆粒加　葛根 10g　炮薑 6g　炙甘草 3g

8劑，服法同前。

6月27日三診：泄瀉之症癒，夜眠欠安，二便可，口臭，腹脹（＋＋），手心熱。舌淡苔白膩，心肺常。熱象顯著，故調方以清熱導滯，後隨訪數劑而安。

處方　消積顆粒加　焦神曲 10g　連翹 10g　白茅根 15g

8劑，服法同前。

小兒泄瀉臨床常見多發，病程長，療效差，患兒臨床上多變見為脾陽虛兼有溼熱之虛實夾雜之象，風寒外感，調護失司，久則脾陽虛弱，

胃傷則受納腐熟之功能減弱，以致清濁不分，溼熱稽留，積滯與泄瀉並見，故臨床中應辨證施治，消補並用。

「通因通用」療肺炎合併腹瀉案

女孩，3歲。11月30日初診。

腹瀉3天，大便稀，日2～3次，現高熱，咳嗽甚，少涕，腹脹（＋＋＋），咽紅。舌淡苔白厚膩，雙肺喘鳴音（＋＋）。家屬訴其已靜脈注射3日，仍高熱不退，大便稀且酸臭，考慮其為抗生素相關性腹瀉，脾傷食滯，另其有高熱、咳嗽甚、雙肺喘鳴音等症狀，故診斷為支氣管肺炎。

方一　消積顆粒加　蒼朮6g　蟬蛻6g　枳殼6g　茯苓10g　焦神曲10g
3劑，加量服，分2日服盡，日1劑半。
羚羊角粉3g，分3次頓服。
方二　咳嗽顆粒加　紫蘇子10g　射干6g　枳殼6g　甘草3g
6劑，日1劑，水沖服。
消咳散6包，日1包。

囑先服羚羊角粉以清熱解毒，並予消積顆粒去其胃腸積滯，緩其腹脹、腹瀉之候，隨後予消咳散及咳嗽顆粒服用以祛肺之疾。

12月7日二診：家屬頗為感激，訴患兒症狀好轉明顯，熱退，咳喘減輕，腹脹（＋＋）。舌淡苔白，心肺常。

處方　亞康顆粒加　大黃3g　桑白皮10g　枳殼6g　炒麥芽10g　生薏仁6g

6劑，日1劑，水沖服，用以健運脾胃，調理防復。

抗生素的使用可導致腸道有益菌群平衡破壞，其解毒抗炎當屬「苦寒類」藥物，歷代醫家認為苦寒藥物有傷中之弊，可清熱瀉火，亦可損

傷陽氣，故久用抗生素會致命門火衰不暖脾土，導致運化失司，繼而引起腹瀉，因其腹瀉為運化障礙所致，為「熱結旁流」之象，此為用消積顆粒「通因通用」之意也！

運脾化濕療泄瀉案

男孩，6歲。6月22日初診。

腹瀉5天，日2～3次，水樣，量多，伴嘔吐，腹痛，腹脹（＋＋），消瘦（＋＋），面色萎黃（＋＋），尿少。舌紅苔白厚剝，心肺常。診斷為泄瀉；證屬脾虛濕盛；治以運脾理氣、滲濕導滯。

處方　消積顆粒加　蒼朮6g　炒白朮10g　葛根10g　焦神曲10g　木香6g

6劑，日1劑，水沖服。

6月29日因外感二診：隨訪初診泄瀉，訴服上藥當天吐瀉止，大便轉常，餘症消失，心肺常。此因冷氣受涼，現痰咳，清涕，舌紅苔白膩。

方一　咳嗽顆粒加　檳榔10g　白荳蔻3g　乾薑3g　枳殼6g　甘草3g

5劑，日1劑，水沖服。

方二　亞康顆粒加　炒白朮10g　炒麥芽10g　枳殼6g　白茅根15g

12劑，日1劑，水沖服。

予前方以溫中理氣止咳，後繼服亞康顆粒以補脾和中，調護後天脾胃之運化。

小兒泄瀉，一般以傷食、脾虛、濕熱、外感風寒為多見。該患兒腹瀉，嘔吐，伴有腹痛、腹脹，舌紅苔白厚剝，實為傷食兼濕熱之象，「脾

虛溼盛」為其病機關鍵，故以健脾勝溼為治療原則；又因該患兒尿少，主症中有小便不利、大便溏泄之狀，故於運脾之中佐以車前子滲溼利尿，分利陰陽，以達利小便實大便之意。

《本草崇原》：「凡欲補脾，則用白朮；凡欲運脾，則用蒼朮。」《本草求真》中謂白朮為「脾臟補氣第一要藥也」，清代黃元御在《長沙藥解》中記載白朮：「入足陽明胃、足太陰脾經，補中燥溼，止渴生津，最益脾精，大養胃氣，降濁陰而進飲食，善止嘔吐，升清陽而消水穀，能醫泄利。」故吾調脾虛之泄瀉，常配炒白朮、蒼朮以健脾運脾，效如桴鼓。運脾之法，旨在運轉脾氣，舒展脾胃，脾運則健，腹瀉可止。

痢疾癒後久瀉案

男孩，2歲6個月。7月22日初診。

腹瀉3天，日2～3次，泡沫，腹痛，發熱，中低熱，丘疹樣蕁麻疹，腹脹（＋），平素大便量多。舌紅苔白膩，心肺常。血液常規：白血球 $13.45×10^9$/L。大便常規：白血球（＋＋）；紅細胞（RBC）3～5個/HP。該患兒發熱、白血球高，腹痛、腹瀉泡沫狀，鏡檢有紅血球，可診斷為痢疾，兼見有丘疹樣蕁麻疹、平素大便量多，起病較急伴腹脹等症狀，證屬溼熱，此暴瀉先以燥溼消導為法，予消積顆粒酌加藿香芳香化濁、解表和中，蒼朮燥溼運脾，茯苓健脾滲溼，薑半夏溫中降逆，木香緩解腸脹氣。再予亞康顆粒酌加炒白朮補氣健脾止瀉，炮薑溫中止痛，補骨脂溫脾止瀉，葛根升陽止瀉，共奏健脾和胃、溫補升提之效。

方一　消積顆粒加　藿香10g　蒼朮6g　茯苓10g　薑半夏6g　木香6g
5劑，日1劑，水沖服。

方二　亞康顆粒加　炒白朮 10g　炮薑 6g　補骨脂 10g　葛根 10g　甘草 3g

12 劑，日 1 劑，水沖服，服 4 日休息 3 日。

8 月 20 日二診：訴服上藥後大便成形，熱退。近 2 日大便稀，黏膩，水樣，日 2～3 次，腹不適，腹脹。舌紅苔白厚膩，心肺常。患兒瀉下清稀，腹滿疼痛，診斷為風寒泄瀉。

處方　亞康顆粒加　蒼朮 6g　葛根 10g　高良薑 6g　木香 6g　炙甘草 3g

8 劑，日 1 劑，水沖服，服 4 日休息 3 日。

上方於健脾和胃中配伍蒼朮健脾，葛根升陽止瀉，高良薑溫胃止嘔、散寒止痛，木香行氣止痛。

9 月 7 日三診：現大便日 2～3 次，體重未增，面色萎黃（++），汗多。舌淡苔白膩，心肺常。患兒腹瀉反覆，伴有發育欠佳之體重未長、面色萎黃及氣虛自汗等症狀，故予嬰瀉顆粒加減以補氣運脾、滲濕止瀉，配伍五味子斂汗止瀉，淫羊藿補腎溫陽，補骨脂溫脾止瀉等。

處方　嬰瀉顆粒加　五味子 6g　淫羊藿 10g　炒麥芽 10g　補骨脂 10g　焦神曲 10g

12 劑，服法同前。

9 月 28 日四診：家長代述服上藥大便日 1 次，面色萎黃基本消失，喜飲。舌紅苔白，心肺常。患兒腹瀉癒，久瀉易傷脾腎之陽，前方佐以溫補脾腎之品，則運化來復，泄瀉自止。

處方　嬰瀉顆粒加　淫羊藿 10g　製附子 3g　白茅根 15g　葛根 10g　焦神曲 10g　桂枝 6g

12 劑，服法同前，鞏固治療。

該患兒泄瀉易反覆，並以虛寒為主，久瀉更易損及脾腎之陽，運化功能易紊亂。輕則採用健脾益氣、升陽止瀉之法；久則以溫陽補瀉、補火固腎為綱。

嬰兒風寒瀉案

男孩，5個月。5月18日初診。

腹瀉5天，加重2天，大便日5～6次，含泡沫，黏液，鼻塞，喉痰，噴嚏多，髮細，腹脹（＋）。舌淡苔白，心肺常。診斷為風寒瀉。此為嬰幼兒常見疾病之一，小兒臟腑柔嫩，肌膚薄弱，冷暖不知自調，易為外邪侵襲而發病。此即為感受風寒之邪所致，外感風寒，寒邪客胃，溼盛於內，脾失健運，清濁不分，故見大便清稀、多泡沫、臭氣不甚而為泄瀉。

處方 消咳散6包，以助消化及止瀉，配合暖暖包敷臍疏風散寒，內外兼治。

6月1日隨訪：患兒3日後泄止。

《幼幼集成·泄瀉證治》說：「若飲食失節，寒溫不調，以致脾胃受傷，則水反為溼，穀反為滯，精華之氣，不能輸化，乃致合汙下降而泄瀉作矣。」臨床可知，治療嬰兒之瀉常較難取效，而且由於小兒稚陽未充、稚陰未長，患泄後較成人更易於損陰傷陽發生變證，故應有未病先防、已病防變之理念。

第五節　痢疾

赤痢案

女孩，2歲。7月20日初診。

腹瀉3天，伴中熱，腹痛，大便日5～6次，量少，色紅，含膿液，納可，腹脹（＋＋），面色萎黃（＋＋）。舌紅苔剝，心肺常。某醫院大便常規示：稀便；潛血：陽性（＋）；紅血球（＋＋＋）；白血球（＋）；餘未見明顯異常。診斷為赤痢、溼熱痢。痢疾是以大便次數增多，腹痛，裏急後重，痢下赤白黏凍為主症，為夏秋季節常見腸道傳染病。早在《黃帝內經》即稱本病為「赤沃」。患兒腹痛，大便日5～6次，量少、色紅、夾有白色黏凍，結合大便常規檢查，可診斷為痢疾。赤多白少，故為赤痢。《丹溪心法·痢病》認為本病的病因以「溼熱為本」，提出了通因通用的治痢原則。劉河間則提出了「調氣則後重自除，行血則便膿自癒」的調氣和血之法。初痢多實證，當通之；久痢多虛證，當補之。患兒發病3天，故而效法朱丹溪，以通因通用之法。

處方　消積顆粒加　藿香10g　蒼朮6g　焦神曲10g　木香6g　炒薏仁10g

6劑，日1劑，水沖服。

以上方化溼清熱、行氣導滯。此外，囑服藥期間控制患兒飲食，多飲水，多食小米、山藥、鹹水粥，純奶少喝，優酪乳、工廠化食品宜忌之。因大便次數較多，故水果亦應限量，且宜餐後食之。

8月5日隨訪：患兒母親訴，患兒服藥2天後大便次數即明顯減少，排出大量矢氣，腹脹減輕。服藥第5天大便即轉為日1次，腹痛消失，腹軟。未再反覆。囑繼續粥療及生活護理。

本案之精在於粥療，何也？痢疾者，病在腸胃，腸胃病三分治療，七分調養。患兒年幼，胃腸素弱，生病期間則更易損傷胃腸，故於中藥治療同時，予以粥療以顧護脾胃之氣，此乃養生調養之法也。

「通因通用」治痢疾案

女孩，1 歲 4 個月。5 月 18 日初診。

腹瀉 3 天，膿液便，日 2 次，10 天前腸套疊 1 次（此前已有 1 次腸套疊病史），在某醫院空氣灌腸治癒，腹軟，夜眠欠安，哭鬧，少清涕。舌淡苔白。診斷為痢疾，證屬溼盛於熱。此患兒反覆腸套疊，蓋因大腸的通降功能失調，傳導阻滯，導致腸道氣血不通而致。腸胃素弱，又逢暑溼之季，則致兒痢，見膿液便。小兒脾常不足，故暑溼之邪，易侵小兒，痢疾常發。患兒腹瀉，溼熱內蘊，然舌淡苔白，可見雖為溼熱，然以溼為主。治當運脾消積、行氣利溼。溼熱除，則痢疾可止。

處方　消積顆粒加　藿香 10g　蒼朮 6g　焦神曲 10g　生薏仁 10g　木香 6g

5 劑，日 1 劑，水沖服。

大青鹽 500g，炒熱外敷神闕以益氣健脾。

5 月 23 日二診：服藥 4 天，膿液消失，大便糊狀，囑其食療。

本為痢疾，不以收澀，反以消導，何為之效？此乃通因通用是也，《丹溪心法》云「初得之時，元氣未虛，必推蕩之」，即在初病、體實之時可用下法，初痢宜通。

患兒反覆腸套疊 2 次，此次腹瀉 3 天，膿液便，夜眠欠安，哭鬧來診，何以區分腸套疊與痢疾？蓋痢疾為病，患兒必腹痛，裏急後重，痢下赤白膿血便且膿多於血。患兒年幼，尚未能用言語表達，故而裏急後

重不能言語，腹痛亦以夜眠欠安，哭鬧不寧來表現；唯膿液便可直觀察覺，此亦為腸套疊與痢疾差異之所在。「啞科」之難，可見一斑。糞便常規為痢疾首選檢查，鏡下可見大量白血球，細菌培養陽性可確診。而腸套疊為病，多以患兒突發陣發性腹痛或陣發性哭鬧、嘔吐乳食、便血和腹部叩診觸及臘腸樣腫塊，大便為果醬色黏液，糞少血多為特徵。超音波為腸套疊首選檢查，見「同心圓徵」、「套筒徵」等即可確診。治療上，二者亦有不同。痢疾為病，當「活血則便膿自癒，調氣則後重自除」。空氣灌腸、鹽水灌腸、鋇劑灌腸為治療腸套疊常用之法，臨床空氣灌腸較為普遍，然有研究認為鹽水灌腸首次成功率更高，副作用更小等優勢。痢疾多與飲食不潔或飲食生冷有關。腸套疊病因尚未明確。腸套疊與痢疾病位相同，症狀相似，然其治法相差遠矣。臨證不可不明辨也。

第六節　便祕

溼熱蘊脾便祕案

女孩，9個月。2月5日初診。

便祕，色綠，不成形，2～3日一解，體重增長慢，腹脹（＋），清涕。舌淡苔白，心肺常。此患兒證屬溼熱蘊脾。《素問・至真要大論》云：「太陰司天，溼淫所勝……大便難。」溼熱停聚中焦，氣機運行受阻，運化失司，腑氣不降而大便色綠，不成形；感受外邪，鼻竅不利則流清涕；溼熱蘊脾，脾失運化，水穀精微不得輸布四肢肌肉則體重增長慢；阻滯中焦，脾胃氣機不利，氣滯則腹部脹滿；故治之應先運脾行氣，清熱燥溼。

處方　亞康顆粒加　炒麥芽 10g　陳皮 6g

12劑，日1劑，水沖服，服4日休息3日。

同時配服調節腸道菌群的消咳散12包。

4月29日因便乾二診：大便日1次，色常，現大便乾，少涕，輕咳，睡眠少。舌淡苔白，心肺常。患兒便祕好轉，但仍有脾胃不和及外邪犯表之證，故治以健脾和胃、祛風解表。

處方　消積顆粒加　蟬蛻6g　紫蘇葉10g　荊芥10g

4劑，日1劑，水沖服。

2個月後隨訪，其間便祕未再反覆。

溼熱便祕由多種原因導致脾胃受損，溼熱內生腸道而成，治當健運脾胃為主。便祕者，切不可不究其因而妄用寒涼通下之品，誤下最易損脾傷胃，使脾氣難以升騰化溼，溼反乘虛下陷則便祕更加難癒。正如《蘭室祕藏·大便結燥門》云：「大抵治病，必究其源，不可一概用巴豆、牽牛之類下之，損其津液，燥結愈甚，復下復結，極則以至導引於下而不通，遂成不救。」因此，在治療溼熱便祕，應以健運脾胃為基礎，清熱化溼、條達氣機為輔。同時，囑家長合理餵養，增加蔬菜、水果的攝取，適當增加戶外運動，注意養成小兒定時的排便習慣，在生活起居方面注意調護脾胃，使機體升降出入有序則溼熱便祕自除。

溼蘊中焦便祕案

男孩，7個月。3月12日初診。

便祕2個月，夜啼，易腹脹，體重增長慢，大便黏膩，2～3日一解。舌淡苔白，脈沉。此患兒乃脾失健運、溼蘊中焦。脾虛腸道失潤，則便祕，水溼不化故大便黏膩；食滯中焦，阻滯氣機，則夜啼、易腹脹。脾胃健運則氣機升降如常，津液得下而大便出焉，因此，針對溼熱便祕脾失

健運、溼熱蘊結腸腑傳導失司的病因病機，其治療當健運脾胃為先，條達氣機為要。脾胃得運，升降之能得復，水穀得化，氣機條達，亦可兼達清熱利溼之效。治療上故應健脾消積為主，兼清熱利溼、條達氣機。

處方　消積顆粒加　連翹 10g　生薏仁 10g

8 劑，日 1 劑，水沖服，服 4 日休息 3 日。

3 月 30 日二診：停藥大便仍 2～3 日一解，但黏膩消失，夜眠好轉，體重增長 0.15kg。舌淡苔白，心肺常。諸症減輕，但脾虛之便祕仍顯，溼熱之邪纏綿難除，清熱太過，易寒涼而助溼邪；燥溼太過，易溫燥而助熱邪。上方清熱之力有餘，而化溼之力略顯不足，故大便雖不黏膩，仍 2～3 日一解。故予亞康顆粒調和脾胃以善其後，佐以炮薑以溫陽，葛根以生津，以求清熱而不助溼，祛溼而不助熱，使溼去熱清，氣機通暢，脾氣健運，清濁自調，則大便通利，臟腑各得其養。

處方　亞康顆粒加　炮薑 6g　葛根 10g　大黃 3g

7 劑，日 1 劑，水沖服。

9 月 7 日三診（調理體質）：家長代訴服上藥後二便轉常。

便祕為小兒常見病，便祕之中尤其以溼熱祕較為難治。難治之處在於治療溼熱之邪，法當清熱利溼，或清熱化溼，或清熱燥溼。清熱當用苦寒，利溼當用淡滲之品，化溼當用運脾之藥，燥溼當以溫中為主。本案溼熱之邪蘊結中焦，當以化溼、燥溼為主。然化溼、燥溼之品多偏溫燥，溫燥易助熱邪；清熱之藥多偏苦、寒，苦寒之藥易助溼邪，溼熱之邪膠結難除，便祕難癒。臨證宜審其主次，溼邪為主，治以祛溼為主，佐以清熱；熱邪為主，治以清熱為主，佐以祛溼；溼熱並重者，則清熱祛溼並重。臨證當審慎之。

第二章　脾系疾病解析

肺脾同治便祕案

女孩，3歲10個月。3月7日初診。

便乾2年，大便乾而少，易患支氣管炎，每月1發，易腹痛，汗多，口臭，手足不溫，皮膚高敏，面色萎黃（＋），手心萎黃，心肺常。此患兒證屬肺脾不和。脾胃為陰陽氣機升降之樞紐，在水穀運化和吸收、糟粕排出方面至關重要；肺與大腸相表裡，肺氣失於肅降則影響大腸之傳導，加之小兒「脾常不足、肺常不足」，則更易致便祕。脾虛津液乏源，腸道失於濡潤則便乾而少；肺氣虛易感外邪則易咳嗽，每月1次；肺脾氣虛不能攝津則汗多；脾虛胃腸積熱，上蒸於口則口臭，外透於表發於肌膚則皮膚高敏，積滯內停，阻滯氣機則腹痛，氣血無以上榮肌膚則面色萎黃，手心萎黃。肺脾症狀皆顯，故應肺脾同治。

方一　消積顆粒加　生黃耆10g　桑白皮10g　蒼朮6g　青蒿10g
10劑，日1劑，水沖服。

方二　咳嗽顆粒加　炒白芍10g　大黃3g　枳殼6g　炒萊菔子10g
10劑，日1劑，水沖服。

兩方交替服用，服5日休息2日。健脾和胃兼止咳平喘。

4月10日二診：便軟，腹脹減輕，夜眠欠安，手足不溫，其間未咳嗽，手心萎黃、面色萎黃消失。舌紅苔白，心肺常。便祕將癒，咳癒，諸症減輕，故繼予調和脾胃以善其後。

處方　消積顆粒加　桂枝6g　生黃耆10g　枳實6g　焦神曲10g
20劑，日1劑，水沖服，服5日休息2日。

9月7日因便乾三診：家長代訴服上藥後二便可，未咳嗽，1個月前發熱，查白血球高，應用抗生素後便乾至今，仍皮膚高敏，口臭，咽稍

紅，腹脹（＋＋），手足不溫。舌紅苔白膩，心肺常。諸症均輕，但脾虛食滯化熱之口臭、腹脹、皮膚高敏等症仍顯，小兒體稟純陽，然久用抗生素等苦寒之品，易傷陽氣，故繼以健脾消積清熱，佐以溫陽之藥。

處方　消積顆粒加　青蒿 10g　淫羊藿 10g　桂枝 6g　當歸 10g　焦神曲 10g

20 劑，服法同前。

中醫認為便祕病位在大腸，係大腸傳導功能失常所致，但與肺、脾等臟亦密切相關。肺燥熱移於大腸，使大腸傳導失職而便祕，脾虛運化失常，糟粕內停，大便難行。因此，此類便祕應肺脾同治，大腸的傳導，須賴津液濡潤，脾臟輸布津液功能正常，肺氣正常宣降，則大腸氣血通調。

「提壺揭蓋」法癒便乾案

男孩，8 個月。12 月 24 日初診。

患兒便乾，體胖，痰多，雙肺音粗糙。雖見便乾症狀，但以上焦肺部痰涎壅盛為主要病機，故此以清肺化痰止咳為主。

處方　咳嗽顆粒加　蟬蛻 6g　葶藶子 10g　枳殼 6g

7 劑，日 1 劑，水沖服。

同時給予消咳散 7 包，以加強化痰止咳。

翌年 1 月 12 日二診：患兒一般情況可，少鼻涕，二便可，心肺常。病情好轉，便乾症狀消失，咳嗽後期以調理脾胃為主，復脾胃健運之功，以杜生痰之源，同時佐以化痰之藥。

處方　亞康顆粒加　桑白皮 10g　炒紫蘇子 10g　葶藶子 10g

第二章 脾系疾病解析

8劑，日1劑，水沖服。

同時給予消咳散8包，以健脾消食。

此案患兒以咳嗽為主症，病位在肺部，雖見便乾，考慮到病機在於痰溼壅盛肺部，以清肺化痰止咳為主，不必畫蛇添足應用通泄之品。正應「提壺揭蓋」之理。深究其理，肺為水之上源，主通調水道，肺失宣降，津液運行不暢則聚為痰飲之邪出現痰多、咳嗽，進而津液不能下行濡潤則便乾。此法一施，上焦得通，津液得下，便乾不通得癒。

第七節 積滯

抗生素傷脾案

女孩，3歲7個月。6月17日初診。父母訴患兒手足口病初癒，現反覆發熱5天，中低熱，體溫38.2℃（最高體溫），雖打點滴仍控制不佳，偶咽部不適，清涕，平素食慾欠佳，納呆，輸抗生素後舌苔增厚顯著，食慾尤差，腹脹（＋＋），二便可。舌紅苔白厚膩，心肺常。

此為病後邪祛滯留，抗生素致脾傷食滯也。西醫治療方案正確，用藥對症，卻仍反覆發熱，舌苔愈厚、食慾愈差，此中道理何在？小兒素體脾常不足、肺常不足，容易出現脾系、肺系疾病。查閱患兒往日病歷，細究其理，患兒素為積滯體，此其一也！現恰手足口病初癒，體內病邪殘留未盡，正氣未復，脾胃尚虛，必受影響，此其二也！西醫予抗生素對症治療，仍久不癒，因其於中醫而言屬苦寒之品，重用久用，必傷脾胃，致納運失健，則顯舌苔愈厚、食慾愈差，此其三也！患兒素為積滯體，腹脹明顯，手足口病、發熱等的治療均宜優先考慮消積導滯為基礎治療，積滯得消，則諸症易癒。然西醫忽略患兒脾胃症狀，一味講究對症治療，猶如隔靴搔癢，不治其本，此其四也！積滯不消，鬱於中焦，

久而化熱，則仍反覆發熱；久用大量苦寒之品，愈傷脾胃，則食慾愈差。

處方 消積顆粒加 蒼朮 6g 焦神曲 10g 枳殼 6g 射干 6g 連翹 10g

6劑，前2日，加量服，3劑分2日服盡，日1劑半，餘藥日1劑。

羚羊角粉 2g，下午 3～5 點，水煎，頓服。以求清熱解毒，增加解熱作用。

7月6日隨訪患兒母親：訴患兒服藥1天後拉出大量糞便，矢氣較多，當晚熱退。服藥2天後食慾漸佳，精神逐漸好轉。囑其生活飲食調護。

《溫病條辨‧解兒難》云：「其用藥也，稍呆則滯，稍重則傷，稍不對證，則莫知其鄉，捕風捉影，轉救轉劇，轉去轉遠。」小兒素體臟腑嬌嫩，形氣未充，不耐藥物克伐，用藥當審慎精準，中病即止，不可久用，抗生素乃苦寒之品尤應慎重，久用多傷脾胃。

小兒諸疾百病，飲食所傷者眾，而飲食無常首傷脾胃，除常發之吐、泄、滯、疳外，其有因於飲食而致外感者，或因於飲食而夜啼者，或因於飲食而哮喘者、而易感冒者、而久咳者、而汗證者、而多動抽動者、而天癸早至者、而癮病者、而嗜異症者，因於飲食而誘發之疾更眾，不勝列舉。

小兒脾胃歸屬中焦，乃上下焦之中樞，其上下焦之常之恙均賴中焦之健之暢。如肺系之諸疾，可因於積滯而誘發，也可食積化熱蘊痰，上貯於肺，令痰熱咳嗽。熱閉於肺則痰熱哮喘。積滯易如感六淫之犯，為小兒醫者常識也。

積滯實證腹脹案

女孩，1歲9個月。7月10日初診。

腹脹2個月，納可，體重增長慢，便乾。舌淡苔白厚，心肺常。此

第二章 脾系疾病解析

皆為積滯之脾胃實證之候，病因則為飲食不節，過食肥甘厚味生冷之品，日久損傷脾胃，使得飲食停而不消，積而成滯。

處方　亞康顆粒加　大黃 3g　炒麥芽 10g　炒枳殼 6g　白荳蔻 3g

10 劑，日 1 劑，水沖服，服 5 日休息 2 日。

方中檳榔、炒枳殼行氣利水；黃芩、梔子清熱利溼；神曲、炒麥芽消食和胃；炒白扁豆、白荳蔻、茯苓補脾和中化溼；大黃、炒牽牛子攻下去積，全方共奏理氣化溼導滯之功。

7 月 24 日二診：腹仍脹，體重略增長，口涎，多夢，便略乾。舌淡苔白，心肺常。口涎乃是小兒脾常不足，水津輸布障礙所致，便乾、腹脹、多夢等乃心脾積熱之象，積滯不消，諸症不解。故更前方以消積健脾之重劑。

處方　消積顆粒加　蒼朮 6g　木香 6g　連翹 10g　生薏仁 10g

10 劑，服法同前。

上方以消積顆粒為基礎方以增強消積導滯之力，並佐以蒼朮、木香以行氣運脾，連翹、生薏仁以清熱運脾。

8 月 26 日三診：納食明顯進步，腹脹（＋＋），二便可。舌紅苔白，心肺常。此時腹雖脹，但二便調，納食亦好轉。故予健脾消食之輕劑。

處方　亞康顆粒加　蒼朮 6g　炒麥芽 10g　木香 6g　炒白朮 10g

6 劑，日 1 劑，水沖服。

並配合消食西藥口服，以平衡腸道菌群，以資鞏固。

患兒體重增長緩慢，多由脾常不足導致。積滯致脾胃實證患兒，表面身體壯實，納雖尚可，但常有口渴、便乾、大便祕結、手足心熱等，是「食積化熱」的表現。然脾胃虛證患兒，多表現為身體瘦弱，面色萎

黃，大便稀溏，進食後排便，乏力懶動等。兩者均會導致小兒納食欠佳，身高、體重增長緩慢，應以資鑑別，辨證施治。

積滯兼外感案

男孩，2歲半。2月26日初診。

患兒反覆發熱4天，中高熱，輕咳，無痰，少涕，納少，腹稍脹，大便偏乾。舌紅苔白厚膩，心肺常。診斷為積滯兼外感。

處方　消積顆粒加　蒼朮6g　青蒿10g　生薏仁10g　連翹10g

6劑，日1劑，水沖服。

羚羊角粉2g，頓服。消咳散6包。

患兒以發熱為主訴就診，不予疏風解表之劑，卻予薑厚朴、大黃、炒牽牛子等瀉下類藥物；炒牛蒡子、生梔子、車前子、青蒿、連翹等清熱藥物；白荳蔻、蒼朮、生薏仁等健脾燥濕藥物，何也？細辨患兒諸症，納少、腹稍脹、大便偏乾，脾胃積滯症狀更為明顯；雖咳嗽，而為輕咳、無痰，積滯內停中焦，中州不運，肺失宣肅，氣逆而咳也。反覆發熱4天，雖為中高熱，而以積滯症狀為主，外感症狀為次，故診斷積滯兼外感，積滯為本，外感為標。

本證之治，初以解表退熱為主，效欠佳，體溫易反覆，何故？積滯不除，腸腑不通，邪熱有所依託，故體溫易反覆。當釜底抽薪，標本兼治，清熱瀉下為主，兼以解表，予瀉下類藥以消積滯、排宿便，使在內之邪熱失去依託；予清熱類藥以清熱兼以解表，使在內之熱邪得清，在表之邪得以透發；予燥濕健脾類藥以燥濕健脾，使攻邪而不傷脾，且蒼朮、生薏仁兼以解表清熱之功。諸藥合用，旨在清熱通便兼以解表，表裡雙解而取效。患兒年幼，體溫反覆，熱勢較高，恐其熱勢高引動肝

風，故予羚羊角粉，取其清熱鎮驚、平肝息風之用。

3月4日二診：患兒服上藥後熱退，不咳，納食好，大便量多。舌淡苔白膩。服藥6劑，諸症盡消，取效甚捷。雖大便量多而未有泄瀉，舌淡而苔仍白膩，或為服藥後體內積滯、宿便外排之功，故繼予消積顆粒為主方，以鞏固療效，然恐一味攻伐損傷脾胃，故佐以炒白朮、葛根、焦神曲以健脾和胃，顧護後天之本；甘草調和諸藥，緩解藥性。

處方　消積顆粒加　炒白朮10g　葛根10g　焦神曲10g　甘草3g

8劑，日1劑，水沖服，服4日休息3日。

感冒以發熱為主症者，多從疏風解表治之，此治療感冒之常法。然引起發熱之病因眾多，或為外感，或為內傷，或為飲食不當所致，不可不察，當因時、因地、因人而辨之。

積滯外感互兼案

男孩，1歲。7月6日初診。

發熱1天，中低熱，不咳，鼻涕，咽紅（＋＋），腹脹（＋＋），便乾，量少，日一解。舌紅苔白，心肺常。該患兒腹脹、便乾等積滯之象，兼有中低熱、鼻涕等外感表證，咽紅為肺有蘊熱之徵象，故診斷為積滯兼外感。

處方　消積顆粒加　桑白皮10g　射干6g　炒紫蘇子10g　蟬蛻6g

5劑，日1劑，水沖服。

羚羊角粉2g，頓服，取其清熱解毒之功效以退熱。

服上藥當日患兒熱退，二便調，諸症大減。本方於消積運脾之中佐以桑白皮清熱瀉肺、射干利咽消腫，取炒紫蘇子既能行氣寬中療其脘腹脹滿，又可解肌發表療其外感表證，為《本草正義》中「風寒外感靈藥」。

10月29日二診：3天前發熱1次，中熱，家長自予蒲地藍消炎口服液等清熱解毒藥物後治癒，現鼻涕，噴嚏多，咽紅（＋＋），腹脹（＋＋），夜眠欠安，大便稍稀。舌紅苔白厚膩。因風寒襲表，致中發熱，予蒲地藍消炎口服液等清熱解表之藥以清熱解毒，然寒涼藥物必傷及脾胃，故而出現腹脹、咽紅、大便少稀、苔厚膩等脾虛積滯化熱之象，兼有噴嚏、鼻涕等外感病未癒之狀，診斷為外感兼積滯。

處方　消積顆粒加　蒼朮 6g　藿香 10g　焦神曲 10g　射干 6g

6 劑，日 1 劑，水沖服。

本方於消積運脾之時，配伍藿香解表化溼，神曲消食兼以解表之功，射干以消痰利咽。

11月19日三診：家長訴服上藥後未發熱，諸症消失，神清氣爽，狀態好。近1週鼻涕多，喉痰，便稍乾，舌紅苔白膩，雙肺痰鳴音。

處方　消積顆粒加　炒紫蘇子 10g　射干 6g　蒼朮 6g　焦神曲 10g

12 劑，日 1 劑，水沖服，服 4 日休息 3 日。

本方消積運脾與清熱化痰共行，用以防控兼備。

此患兒兩次就診均為積滯兼外感，然其有先後側重之不同。初診為兩者並重，食滯發熱也，故宜清熱攻下、消積化滯；二診為外感病過用寒涼，致脾胃損傷，出現外感未癒兼有積滯之證，唯消積中兼有健脾，運脾中不忘解表也。此案貴在，於病情轉化之中辨肺脾之先後輕重也。

積滯兼外感伴白血球高案

男孩，5 歲 6 個月。6 月 1 日初診。

發熱 1 天，中熱，少涕，輕痰咳，鼻衄，左耳疼，腹脹（＋），便稍乾。

舌紅苔白膩，心肺常。血液常規：白血球 17×109/L。診斷為積滯兼外感。食停腹中則腹脹，便乾，鬱久化熱，隨經上行則鼻衄，耳痛，加以風邪內入，不能四達，則上有少涕，痰咳，表有發熱。

處方　蒼朮 10g　茯苓 10g　炒白扁豆 10g　黃耆 10g　薑半夏 10g　生梔子 10g　連翹 10g　青蒿 10g　檳榔 8g　川厚朴 8g　炒牽牛子 6g　生甘草 6g

7 劑，日 1 劑，水煎服②。

6月 6 日二診：服上藥中熱退，時低熱，咳加重，眼屎多，腹軟，大便軟。舌紅苔白膩，心肺常。血液常規：白血球 11.7×109/L。積滯已消，表證未解，肺氣未復，故以宣肺止咳、清熱解表為法。

處方　紫蘇葉 8g　桔梗 8g　黃芩 8g　薑半夏 8g　桃仁 8g　白前 8g　紫菀 8g　檳榔 8g　僵蠶 10g　青蒿 10g　川厚朴 10g　生甘草 6g

5 劑，日 1 劑，水煎服①。

6月 15 日三診：咳已輕，時夜咳，繼服上方 6 劑，以善其後。

本案患兒初診時白血球即高，規範治療常予抗生素之品，然此案僅予中藥療之，白血球亦降，理之為何？緣由本病之根在於脾胃運化功能減弱，不能及時消化所納食物，積滯日久往往化熱，內熱由生，肺胃熱盛，稍感外邪即發病。病有主次，治有緩急，本病治療雖有違「表不解不可攻裡」之原則，但卻抓住了發病之根本，故效果更佳，積滯除，表證解，治病求本，則諸症減，白血球亦降。

第八節　疳證

疳瀉案

男孩，1歲8個月。1月15日初診。

反覆腹瀉1年餘，患兒自3月齡開始易腹瀉，後因其引發抽搐2次，某醫院住院治療期間查腦部CT無異常。現患兒身高、體重均不達標，髮細，面部溼疹、滲出、搔癢，尿頻，大便日2～4次，量多，不成形。舌淡苔白。診斷為疳瀉；證屬脾腎兩虛。

處方　嬰瀉顆粒加　補骨脂10g　葛根10g　升麻10g　焦神曲10g　炒麥芽10g

20劑，日1劑，水沖服，服5日休息2日。

囑米粥自養。

此患兒3個月始腹瀉，住院治療，效仍欠佳，何也？脾胃為後天之本，兒童生長發育全賴脾胃化生之水穀精微濡養。本為稚陰稚陽之體，久瀉脾陽已虛，加之大量抗生素、激素等苦寒之品，猶如雪上加霜，脾陽更虛。脾胃不健，生化乏源，氣血不足，故出現形體消瘦、髮細、大便不調等疳證之象。腹瀉日久，脾胃虛弱，形見於外而責之於內，故面部溼疹、滲出嚴重，搔癢難耐。《素問·陰陽應象大論》言：「清氣在下，則生飧泄，濁氣在上，則生䐜脹，此陰陽反作，病之逆從也。」小兒疳瀉，脾虛氣陷，治療必升陷下之脾陽，以健運脾胃，取吳鞠通《溫病條辨·解兒難》治疳九法中之三「升陷下之脾陽」也，故佐以葛根、升麻以升舉陽氣。腎為先天之本，可促進人體生長發育，先天資後天，後天助先天，患兒腹瀉日久，脾虛不能制水，損及脾陽，脾病及腎，致腎陽亦虛，一則生長發育的功能低下，可見身高、體重生長低下；二則二便功

能失司，可見小便頻，大便溏。故治療應佐以溫陽補腎之品補骨脂。諸症合參，患兒因久瀉而致脾腎陽虛疳證症狀顯著。治以健脾止瀉、溫腎固澀。

其次，患兒因抽搐 2 次住院治療，乃由於暴瀉久瀉所致，虛極而生內風，是為「慢脾風」之證。

4 月 6 日二診：患兒母親代訴體重增加 2kg，服上藥 5 天後，二便轉常，現仍溼疹反覆，咳嗽，急躁，近期易驚，怯弱，舌淡苔白，大便再次糊狀。診斷為脾虛兼外感。

患兒服藥後很快二便轉常，何也？久瀉虛極，不可峻補，予嬰瀉顆粒及米粥「甘淡養胃」是也，即吳鞠通《溫病條辨・解兒難》治疳九法之四。甘能補，脾氣健運，氣血生化有源，臟腑組織得以濡養，故身高體重較前增長。淡能滲，清氣得升，濁氣得降，清濁分流，故而大便實，小便利。唯患兒溼疹仍反覆，咳嗽，急躁，易驚。

處方　亞康顆粒加　炮薑 6g　補骨脂 10g　桂枝 6g　生龍骨 30g　焦神曲 10g

20 劑，服法同前。以健脾和胃、溫腎鎮驚。

5 月 10 日隨訪：患兒未再腹瀉，二便可，體重增加 0.6kg，溼疹仍時有反覆，可自癒。急躁、易驚症狀亦較前明顯好轉。乳食不節，餵養不當，飢飽無度，過食肥甘厚膩之品，生冷不潔之物，以致食積內停，積久成疳，是疳證最常見的病因。若小兒長期患病，反覆感染，或經常嘔吐，慢性腹瀉，或病後失調，津液受傷，均可導致脾胃虛弱，化生不足，氣血俱虛，陰液消耗，久則亦可致成疳證。疳者乾也，疳者甘也，泄瀉不防，久則亦可成疳也！

疳積案

女孩，3歲。10月15日初診。

其母訴患兒平日夜眠欠安，易乏力、煩躁、口臭，大便略乾。症見：形體消瘦（＋＋），面色萎黃（＋＋），髮黃，腹脹（＋＋＋），舌紅苔白厚膩。

此為疳證的典型臨床表現。詳詢患兒有飲食不節史，小兒脾常不足，若飲食無度，過食肥甘厚味、生冷堅硬之物，則易致食積內停，積久成疳，正所謂「積為疳之母」、「無積不成疳」也。證屬脾虛夾積，治以消補兼施。

處方　消積顆粒加　蟬蛻 6g　蒼朮 6g　神曲 10g　枳殼 6g

10劑，日1劑，水沖服，服5日休息2日。

蒼朮性味微苦，芳香悅胃，功能醒脾助運，開鬱寬中，疏化水溼，正合脾之習性。枳殼疏肝和胃，理氣解鬱，李杲言枳殼「利氣……消痞脹……利腸胃」，恰合疳證之病機。此取吳鞠通《溫病條辨·解兒難》治疳九法之一「疏補中焦」之意。

10月29日二診：大便軟，少矢氣。腑實已通，消積勿過攻伐，以免傷正，故應健脾運脾，但應注意補脾須佐助運，使補不礙滯，並佐以溫陽補腎之品，脾腎互資。

處方　亞康顆粒加　大黃 3g　白朮 10g　炮薑 6g　補骨脂 10g

10劑，服法同前。

次年2月27日隨訪：患兒後服前方數劑，現體重增長，情緒好轉，狀態進步，舌紅苔白，心肺常。

《小兒藥證直訣·諸疳》所說：「疳皆脾胃病，亡津液之所作也。」言

明其病位與病機。故應以健運脾胃為主，透過調理脾胃，助其納化，以達氣血豐盈、津液充盛、臟腑肌膚得養之目的。此外，尤應注意飲食調護，糾正其不良的飲食習慣。吃飯寒溫適宜，少食或盡量避免油膩煎炸及辛辣的食品，多食麵食及易消化的食物，同時特別強調應限制流質蛋白飲食如牛奶、優酪乳等的攝取量以免導致體內營養過剩，助溼生熱，更加重脾胃負擔；還強調廣食譜飲食，培養不偏食不挑食的習慣，有助於調節脾胃功能。

骨疳案

男孩，5歲半。8月12日初診。

齒枯明顯、斷齒不長，重度消瘦，面色萎黃，髮枯，口臭，中度腹脹，納少，大便乾。舌紅苔白。診斷為骨疳，證屬脾腎兩虧。

處方　亞康顆粒加　炒白朮10g　生龍骨30g　炒麥芽10g　枳殼6g　生甘草3g

20劑，日1劑，水沖服，服5日休息2日。

以健脾和胃、行氣消積為法，囑多食米麵為主，水果少食為助，肉奶慎之，平素飲食規律，輔以粥療，不可強迫、催促進食，餐時情遂，食慾啟開，日漸恢復脾運，養後天以資先天。

9月2日二診：納食進步，面色萎黃好轉，腹脹減輕，齒枯，手足不溫，大便軟，日一解。舌紅苔白膩。

處方　亞康顆粒加　炒白朮10g　補骨脂10g　葛根10g　桂枝6g　炙甘草3g

15劑，服法同前。

11月20日三診：諸症改善，效不更方，稍作加減。

處方　亞康顆粒加　炒白朮 10g　附子 3g　五味子 6g　升麻 6g　神曲 10g

16 劑，日 1 劑，服法同前，服 4 日休息 3 日。

次年 3 月 9 日四診：齒枯明顯好轉，納食進步，體重亦增。守二診方，去桂枝，加炒麥芽。

處方　亞康顆粒加　炒白朮 10g　補骨脂 10g　葛根 10g　炒麥芽 10g　炙甘草 3g

16 劑，服法同前。

此患兒長期水穀攝取不足，氣血生化乏源，不足以濡養臟腑肌膚，日久成疳，則見形體消瘦、面色萎黃、腹脹之症，脾失健運，日久及腎。小兒之體，腎本虛，其主骨，齒為骨之餘，其藏精，髮為腎之華，先天不固，後天不足，氣血虧耗，無以濡養，則齒枯明顯，斷齒不長，髮枯，《顱囟經‧病症》云：「齒焦是骨疳。」患兒納少，不思飲食，故囑吳鞠通《溫病條辨‧解兒難》治疳九法之六「食後擊鼓」，以營造愉悅用餐環境促食、促化，鼓舞脾陽；治疳九法之七「調其飲食」，食養為先；輔以粥療，治疳九法之四以「甘淡養胃」是也。善用葛根、升麻以「升陷下之脾陽」，此為治疳九法之三也。佐以附子、補骨脂以溫腎助陽，予運脾之品枳殼以利氣運脾；全方在四診合參、辨證論治的基礎上緊扣病機，故而收效甚捷。

齒枯之解：①如今飲食之品，精細、美味、種類多，小兒不知自節，貪而多食甘味，齒為戶門，食甘而損之。②脾胃失運，氣血津液不榮，外現齒枯。③腎主骨，齒為腎之餘，腎精不足，故齒枯不榮。然許多醫者多以補腎、補鈣為其治則，苟與之不同，《黃帝內經》上明確指出齒與胃、大腸二經密切相關，如「大腸手陽明之脈……其支者，從缺盆上

頸，貫頰，入下齒中……胃足陽明之脈，起於鼻，交安頁中，旁納太陽之脈，下循鼻外，入上齒中」。治齒不獨取之腎，乃為正治也。

消補合法療脾疳案

男孩，7歲。8月21日初診。

嘔吐2次，乾嘔，噴嚏，鼻涕，乏力，面色萎黃（++），消瘦（+++），納差，夜眠欠安，大便乾。舌淡苔白厚膩，心肺常。

此患兒面色萎黃、消瘦、納差，伴有乾嘔、乏力，皆為脾疳之徵，多由哺食無度，損傷脾胃所致，便乾、夜眠欠安為脾胃不和食積化熱之象，噴嚏、鼻涕為體虛外感之徵，診斷為脾疳，治療上偏補則壅礙氣機，峻消則損脾傷正。

處方　亞康顆粒加　大黃3g　蒼朮6g　炒枳殼6g　炒麥芽10g　白茅根15g

20劑，日1劑，水沖服，服5日休息2日。

於健脾理氣、消食和胃之中，配伍瀉下之大黃及清肺胃熱之白茅根。

12月4日二診（調理體質）：家長訴體重增加顯著，其間發熱2次，已治癒，現少涕，輕咳，舌淡苔白，心肺常。

處方　亞康顆粒加　炒紫蘇子10g　大黃3g　蒼朮6g　枳實6g　連翹10g

20劑，服法同前。

予健脾理氣藥中配伍炒紫蘇子、枳實以止咳化痰，連翹以疏散風熱，以善其後。

小兒疳證，多由飲食失節，肥甘無常，生冷無度，傷及脾胃，致脾胃運化無力，食積停滯，而致一系列虛弱乾枯之候，此非氣血虛弱也，

而為虛實夾雜之症，故治疳之法，必當時時顧護胃氣，視患兒體質強弱、病情淺深，合理運用消補二法調理為要。

第九節　嗜異症

從脾胃論治小兒嗜衣案

男孩，4歲。3月23日初診。

納少，消瘦（＋＋），嗜衣，髮黃，面色可，夜眠欠安，常夜啼，腹不適，易感冒，月月發作，二便可。舌紅苔白，心肺常。診斷為厭食；嗜異症。此患兒乃脾運不健、胃納不化。脾虛運化失健，食滯中焦，則納少，腹不適，夜眠欠安，嗜衣，常夜啼；脾虛氣血生化乏源，無以滋潤、濡養四肢肌肉、毛髮，則消瘦，髮黃；脾肺為母子之臟，久則母虛及子，必然引起肺氣虛，外邪侵襲，則易感冒。舌紅示胃中有熱。治以健脾益胃、消積清熱。

處方　消積顆粒加　蒼朮6g　青蒿10g　生龍骨30g　白茅根15g

15劑，日1劑，水沖服，服5日休息2日。效則繼服15劑。

另囑配合飲食、起居調理，當患兒出現嗜衣行為時，嚴忌打罵，可採取運動療法以轉移其注意力，拿開異物，同時多關心孩子，不應過分責罰，否則反而加重病情。

4月27日二診：未感冒，嗜衣消失，納食明顯增加，夜啼減少，腹脹（＋），二便可。舌紅苔白，心肺常。患兒服藥1月餘，嗜衣瘥，諸症減輕，效不更方，故繼予調和脾胃以善其後。

處方　消積顆粒加　補骨脂10g　炒麥芽10g　焦神曲10g　枳殼6g

11劑，日1劑，與上方餘藥交替服用，服4日休息3日。

9月14日三診（調理體質）：患兒嗜衣未再發，囑繼續調理。

臨床常見患兒異食已久，然其父母卻未在意，自詡幼兒皆如此。非也！嗜異症又稱異食癖，乃小兒在開始能夠主動選擇食物時，有意識地挑選非食品的異物，如泥土、衣物、紙張等，進行難以控制的咀嚼或吞嚥，並往往不接受父母的勸阻，甚至違背家長，暗暗偷吃。本症的描述，散見於中醫古籍「蟲積」、「疳證」等。如沈金鰲《幼科釋謎》云：「愛吃生米麵、炭、磚瓦，是脾胃疳。」龔廷賢《壽世保元》：「好食生米或好食壁泥，或食茶、炭、鹹、辣等物者，是蟲積。」幼兒無知，乳食不知自節，故而時常食積，積久成疳；衛生不能自理，食入不潔之物自是常事，蟲卵入口易矣。然余認為此病既非疳證，也非蟲積所致，係胃內有熱，胃熱者善飢，飢不擇食，誤食異物，食久成癖而成；又因異物積滯不化，脾胃受損，運化失常，積滯日久，鬱結生熱。所以治療上予健脾和胃、消積清熱。同時，現代醫學認為，嗜異症的發生與腸道寄生蟲病和鐵、鋅等微量元素缺乏有關。然臨床僅予驅蟲或補充微量元素，症狀改善並不明顯，吾常用健脾和胃之中藥調理脾胃，脾胃健運，納化有常，則可改善體內微量元素缺乏，恢復和增進食慾，糾正偏嗜異物的行為，常用消積顆粒等健脾助運中藥外，含鐵、鋅較多的生龍骨、補骨脂、白茅根等中藥，可配入辨證方中應用，從而提高臨床療效。

第三章　心系疾病要點

■ 第一節　夜啼

脾胃不和夜啼案

女孩，6個月。3月30日初診。

夜眠不安，夜啼5天，輕咳，清涕，口唇輕溼疹，大便2～3日一解，糊狀，雙肺痰鳴音。此患兒素易咳喘，肺脾不和之故也；大便常乾，傷乳得之；口唇溼疹，則源於內熱熏蒸；素有「胃不和則臥不安」，「脾為生痰之源，肺為貯痰之器」，肺脾不和，加之痰熱上擾，故見夜眠欠安，夜啼。《幼科發揮·喘嗽》曰：「初傷乳者，未得順氣化痰，以致脾胃俱虛，乃成虛嗽。宜健脾補肺，消乳化痰。」故予亞康顆粒健脾消積，加炒紫蘇子以降氣化痰，生薏仁、生甘草以清熱健脾，全方健脾和胃、消食化痰。脾胃和，痰濁消，則夜眠安，夜啼可止，咳嗽可癒。

處方　亞康顆粒加　炒紫蘇子10g　生薏仁10g　生甘草3g

8劑，日1劑，水沖服，服4日休息3日。

5月7日因感冒再次就診時追訴病史，服藥4天，啼止，咳嗽痰多止，後4劑未服，可見正中病機。「胃不和則臥不安」，大凡小兒夜眠不安，夜啼不止，多責之於脾胃，脾胃不和，胃腸積滯，腑氣不通，究其本源，乃脾胃虛弱，運化不及，乃至於積，當健運脾胃可也。

脾虛食滯夜啼案

男孩，1歲4個月。4月16日初診。

夜啼5個月，每晚數次，體重增長慢，混合餵養，腹脹（＋），大便不化，日1～2次。舌淡苔白，心肺常。此患兒乃脾虛食滯夜啼也。脾虛食滯中焦，氣機阻滯，則易腹脹；脾虛氣血無以化生，則體重增長緩慢；脾虛清濁不分，合汙而下，則大便不化，日1～2次；小兒乳食不知自節，脾胃運化力弱，故混合餵養兒更易食滯中焦。故予亞康顆粒健脾消積，生龍骨重鎮安神，白茅根清熱除煩，桂枝溫陽益衛，諸藥合用，共奏健脾和胃、調和陰陽、鎮靜安神之功。

處方　亞康顆粒加　桂枝6g　生龍骨30g　白茅根15g

12劑，日1劑，水沖服，服4日休息3日。

5月13日二診：服藥期間夜啼基本消失，近一週夜啼稍反覆，體重稍增長，二便可。舌淡苔白，心肺常。此夜啼症狀較前好轉，但仍稍反覆，繼予健脾消積導滯之劑，方中亞康顆粒有健脾消積之功，炒白朮健脾和胃燥溼，枳殼化滯行氣，蟬蛻調肝平驚止啼。如此則積滯去，脾胃和，心神寧，則夜啼自除。

處方　亞康顆粒加　炒白朮10g　蟬蛻6g　枳殼6g

12劑，服法同前。

3個月後隨訪，夜啼無發作。

夜啼俗稱「夜哭郎」，多因脾寒、心熱、驚恐、食積等原因所致。心主神明，心血不足，神明失養，神無所主，暴受驚恐，則生夜啼。然而在臨床觀察中發現夜啼患兒以混合餵養兒及人工餵養兒為主，除夜啼外，還有腹部脹滿、大便不化等乳食積滯證表現。中醫有言「胃不和則

臥不安」，故治療夜啼時重視健脾消食。方中藥物經臨床經驗及藥理研究證明具有增強機體免疫功能，抗驚厥，調整胃腸功能，調整神經功能，從而改善並解除小兒夜啼。治療同時要囑家屬合理護理，孩子衣被舒適，不要過厚或太薄，不要餵涼乳或剩乳，乳母不要過食寒涼、辛熱、瀉下之品，讓孩子養成良好的睡眠習慣，才可使治療效果迅速有效，治療痊癒後病症不反覆。

導滯化濕治夜啼案

男孩，1歲3個月。9月7日初診。

訴夜啼14天，夜眠欠安，夜啼每小時1次，體重增長慢，納一般，腹脹（＋），近1個月髮際易癤腫，大便稍黏膩，日一解。舌淡苔白膩。診斷為夜啼，證屬濕熱蘊胃。夜啼常分為寒、熱、虛、實、驚五大類，而本案患兒大便黏膩，腹脹，髮際癤腫，苔白膩，司外揣內，見微知著，當為濕熱蘊鬱胃腸所致。小兒脾常不足，脾虛則生濕，濕邪留戀，又小兒飲食不知自節，食滯不化，釀成痰濕，鬱而化熱，濕與熱邪互結，內擾心神，濕為陰邪，陰邪自旺於陰分，夜為陰，故夜啼而晝安。治當消積導滯、清熱化濕。常言道，脾胃之病三分治療，七分調養，調養之品以粥類為佳，故囑粥療調養。

處方　消積顆粒加　蒼朮6g　青蒿10g　蟬蛻10g　生薏仁10g

8劑，日1劑，水沖服，服4日休息3日。

輔以粥療。

11月17日二診（調理體質）：訴服上藥4天後夜啼消失，繼服4天後至今未發，髮際癤腫未發，手足口病（未發熱）1次，治癒，現急躁，汗多，體重增長緩慢，腹脹（＋），納可，肛門紅，大便量多、黏膩。

舌紅苔白。其病癒大半，然肛門紅、大便黏膩，提示患兒內熱仍存，溼熱蘊結胃腸。熱當清之，溼當祛之，然溼性黏膩，不易祛除。又知陽能勝溼，故予清熱消積導滯藥中加入溫陽之品，溫陽藥之中又以附子為最，故加製附子以溫陽化溼；患兒急躁、汗多提示肝火較旺，故加煅龍骨以平肝潛陽、收斂止汗。祛邪有時，調養有度，調治結合，以達最佳療效。

處方　消積顆粒加　焦神曲 10g　連翹 10g　製附子 3g　煅龍骨 30g
12 劑，服法同前。

夜啼是嬰幼兒時期一種常見病症，有時也是反映小兒需求的一種方式，正如《育嬰家祕》所述：「小兒啼哭非飢則渴，非癢則痛。為父母者，心誠求之，渴則飲之，飢則哺之，痛則摩之，癢則抓之，其哭止者，中其心也。如哭不止，當以意度。」臨證當仔細區分。

食傷食滯夜啼案

男孩，11 個月。3 月 21 日初診。

夜眠欠安，夜啼，急躁，晨起咳嗽，咽紅（＋），納少，髮穗，面色萎黃（＋＋），消瘦（＋＋），大便稀，酸臭，日一解。舌紅苔白，心肺常。此屬餵養不當飲食積滯所致，胃不和則臥不安，若積滯鬱而化熱，熱循胃絡擾心，心煩不安，則啼哭更甚。

處方　亞康顆粒加　蒼朮 6g　炒枳殼 6g　炒白朮 10g
5 劑，日 1 劑，水沖服。

3 月 28 日二診：夜啼好轉，餘症皆減輕，大便日 2～3 次。舌淡苔白，心肺常。中藥暫不予，囑飲食調護。

本證以夜啼兼有不思乳食、面色萎黃、消瘦、咽紅為辨證要點。脾在志為思，乳食積滯中焦，積久不化，而致夜啼、不思乳食。積久更易損傷脾胃，脾胃運化失職，精微不布，則面色萎黃、消瘦。積滯鬱而化熱，下熱上蒸而見咽紅。

運脾消積治夜驚案

女孩，1歲2個月。3月19日初診。

夜驚時作，大便少。舌紅苔白，心肺常。患兒大便少，思之腸胃失常，乃為夜驚之源。調胃和腑、健脾消積，佐以理氣導滯，「六腑者，以通為順」，通便導滯，健脾以運水穀。

處方　亞康顆粒加　大黃 3g　炒麥芽 10g　炒枳殼 6g　甘草 3g

8劑，日1劑，水沖服，服4日休息3日。

4月2日二診：夜驚好轉，然大便未明顯改善。藥證相應，吾思之是理氣之功不夠，改以枳實增強理氣之力，加白芍以柔肝脾之陰、緩急之功，蒼朮以運脾。

處方　亞康顆粒加　白芍 10g　枳實 6g　蒼朮 6g

8劑，服法同前。

夜驚多為受驚嚇引起，如小兒突聞怪聲、乍見異物等均可導致夜驚。古醫籍關於小兒夜驚的記載多見於「客忤」範疇。然小兒臟腑嬌嫩，尤脾常不足，且飲食不知自節。飲食失常，壅滯胃腸，氣機不暢，故腹不適而夜驚。脾胃失常，影響氣機升降，進而影響肝之疏泄，脾病及肝。小兒生理上心氣怯弱，肝氣未充，易驚好動，病理上「肝常有餘」，肝氣失疏，易於化火、化風，擾動心神，至夜寐驚啼。

第三章　心系疾病要點

清熱運脾療小兒夜驚案

男孩，5歲半。12月27日初診。

易咳嗽，腹不適，二便可，鼻塞，口臭，晨起輕痰咳，皮膚癢，夜驚，多夢。舌紅苔白膩，心肺常。該患兒咳嗽，伴有口臭、夜驚、皮膚癢等症狀，為食積化熱，脾失健運，稍感外邪，溼熱上蒸於肺所致，肺宣降失常，發為咳嗽；小兒夜驚多由其脾胃不和有熱所致，為「胃不和則臥不安」的表現之一；脾失健運，加之飲食不節，又復感外邪，溼熱蘊潔，內外相互搏結，浸淫肌膚而易發為皮膚搔癢，故從脾胃論治。

處方　消積顆粒加　桑白皮10g　蟬蛻6g　炒紫蘇子10g　蒼朮6g

15劑，日1劑，水沖服，服5日休息2日。

方中薑厚朴、梔子、車前子、白荳蔻、蒼朮等清熱燥溼藥物中配伍大黃攻下瀉火；炒牽牛子去積殺蟲；炒牛蒡子、蟬蛻疏散風熱、利咽透疹、息風止痙；桑白皮清瀉肺熱及炒紫蘇子止咳化痰。

次年3月7日因咳嗽二診：訴原夜驚、多夢症狀消失，皮膚癢症狀減輕，現鼻塞，偶咳1週，腹不適，咽紅（＋），大便少稀，日一解。舌紅苔白膩，心肺常。此為復感外邪所致，故予亞康顆粒加減，以運脾燥溼，並取焦神曲消食和胃，炮薑溫中止瀉之功。

處方　亞康顆粒加　大黃3g　蒼朮6g　枳殼6g　炮薑6g　炙甘草3g

15劑，服法同前。

小兒夜啼及夜驚由食滯化熱所致者，應從清熱化滯，調理脾胃入手。同時，調理脾胃運化功能，對其皮膚搔癢等症狀的改善也有肯定的療效。

調脾止啼案

女孩，1 歲 1 個月。10 月 26 日初診。

夜啼，夜眠欠安，伴見消瘦（＋＋），面色萎黃（＋），嗜指，納可，腹脹（＋），大便量多。心肺常，舌淡苔白。此患兒夜啼屬脾虛，嬰兒時期由於臟腑嬌嫩，形氣未充，加之飲食不能自調，易損傷脾胃，而使脾胃運化失常，胃失和降。脾虛不能運化水穀精微，全身筋脈肌肉失養，故見消瘦；脾虛不能升達清陽，水穀津液趨向下行，則大便量多；面部失去氣血濡養，則見面色萎黃；舌淡苔白均是由於脾虛，失去血液的滋潤濡養所致。《素問·逆調論》指出：「胃不和則臥不安。」脾為至陰之臟，喜溫而惡寒，夜則陰盛陽衰，脾臟虛寒，陰得陰助，則夜啼不安。故予亞康顆粒健脾和胃，炒白朮健脾固中，葛根升達清陽，煅龍骨重鎮安神。諸藥合用，共奏健脾和胃、調和陰陽、鎮靜安神之功。

處方　亞康顆粒加　炒白朮 10g　葛根 10g　煅龍骨 30g

10 劑，日 1 劑，水沖服，服 5 日休息 2 日。

配服消咳散 10 包調節腸道菌群，促進消化吸收。

11 月 23 日二診：夜啼減輕，體重增加，現 10.5kg，髮細，便乾。舌淡苔白膩，心肺常。此脾虛症狀較前好轉，但患兒出現便乾、苔膩，積滯於中焦的症狀明顯，治以健脾消積導滯，積滯去，脾胃樞機健運，則諸症自除。

處方　消積顆粒加　炒白朮 10g　焦神曲 10g　補骨脂 10g　蟬蛻 6g

10 劑，服法同前。

第三章　心系疾病要點

第二節　汗證

肺脾氣虛致頭汗案

男孩，4歲。7月29日初診。

頭汗1年，易咳嗽，冬甚，腹脹（＋），二便可。舌淡苔白，心肺常。此患兒乃肺脾氣虛證。《景岳全書・汗證》曰：「汗之太多者，終屬氣分之虛。」頭為諸陽之會，頭汗多因表虛、裡熱，或陽熱上蒸，小兒汗證多屬虛證，肺脾氣虛為多。肺主皮毛，脾主肌肉，肺脾氣虛則衛表不固、不能攝津、津液外泄而汗出，此時易感冒、咳嗽又加重汗出，形成惡性循環；脾虛氣滯則腹脹。故治之應先健脾和胃，脾胃調和，則肺氣自盛，汗證易解。

處方　消積顆粒加　五味子6g　生黃耆10g　浮小麥10g　炙甘草3g

15劑，日1劑，水沖服，服5日休息2日。

方中消積顆粒調和脾胃，黃耆益氣止汗，五味子斂陰止汗，浮小麥收斂止汗。

9月24日二診：其間咳嗽1次，已癒，現入睡晚，頭汗顯少，二便可。舌紅苔白膩，心肺常。咳嗽瘥，頭汗好轉，但苔白膩明顯，故繼續行健脾和胃消積之劑。

處方　消積顆粒加　生黃耆10g　桑白皮10g　蟬蛻6g　枳殼6g

16劑，日1劑，水沖服，服4日休息3日。

小兒肌膚嫩薄，腠理疏鬆，清陽發越，較之成人易於出汗。常見入睡之時，頭額汗出，又無他症者，不屬病態。若在日常環境下，全身或局部出汗過多，甚則大汗淋漓則為病症。肺為水之上源，主通調水道，

脾主運化水液，故肺脾在汗液的形成和排泄中具有重要的調節作用，且小兒脾常不足、形氣未充、腠理疏鬆的生理特點，加之現今兒童飲食不節等易致脾胃損傷的生活習慣，當從調理肺脾入手，以調脾助運，補肺益氣為要旨，輔以固表斂汗等治標措施，方獲良效。

第三節　特發性血小板低下紫斑症

健脾清熱療血證案

女孩，6歲。5月29日初診。

特發性血小板低下紫斑症（ITP）反覆發作1年餘，血小板（PLT）顯著降低，激素治療中，感冒為因，體胖，鼻涕，時咳，口臭，汗多，皮膚高敏，手心熱，便乾。舌紅苔白厚膩，心肺常。

處方　消積顆粒加　青蒿10g　地骨皮10g　黃耆10g　射干6g　生薏仁10g

15劑，日1劑，水沖服，服5日休息2日。

囑其激素減量。

ITP屬於中醫「血證」的範疇，《景岳全書·血證》言：「血本陰精，不宜動也，而動則為病；血主營氣，不宜損也，而損則為病。蓋動者多由於火，火盛則逼血妄行；損者多由於氣，氣傷則血無以存。」該患兒蓋以正氣虧虛兼外感風熱時邪為因，以致血熱妄行，溢於皮下，又因小兒為純陽之體，在激素治療逐漸減量過程中易護理不當感受外邪從陽化熱，故而有鼻涕、咳嗽之外感表證兼便乾、口臭、舌紅苔白厚膩、手心熱等內熱症狀，其體胖為其長期激素治療所致。故以消積顆粒加青蒿、地骨皮調其脾胃泄其內熱，生薏仁健脾利溼，射干清瀉肺火、降氣祛

痰，黃耆固表止汗。

6月17日二診：激素減量中，血小板46.4×10⁹/L，白血球8.62×10⁹/L。時腹不適，心肺常，二便可。舌紅苔白厚膩。熱症減少，其血小板下降多與其激素減量階段小兒脾常不足，腎常虛的生理特性有關，故補其脾胃後天之本為主，兼清內熱。

處方　黃耆10g　炒白朮10g　黃芩10g　檳榔8g　薑半夏8g　梔子8g　地骨皮10g　連翹8g　蒼朮8g　車前子10g　枳殼8g　甘草6g

10劑，日1劑，水煎服②，服5日休息2日。

7月1日三診：血小板68.4×10⁹/L，停用激素，一般情況可，腹不適，咽不適，皮膚高敏，少許蕁麻疹。舌紅苔白膩，脈數。此為該患兒病情遷延日久，致氣虛陰傷，血液不循常道而溢於脈外的表現，繼續補脾和胃調養正氣，繼服上方，去蒼朮加生薏仁，強其清熱之力。

處方　黃耆10g　炒白朮10g　黃芩10g　檳榔8g　薑半夏8g　梔子8g　地骨皮10g　連翹8g　生薏仁15g　車前子10g　枳殼8g　甘草6g

15劑，服法同前。

後2個月內複診4次，停用激素後血小板介於(90～136)×10⁹，其間均以補脾胃兼清內熱為法調護。

10月16日八診：血小板115×10⁹/L，咳2週，痰咳，汗多，滿月臉基本消失，大便稍乾。舌紅苔白厚膩，心肺常。停用激素3月餘，其體胖好轉、滿月臉症狀消失。由於大劑量激素的應用，使其正虛防禦無力，外邪易侵，故而外感表證兼夾溼熱之症候，纏綿黏膩，難以祛除，故以補脾兼清熱之法調理為要。

處方　消積顆粒加　蒼朮6g　黃耆10g　青蒿10g　生薏仁10g　射干6g

20劑，服法同前。

消咳散6包，以達急則治其標之意。

3個月後隨訪，其母訴體質明顯增強，複查血小板未見明顯異常。

第四節　癇病

調後天補先天治癇病案

女孩，4歲。4月8日初診。

患兒平素體質虛弱，於2年前開始在門診調理，現癇病發作1天，嘔吐1次後好轉，時見胡言亂語、循衣摸床，某醫院診斷為腦炎，抗炎治療1天後，熱平，神志正常，繼來就診，平素易驚恐、憂慮，時常有被迫傷害妄想症，偶胡言亂語，手足不溫，消瘦明顯，咽紅（＋）。舌紅苔白厚膩，心肺常。吾思之為癇病。其為試管嬰兒，其母曾行4次試管嬰兒術，才獲一女孩，心喜望之，然生後多疾，憂患未斷。此兒胎弱也，如《活幼心書》指出：「苟或有生，譬諸陰地淺土之草，雖有發生，而暢茂者少。又如培植樹木，動搖其根，而成者鮮矣。由是論之，嬰孩怯弱，不耐寒暑，縱使成人，亦多有疾。」母血氣虛，胎失所養，先天稟賦不足，致陰陽兩虛，小兒腎常虛，腎中之真陰真陽較為稚弱，故常易驚恐、害怕，先天精氣未充，腦髓未充，臟氣虛弱，筋骨失養而成。體弱不耐邪，熱病之後極易痰火上擾，矇蔽清竅，元神無主，神知不明，發為癇病。遂給予培補脾腎、益氣養血，養後天以補先天，後天之精以充腎精。

處方　蒼朮10g　茯苓12g　炒白扁豆10g　黃芩10g　薑半夏10g　檳榔10g　白荳蔻6g　枳殼10g　生梔子10g　炒萊菔子12g　炒白朮10g　生甘草3g

12劑，日1劑，水煎服②，服4日休息3日。

5月17日二診：癔病未發作，手足溫，輕感冒，眼袋重，汗多，手心熱，乏力，口涎。舌紅苔白厚膩，心肺常。繼予中藥調之，補脾腎，精血同源，脾為氣血生化之源，後天之本，血充神安，故以調脾胃為治病之本。

處方　亞康顆粒加　太子參10g　生地黃5g　炒麥芽10g　枳殼6g　生甘草3g

15劑，日1劑，水沖服，服5日休息2日。

後期繼續行調脾補腎以治之，患兒體重緩慢增長，癔病未現，身體亦逐漸康復，母甚喜之。一直隨診至今，調理脾胃，助其生長，生肌長肉，效果顯著。

此案是癔病之現，鬼神之言，不可盡信，望與眾人共習之。

癔病表現為神經過敏，易激動，言語錯亂，哭笑無常，情緒激動，舉止失常，狂喊亂叫，是一種常見的精神障礙，其表現多種多樣，故有人稱為「疾病模仿家」。多見於年輕男女，但是兒童亦可見之。其多有特殊的性格特點，即癔病性性格特點，是發病的重要基礎，而急遽持久的精神刺激是發病的重要原因，如驚恐、悔恨、憂慮等。

第四章 腎系疾病詳解

■ 第一節 遺尿

下病上取遺尿案

女孩，4歲。11月24日初診。

尿頻1年餘，近期頻作，睡沉遺尿，現咳嗽，鼻塞，汗多，大便可。舌紅苔白，心肺常。此患兒辨證乃肺虛易感體質，肺氣不足，衛外不固，外邪易侵，又有《靈樞‧本神》：「肺氣虛則鼻塞不利，少氣；實則喘喝，胸盈仰息。」故見鼻塞。肺主皮毛，氣血津液敷布皮毛，皮毛潤澤，汗孔開合有度，肺虛不固則多汗。肺主氣，為水之上源，具有宣通肅降的功能，肺失宣降，水液運行失常致膀胱失約而尿頻、自遺。脾為後天之本，氣血生化之源，脾陽健旺，自可制水，升清降濁，脾陽虛失於運化，脾虛下陷且後天之本不能涵養先天之本，致腎虛而遺尿。治以止咳化痰、益氣溫陽。

處方 咳嗽顆粒加 桃仁10g 桂枝6g 白芍10g 黃耆10g

20劑，日1劑，水沖服，服5日休息2日。

次年1月16日二診：白天無尿頻，夜眠沉睡輕，現晨起輕咳，清涕，易患蕁麻疹，遇冷明顯。舌紅苔白，心肺常。此為復感風寒，治以止咳化痰、健脾溫腎。

處方 咳嗽顆粒加 蒼朮6g 製附子3g 蟬蛻6g 甘草3g

15劑，服法同前。

第四章　腎系疾病詳解

歷代醫家多認為，遺尿的發生是由於腎與膀胱虛冷所致。故多從腎虛、膀胱失約論治，採用溫腎固澀之法。但遺尿不能蓋用溫腎之法，本案以調理肺脾為主，稍佐溫腎之品，而獲良效，可見遺尿的發生與肺脾也有著密切關係。肺主治節，為水之上源，具有上調水道，下輸膀胱之職，肺虛則治節失司，令膀胱失約而發病。脾主固攝，為水液運化之樞紐，脾虛則固攝無權，令水溼不化，直趨下焦而自遺。肺脾氣虛所致遺尿為上虛不能制下，治療上以健脾補肺為主，即下病上治。

遺尿案

女孩，2歲。11月14日初診。

夜眠欠安，口臭，消瘦（＋＋），易乳蛾，髮黃，納少，尿頻，遺尿，二便可。舌紅苔白厚膩，心肺常。此患兒脾胃素虛，納化無力，脾運失司，故見納少，久致消瘦；「胃不和則臥不安」，故見夜眠欠安；《素問·六節藏象論》曰「腎者……其華在髮」，腎氣虛，故見髮黃，然腎為先天之本，脾為後天之本，中州之源匱乏，先天亦失養，故究其本源，髮黃亦賴於脾胃之虛；脾胃不和，納化失常，脾胃氣虛，脾運失司，氣機停滯，鬱而化熱，故見口臭、舌紅苔白厚膩；虛熱上蒸，故見乳蛾；虛熱下達於小腸，故見尿頻，遺尿。故此患兒症狀雖多，究其本源，皆可歸之於脾胃氣虛，當益氣健脾、養陰清熱可也。

處方　亞康顆粒加　炒白朮10g　葛根10g　白茅根15g　炒麥芽10g
12劑，日1劑，水沖服，服4日休息3日。

消咳散12包以助消化。

12月19日二診：患兒遺尿及尿頻癒，易瘖啞，體重增長0.25kg，舌淡苔白膩。可見脾胃稍和，氣虛漸癒，熱蘊肺脾，治以健脾和胃、清熱通腑。

處方　亞康顆粒加　薄荷6g　射干6g　生薏仁10g　枳殼6g

12劑，服法同前。

配合消咳散及小兒推拿，漸序調理。

次年9月5日因咳嗽三診：訴未再遺尿、乳蛾，現咳嗽2天，陣咳，伴低熱1次，消瘦（＋＋），咽紅（＋），二便可。舌淡苔白，心肺常。患兒脾氣不足，乃病之根本也，故見消瘦，防禦不力，必受外擾，邪氣外侵，首先犯肺，故見咳嗽。急則治其標，故治之當清肺通腑、化痰止咳。

處方　咳嗽顆粒加　桃仁10g　射干6g　炒紫蘇子10g　枳殼6g

6劑，日1劑，水沖服。

小兒之遺尿，醫者多以腎為主，溫腎固澀，然統觀之，辨其整體，此遺尿之兒，伴脾胃不和，氣虛不固，虛熱之象，故治之不可局限於腎，當整體論治，以補益中焦為主，中州得固，先天得養，遺尿自癒。

脾虛溼盛致遺尿案

男孩，3歲。2月26日初診。

易積滯，易發熱，納少，口臭，面色萎黃（＋），汗多，常尿褲，大便可。舌淡苔白。辨證為脾虛溼盛、氣虛失攝。

處方　消積顆粒加　蒼朮6g　黃耆10g　桂枝6g　炒麥芽10g

15劑，日1劑，水沖服，服5日休息2日。

3月21日二診，納食進步，喉痰，少涕，大便軟，汗多好轉，仍尿褲，遺尿，鼻乾，咽紅。舌紅苔白。溼盛納少等積滯症狀漸減，肺脾同治兼調和營衛。

第四章　腎系疾病詳解

處方　亞康顆粒加　大黃 3g　桂枝 6g　五味子 6g　炒枳殼 6g　桑白皮 10g

15 劑，服法同前。

4月14日三診，尿褲減輕，納少，嘔吐 1 次，大便好轉。舌紅苔白，心肺常。

處方　亞康顆粒加　蒼朮 6g　炒紫蘇子 10g　炒麥芽 10g　炒枳殼 6g　甘草 3g

10 劑，服法同前。

遺尿，雖責之為膀胱不能約束，但其根本原因在於腎、脾、肺、肝的臟腑功能失調，小兒尤以脾臟虛弱所致遺尿多見。脾為中土，性喜燥惡溼而能制水，治療以健脾利溼、脾氣固攝為大法，每獲良效。

第五章
五官疾病：脾胃溼熱鼻淵案

■ 第一節　鼻淵

脾胃溼熱鼻淵案

女孩，4歲。5月16日初診。

濁涕2年，反覆鼻塞，黃涕，現輕痰咳，口臭，汗多，咽紅（＋），便乾。舌淡苔白膩，心肺常。此患兒乃脾胃積熱證。《醫學正傳·卷五》曰：「面為陽中之陽，鼻居而之中，一身之血運到面鼻，皆為至清至精之血。」脾胃積熱，循經上蒸鼻竅，故鼻涕黃濁；積熱滯鼻，壅阻脈絡，故鼻塞反覆；熱結脾胃，濁氣上蒸則口臭，咽紅；腸道失於津液濡潤，則便乾，鼻淵日久，耗傷肺脾之氣，肺失宣降，故輕痰咳；肺衛不固，故汗多，舌紅苔白膩亦為脾胃積熱之徵。故應以健脾和胃、消積清熱為法。

方一　消積顆粒加　連翹10g　蒼朮6g　當歸10g　生黃耆10g
10劑，日1劑，水沖服。

方二　消積顆粒加　桑白皮10g　薄荷6g　生薏仁10g　生黃耆10g
10劑，日1劑，水沖服。

此兩方交替服用，服5日休息2日。

6月25日二診：服上藥後濁涕消失，家長代訴近日少清涕。濁涕

將瘥，諸症減輕，效不更方，繼予上 2 方健脾和胃、消積清熱，以善其後。後期電話隨訪，濁涕消失，近期未再犯此疾。

《醫學摘粹·雜證要訣·七竅病類》：「如中氣不運，肺金壅滿，即不感風寒，而濁涕時下者，此即鼻淵之謂也。而究其本原，總由土溼胃逆，濁氣填塞於上，肺是以無降路矣。」鼻淵病在鼻，臟屬肺，但與脾胃也有關係。陽明胃經循行於鼻部，胃經有熱，可循經上犯於鼻。脾胃互為表裡，脾主升清，胃主降濁，若脾胃不健，清氣不升，濁氣不降，熱毒之邪上犯鼻竅，蒸灼鼻竇而致病。鼻為清竅，以通為用，治療應以健脾和胃為要，脾主升清，胃主降濁，清氣升，濁陰降，脾胃和，鼻通涕止。

補脾益肺療鼻淵案

男孩，5 歲 8 個月。12 月 11 日初診。

濁涕 5 個月，平素易感冒，現喉痰，時咽痛，鼻塞明顯，張口呼吸，汗多，面色萎黃（＋），唇紅，便稍乾。舌紅苔白膩，心肺常。診斷為鼻淵，即西醫之鼻竇炎。因濁涕擾竅，故鼻塞明顯、張口呼吸；心脾熱盛，脾開竅於唇，心開竅於舌，故患兒唇紅、舌紅苔白膩；熱灼傷陰則咽痛、便乾；辨證為心脾積熱。患兒以正虛為主，肺衛不固，風寒外襲，入裡化熱或與裡熱相合，引發夙疾，發為鼻淵。治以清熱祛溼、通鼻竅為標，培土生金、補脾益肺為本。

處方　生黃耆12g　蒼朮10g　茯苓10g　炒白扁豆10g　黃芩10g　檳榔8g　薑半夏8g　生梔子10g　連翹10g　桑白皮10g　車前子12g　生甘草8g

10 劑，日 1 劑，水煎服②，服 5 日休息 2 日。

第一節 鼻淵

次年4月1日再次濁涕二診：患兒於3月8日發病，服初診方10劑，服藥後效果未見明顯減輕，遂來面診。其母訴：服上藥（50劑）加小兒推拿輔助調理，鼻淵明顯減輕，其間未復發。但近日咽不適，輕痰咳，濁涕再現，病程20天餘，再服上藥無效，舌紅苔白膩。長時間服同一種藥，效不佳。其一：患兒病情隨時間而改變，不可同病同證同治。其二：中藥的相對耐藥性，中藥是否會耐藥也須考究。吾認為中醫之本是辨證論治；中醫之觀是整體觀念。鼻淵病位雖在鼻竅，而非僅於鼻，唯有從整體調之，體質增強，鼻竅乃不受邪，正如《黃帝內經》言：「正氣存內，邪不可干。」故調上方以健脾益氣、清透鬱熱為主，清解之力強於上方，以觀後效。

處方　蒼朮10g　生黃耆12g　炒白扁豆10g　黃芩10g　薑半夏10g　白前10g　紫菀10g　連翹10g　青蒿10g　薄荷10g　枳殼10g　生甘草8g

16劑，日1劑，水煎服②，服4日休息3日。

2個月後特意隨訪，鼻塞癒。

《素問·氣厥論》：「鼻淵者，濁涕下不止也。」小兒素有陽虛或氣虛，遇寒邪侵襲，肺衛不固，鼻為肺竅，肺受寒邪，鼻竅不利，津液不布，經久不癒，形成敗濁之物，則先見於鼻；內有溼熱，風寒外襲是鼻淵發病的重要病機，體內溼熱素盛，受外邪引動，內外合邪，鬱蒸而矇蔽於上，清竅為之壅塞，氣血凝澀，積久則臭敗而穢惡，色味如膿，則發為鼻淵。如《雜病源流犀燭·鼻病》所謂：「又有鼻淵者，即腦漏也。由風寒凝入腦戶，與太陽溼熱交蒸而成，或飲酒多而熱熾，風邪乘之，風熱鬱不散而成。」中醫認為，鼻為清竅，以通為順，鼻竅通順，溼濁邪毒排出，鼻淵自癒，健脾為除溼之本，補脾氣，實肺衛為固表之本。鼻為肺之外竅，呼吸出入之門戶，故受氣味和氣候的變化易反覆發病，餘邪

第五章　五官疾病：脾胃溼熱鼻淵案

不清，滯留鼻竅，可由鼻入肺經，肺經傷，肺氣失宣，脾失運化，津液清化不利，邪毒溼濁停聚竇竅，腐敗化膿而引起該病。另一方面，究其本源，總由「正氣不足」，肺衛不固，外邪引發夙疾，濁氣填塞於上，肺無降路，津液不布。故以補脾肺之氣為治鼻淵之本。

固本祛邪療鼻淵案

男孩，6歲。6月17日初診。

鼻淵1年，濁涕，易咳嗽，鼻衄，汗多，消瘦（＋＋），面色萎黃（＋），腹軟，便乾。舌淡苔白厚。患兒鼻淵1年，濁涕與肺熱之邪為患日久，肺熱屬陽邪，易傷津耗氣，致肺衛不固，咳逆上氣，故易咳嗽；肺與大腸互為表裡，肺失宣降，津液不得下達，故易出現便乾等症狀；濁涕屬陰邪，其性黏膩，易阻遏陽氣，入脾經後使健運受損，則出現消瘦、面色萎黃等脾胃受損之象，此階段病邪為溼、熱、瘀之邪，病性為虛實夾雜，故予消積顆粒加減，方中薑厚朴、生梔子、大黃、車前子、白荳蔻等清熱化溼行氣；並配伍蒼朮燥溼健脾，川芎活血行氣；射干消腫利咽，生薏仁燥溼利水，炒麥芽消食和胃。

處方　消積顆粒加　蒼朮6g　川芎6g　射干6g　生薏仁10g　炒麥芽10g

20劑，日1劑，水沖服，服5日休息2日。

7月29日二診：服上藥月餘，現未咳，鼻塞止，少鼻衄，喉痰，便略乾。舌紅苔白厚，心肺常。仍有少許鼻衄、喉痰等肺衛不和及便乾之少津之症，上方易川芎、射干、生薏仁、炒麥芽為枳實、白芍、桑白皮、薄荷，取枳實化痰消積之意；又因時處中伏，取薄荷之涼性用以疏散風熱。

處方　消積顆粒加　蒼朮6g　枳實6g　白芍10g　桑白皮10g　薄荷6g

20劑，服法同前。

11月11日三診：訴鼻涕時輕時重，多自癒，納食進步，鼻乾，磨牙，咽略紅。舌淡苔白，心肺常。該患兒外感表證多能自癒、納食進步，提示其衛外之力及脾胃運化功能得以改善；仍有鼻乾、磨牙、咽略紅等脾胃積熱之症狀。故予消食和胃、健脾利溼之品中酌加木香行氣，連翹、射干消腫利咽。

處方　亞康顆粒加　大黃3g　蒼朮6g　木香6g　連翹10g　射干6g
20劑，服法同前。

小兒鼻淵之本，責之肺脾兩虛，營血難以上布鼻竅，加之肺衛虛弱難以祛邪外出，並易受風熱痰溼侵襲，久則損傷脾土，使溼痰內阻，風熱痰邪易於滯留，肺脾之虛及風熱痰溼等相互為病，虛實夾雜。故鼻淵之治，當以固本祛邪，用疏風清熱、燥溼化痰之法祛肺脾之標，健脾之法補其本，方可見效。

第二節　鼻塞

宣上溫下癒肺寒鼻塞重咳案

男孩，7歲。6月17日初診。

鼻塞少涕，痰白黏，夜咳甚1週，時吐，二便可。此為風寒外感，肺失宣降所致。鼻塞及咳嗽乃患兒主要疾苦，鼻塞甚則必張口呼吸，又易咽乾口燥，使外邪疊加，咳嗽更甚，必立方疏風散寒、宣肺利竅方應病機。

處方　咳嗽顆粒加　大黃3g　炒紫蘇子10g　炒枳殼6g　檳榔10g　蒼朮6g

7劑，日1劑，水沖服。

配合三葉足浴方，每晚足浴至微汗出。

6月24日1週後二診：鼻通咳止，舌紅苔白，心肺常。立方調脾和胃，以善其後。

處方　亞康顆粒

8劑，日1劑，水沖服，服4日休息3日。

此案貴在宣上溫下之法，中藥以宣肺氣，配合足浴溫通足部經絡，以達溫下通上之目的，上以宣散，下以溫通，功效則倍。

第三節　鼻窒

從脾胃論治鼻窒案

女孩，9歲。8月27初診。

發作性鼻塞3年，每年秋冬季明顯，少涕，鼻眼癢，二便可。舌紅苔白膩，心肺常。《素問玄機原病式·六氣為病》曰：「鼻窒，窒，塞也。」鼻窒則指經常性鼻塞為主要特徵的慢性鼻病。其病機多與肺、脾二臟功能失調有關。《黃帝內經》云：「九竅不利，腸胃之所生也。」此患兒舌紅苔白膩，乃脾胃運化失健之象，故其標在肺，實與脾密切相關，脾虛溼濁滯留鼻竅而為病。所謂脾虛則肺亦虛，肺氣虛弱，衛外不固，風寒等邪乘虛入侵，傷及鼻竅，鼻塞反覆發作，屢犯不已而致此疾。故以健脾和胃、益氣疏風為法。

處方　亞康顆粒加　大黃3g　蒼朮6g　蟬蛻6g　生黃耆10g　桑白皮10g

15劑，日1劑，水沖服，服5日休息2日。

9月2日二診：服藥5日仍鼻塞，時咳，二便可。舌紅苔白，心肺常。此次就診兼見咳嗽，繼以調理脾胃為法，培土生金，酌加宣肺止咳之品，輔以足浴溫下通上，兼中藥蒸汽熏鼻，直達病所，內外兼治。

處方　蒼朮10g　生黃耆12g　炙杏仁10g　桔梗10g　黃芩10g　薑半夏10g　檳榔10g　桑白皮10g　炒牽牛子6g　車前子12g　枳殼10g　生甘草8g

5劑，日1劑，水煎服②。

9月14日三診：鼻塞減輕，咳嗽加重，喉痰，舌紅苔白，心肺常。本次就診患兒以咳嗽為主訴，故本次治療以宣肺止咳化痰為主。

處方　紫蘇葉10g　桔梗10g　黃芩10g　薑半夏10g　桃仁10g　僵蠶12g　白前10g　紫菀10g　炒紫蘇子12g　炒牽牛子6g　枳殼10g　生甘草8g

8劑，日1劑，水煎服①，服4日休息3日。

12月1日因咳嗽5日四診：鼻塞消失，癒。現痰咳，晨起少涕。舌紅苔白，心肺常。守上方去僵蠶加蒼朮，以宣肺止咳。

處方　紫蘇葉10g　桔梗10g　黃芩10g　薑半夏10g　桃仁10g　蒼朮10g　白前10g　紫菀10g　炒紫蘇子12g　炒牽牛子6g　枳殼10g　生甘草8g

8劑，服法同前。

《東垣試效方·卷五》：「若因飢飽勞役損傷，脾胃生發之氣既弱，其營運之氣不能上升，邪害空竅，故不利而不聞香臭也。宜養胃氣，使營運陽氣、宗氣上升，鼻則通矣。」若因脾胃虛弱，運化失常，則易溼濁滯留鼻竅而為病，健運脾胃之氣當為之要。

第五章　五官疾病：脾胃溼熱鼻淵案

培土生金治鼻窒案

男孩，8個月。5月28日初診。

反覆鼻塞6個月，喉痰，輕咳，濁涕，面色萎黃，大便色綠。舌紅苔白厚膩，心肺常。脾虛不運生痰溼，阻遏氣機，肺氣失宣，故反覆鼻塞，喉痰；脾虛失運，故大便不化伴色綠。遂診斷為鼻窒，證屬肺脾氣虛，立法為培土生金、宣肺開竅。

處方　亞康顆粒加　葛根10g　蒼朮6g　甘草3g

8劑，日1劑，水沖服，服4日休息3日。

予上方以健脾助運、升清水穀，恢復氣機之升降，益助肺氣之宣發，以療鼻窒。因脾為肺之母，故補益脾氣、健脾助運，使土旺金充，肺氣得宣。

6月13日二診：鼻塞明顯好轉，大便少綠，現偶咳，餘症減輕。舌淡苔白，心肺常。效不更方，繼續運脾補肺、培土生金、補益肺氣。

處方　亞康顆粒加　蜜枇杷葉6g　白荳蔻3g　陳皮6g

8劑，服法同前。

肺開竅於鼻，鼻塞多因肺氣不宣而致。肺氣不宣，一可因外邪犯肺，衛氣鬱閉，肺氣不宣。二可因肺氣不足，肺氣宣發不及，或者肺氣肅降不及而至。鼻塞反覆發作，日久傷脾，故而培土生金、益脾補肺，補脾氣以助肺氣宣發之功，以療鼻窒，每每用之，療效顯著。吾思之其雖小疾，但往往影響患兒睡眠，難以痊癒，醫家多按鼻炎治，或以辛夷之類，或以洗鼻之術，雖能一時取效，但易反覆不癒，此必內調肺脾方可理之。

第三節　鼻窒

鼻窒調治案

男孩，6歲。12月5日初診。

反覆鼻塞3年，易感冒，咳嗽，現鼻衄，二便可，舌紅苔白，心肺常。診斷為鼻窒，肺開竅於鼻，久病於肺，其氣必虛，故易感冒、咳嗽，現復感熱邪，則舌紅苔白，鼻衄，脾肺相關，故肺虛常致脾虛，脾虛又可影響肺之宣發，故治以調脾為主，脾和則肺自癒，方可長治久安。

處方　蒼朮10g　茯苓10g　炒白扁豆10g　桔梗10g　黃芩10g　檳榔10g　白荳蔻5g　生梔子10g　桑白皮10g　車前子12g　枳殼10g　生甘草8g

16劑，日1劑，水煎服②，服4日休息3日，控防兼具。

翌年1月20日二診：距初診1月餘，外感1次，治癒，鼻衄1次，現腹脹（＋），口臭，大便稀，舌紅苔白厚膩。大便雖稀亦屬積熱，故調上方易白荳蔻、桑白皮為炒牽牛子、連翹，以健脾和胃、清熱化積。

處方　蒼朮10g　茯苓10g　炒白扁豆10g　桔梗10g　黃芩10g　檳榔10g　炒牽牛子6g　生梔子10g　連翹8g　車前子12g　枳殼10g　生甘草8g

16劑，服法同前。

3月23日因輕咳2日三診：經調理未感冒，鼻塞癒，未衄，現輕咳，喉痰，舌淡苔白，心肺常。患兒脾胃稍和，久病易虛，雖有輕咳，亦不治肺，健脾和胃，兼宣肺化痰，標本兼顧，使氣血生化有源，則可長治久安。

處方　生黃耆12g　蒼朮10g　茯苓10g　炒白扁豆10g　黃芩10g　薑半夏10g　檳榔10g　生梔子10g　桑白皮10g　炒紫蘇子10g　枳殼10g　生甘草8g

第五章　五官疾病：脾胃溼熱鼻淵案

16劑，服法同前。

肺開竅於鼻，肺氣不宣則鼻塞，久病鼻塞則致肺虛，肺脾相關，久病於肺，必致脾虛，脾虛又致久病，故治以培土生金、益脾補肺，補脾氣以助肺氣宣發之功。

第四節　乳蛾

易乳蛾案

男孩，11歲。1月29日初診。

患兒反覆乳蛾多年，近期復發2次，乳蛾Ⅰ度，汗多，磨牙，面色萎黃（＋＋），二便可。舌淡苔白，心肺常。乳蛾常發，惡性循環，久病致虛，而熱盛於內，衛氣不固則汗多，脾氣不足則面色萎黃，小兒磨牙因熱盛。治以健脾益氣、消食清熱，標本同治，控防兼具。

處方　生黃者12g　茯苓12g　炒白扁豆12g　黃芩10g　青蒿10g　生梔子10g　薑半夏10g　檳榔10g　車前子12g　炒牽牛子6g　枳殼10g　生甘草8g

16劑，日1劑，水煎服②，服4日休息3日。

5月7日二診（調理體質）：其間未乳蛾，納食進步，面色好轉，仍見咽不適，故上方去車前子加炒白芍，滋陰養血。以達健脾益氣、滋陰清熱之功。

處方　生黃者12g　茯苓12g　炒白扁豆12g　黃芩10g　青蒿10g　生梔子10g　薑半夏10g　檳榔10g　炒白芍12g　炒牽牛子6g　枳殼10g　生甘草8g

16劑，服法同前。

清代楊龍九《重訂囊祕喉書·乳蛾》曰：「在右者為喉，肺病，因氣而得；在左者為咽，胃病，因食熱毒而生。」小兒體稟純陽，「咽喉為肺胃之門戶」，飲食失常，常易化熱，熏蒸咽喉，發為乳蛾，久病必致氣虛。其常復發，標為實證，然氣虛熱盛為其本，治之宜除其因，方可長治久安。然何稱之為易乳蛾？一則乃古代醫家所謂慢乳蛾是也，其因急乳蛾反覆發作，經久不癒，以喉核常溢少量膿液，微紅微腫，咽部不適為主要表現的咽喉疾病。二則指平素容易急乳蛾反覆發作者，發則或紅，或腫，或潰爛等，消時亦可如常。臨床吾常將二者統稱為易乳蛾，以辨證施治。

上病下取乳蛾案

女孩，9歲。1月13日初診。

2個月內反覆乳蛾發作5次，現高熱，輕咳，黃痰，面色萎黃（＋＋）。舌淡苔白，雙肺音粗。咽喉為肺胃之門戶，小兒陽常有餘，脾常不足，陽熱內盛體質，加之飲食不節，熱積胃腑，復因感受外邪鬱而化熱，循經上攻咽喉，發為乳蛾。

處方　消積顆粒加　射干6g　葶藶子10g　桑白皮10g　生薏仁10g　生黃耆10g

20劑，日1劑，水沖服，服5日休息2日。

予上方以清熱瀉下、解毒利咽。其中大黃、薑厚朴、炒牽牛子以通腑泄下；生梔子、生薏仁、車前子以清解蘊熱；炒牛蒡子、射干解毒利咽；葶藶子、桑白皮清瀉肺火；小兒脾常不足，故佐以生黃耆以顧護脾胃，補氣健脾，防止攻伐傷正，另取其托毒生肌之效。

1月30日二診：偶咳，面色萎黃（＋），二便可。舌淡苔白。

處方　消積顆粒加　桑白皮 10g　炒紫蘇子 10g　陳皮 6g　焦神曲 10g　當歸 10g

20 劑，服法同前。

3 月 5 日三診：其間乳蛾未發作，未感冒，二便可。舌紅苔白厚，心肺常。

處方　亞康顆粒加　大黃 3g　青蒿 10g　白茅根 15g　枳殼 6g　生薏仁 10g

16 劑，服法同前。

予上方以增強健脾和胃之功，四季脾旺則不受邪，以提高自身免疫力。

本案患兒屬氣虛熱盛之體，火熱之邪循經上炎，熱毒壅結，阻滯氣血，灼腐肌膜，發為乳蛾，採用中醫釜底抽薪之法，上病下取，初期消積導滯以攻下，大便一通，火熱下行，則上部火熱徵象頓消。小兒脾常不足，故後期應固護脾胃為主。

爛乳蛾驗案

女孩，4 歲 7 個月。8 月 1 日初診。

發熱 1 天，中高熱，腹脹（＋），右側乳蛾膿點。舌紅苔白厚膩，心肺常。診斷為積滯致爛乳蛾。因患兒平素易積滯，此次患病實乃積滯日久不化，鬱久化熱，熱性炎上，灼傷咽喉，血壅肉腐，發為爛乳蛾。積滯為本，爛乳蛾為標，積滯不除，乳蛾難癒，體溫難降，故當標本兼治。

處方　蒼朮 8g　茯苓 10g　炒白朮 8g　炒白扁豆 8g　黃芩 8g　薑半夏 8g　白豆蔻 4g　厚朴 6g　木香 8g　青蒿 10g　生薏仁 10g　甘草 6g

3 劑，日 1 劑，水煎服②。

予羚羊角粉 2g×2 劑，日 1 劑，以清熱解毒。

8月22二診（調理體質）：患兒父親訴服上藥次日熱退，其間體溫反覆1次，服上藥2天治癒。現一般情況可，舌淡苔白，心肺常。因患兒平素易積滯，病發於脾胃，此乃脾虛失運，飲食積而不化，停聚中焦，積滯日久易於化熱化火，化痰化溼，故而引發諸多變症。中醫治病講究未病先防，已病防變。當此未病之機，治以健脾和胃、消積清熱。

處方　茯苓8g　炒白扁豆8g　炒白朮8g　桔梗8g　黃芩8g　薑半夏8g　檳榔8g　生梔子8g　焦神曲10g　炒萊菔子10g　炒麥芽10g　甘草8g

8劑，日1劑，水煎服②，服4日休息3日。

並囑患兒平日做小兒推拿，如摩腹、捏脊等輔助治療，增強體質。

乳蛾是指咽部喉核腫大疼痛，狀如蠶蛾，故名乳蛾，甚則化膿潰爛者，又稱為爛乳蛾，《靈樞·癰疽》中言：「熱盛則肉腐，肉腐則為膿。」此患兒乃積滯化熱，咽喉為肺胃之門戶，熱毒熾盛攻喉而發。現代醫學稱之為「急性化膿性扁桃腺炎」，認為多由細菌感染後導致局部炎症病變。許多患兒家長不知中醫學之神奇，思想觀念仍停留在「中醫治慢病」、「中醫為巫術」的階段，認為爛乳蛾必須使用抗生素，且必須用「優質」抗生素，如此方可治癒，此乃謬誤也。本案即為實例，患兒未打點滴，未使用任何抗生素，服藥3天即熱退膿消，中藥力雄而神也。

乳蛾Ⅲ度治癒案

男孩，10歲。9月19日初診。

患兒母親訴其反覆乳蛾多年，每半月復發一次，長期使用抗生素，現T39.7℃，乳蛾Ⅲ度，咽紅（＋＋），咽不適，喉痰，口臭，面色萎黃（＋＋），爪甲白點，二便可。舌紅苔白膩。本為脾虛胃弱，脾失健運，

第五章　五官疾病：脾胃溼熱鼻淵案

久則生痰，痰積久則生熱，熱攻咽喉，則咽紅，乳蛾。抗生素的過度使用，致患兒臟腑功能障礙，症狀易反覆。故應健脾益胃、清熱化痰。囑其調攝飲食，忌食工廠化食品。

處方　生黃耆12g　茯苓12g　炒白扁豆12g　桔梗10g　檳榔10g　薑半夏10g　黃芩10g　生梔子10g　青蒿12g　射干10g　生薏仁15g　生甘草8g

6劑，日1劑，水煎服②。

9月26日二診：熱退，咽不適，暈車，二便可。舌紅苔白，心肺常。服上方，熱清痰消，故以恢復脾胃健運為要。易上方茯苓、青蒿、射干、生薏仁為蒼朮、炒萊菔子、炒牽牛子、焦神曲。

處方　蒼朮10g　生黃耆12g　炒白扁豆10g　黃芩10g　薑半夏10g　檳榔10g　桔梗10g　生梔子10g　炒萊菔子12g　炒牽牛子6g　焦神曲12g　生甘草8g

10劑，日1劑，水煎服②，服5日休息2日。

10月10日三診：其間發熱1次，已癒，易積滯，汗多，大便軟。舌紅苔白厚膩，脈弱，心肺常。食滯不消，日久成積。虛則脈弱，故應以健脾助運、消補兼施為主。上方去蒼朮、生黃耆，加連翹、焦山楂。

處方　炒白扁豆10g　黃芩10g　薑半夏10g　檳榔10g　桔梗10g　生梔子10g　炒萊菔子12g　炒牽牛子6g　焦神曲12g　連翹12g　焦山楂10g　生甘草8g

12劑，日1劑，水煎服②，服4日休息3日。

10月31日四診：發熱3天，已癒，現喉痰，口臭，乏力。舌紅苔白膩。繼續以健脾化痰為主。易一診方薑半夏藥量，並改茯苓、桔梗為當歸、枳殼。

處方　生黃耆 12g　炒白扁豆 12g　黃芩 10g　生梔子 10g　青蒿 12g　薑半夏 12g　射干 10g　檳榔 10g　當歸 10g　枳殼 10g　生薏仁 15g　生甘草 8g

10 劑，日 1 劑，水煎服②，服 5 日休息 2 日。

11 月 21 日五診：咽不適，汗多，咽紅（＋），二便可。舌紅苔白。脈緩。病久多虛多瘀，故更上方檳榔、當歸藥量，並易生薏仁為炒白芍以活血補血。

處方　生黃耆 12g　炒白扁豆 12g　黃芩 10g　生梔子 10g　青蒿 12g　薑半夏 12g　射干 10g　檳榔 12g　當歸 12g　枳殼 10g　炒白芍 10g　生甘草 8g

10 劑，日 1 劑，水煎服②，服 5 日休息 2 日。

此方效繼取備方 8 劑，日 1 劑，服 4 日休息 3 日。

12 月 19 日六診：鼻塞，咽不適，唇炎，手心蛻皮，大便 2 日一解，黏膩。舌紅苔白膩，脈數，心肺常。溼重則大便黏膩，故應健脾化溼。

處方　生黃耆 12g　茯苓 12g　炒白扁豆 12g　桔梗 12g　黃芩 12g　生梔子 12g　青蒿 12g　檳榔 12g　大黃 6g　車前子 12g　焦神曲 12g　生甘草 8g

12 劑，日 1 劑，水煎服②，服 4 日休息 3 日。

次年 1 月 16 日七診：乳蛾輕發作 1 次，自癒，稍鼻塞，口唇乾。舌紅苔白厚膩，心肺常。上方去焦神曲加桑白皮以清瀉肺火。

方一　生黃耆 12g　茯苓 12g　炒白扁豆 12g　桔梗 12g　黃芩 12g　生梔子 12g　青蒿 12g　檳榔 12g　大黃 6g　車前子 12g　桑白皮 10g　生甘草 8g

8 劑，服法同前。

第五章　五官疾病：脾胃溼熱鼻淵案

　　方二　亞康顆粒加　大黃 3g　蒼朮 6g　連翹 10g　生薏仁 10g　青蒿 10g

　　8 劑，日 1 劑，水沖服，服 4 日休息 3 日。囑其服中藥湯劑後，繼服備方鞏固療效。

　　4 月 2 日因調理八診：不咳，二便可，舌紅苔白厚膩，心肺常。

　　處方　生黃耆 12g　茯苓 12g　蒼朮 10g　炒白扁豆 10g　桔梗 10g　黃芩 10g　檳榔 10g　薑半夏 10g　青蒿 12g　炒牽牛子 6g　枳殼 10g　生甘草 8g

　　12 劑，日 1 劑，水煎服②。

　　12 月 1 日九診：訴其間乳蛾未再潰爛，偶發咽痛，未膿點，自服上藥 4 天消失，乳蛾消失，暈車減輕，未發熱。現舌紅苔白。繼以調理脾胃為主。

　　處方　生黃耆 12g　生白朮 10g　炒白扁豆 10g　黃芩 10g　薑半夏 10g　生梔子 10g　連翹 10g　檳榔 10g　厚朴 10g　車前子 12g　炒牽牛子 7g　生甘草 8g

　　12 劑，服法同前。

　　此患兒乃肺胃熱盛，火熱上蒸，灼腐喉核而為乳蛾，近 8 個月雖未來就診，其間若有不適，自服上方，且可獲效。其治療期間嚴格遵醫囑，飲食有節，以免脾胃蘊熱，配合中藥調理，脾胃功能得以恢復，且得以擺脫使用抗生素，避免抗生素損傷胃腸功能。經調理，脾胃運化有常，積熱得消，乳蛾癒且不復。

肺脾同治反覆乳蛾案

　　男孩，4 歲。7 月 3 日初診。

　　反覆乳蛾 3 次，每 2 個月 1 發，現咳嗽，汗多，納呆，手足不溫，

入睡困難，夜驚，肛門紅，便乾2～3日一解。舌紅苔白厚膩，心肺常。積滯鬱結大腸，日久化熱則汗多，肛門紅，大便乾。熱隨經絡上行於胃，胃不和則臥不安，故而納呆，入睡困難，夜驚；鬱熱上行於肺則反覆乳蛾，肺失宣降則咳嗽日久難癒。故以清熱消積止咳為法先治其標。

處方　消積顆粒加　桑白皮 10g　射干 6g　蟬蛻 6g　煅龍骨 30g

20劑，日1劑，水沖服，服5日休息2日。

8月14日二診：咳止，納食進步，汗多好轉，仍有入睡困難，咽紅，大便好轉。舌紅苔白。患兒反覆乳蛾，為平素過食辛辣炙煿之品，脾胃蘊熱日久，熱毒上攻喉核，引發此病，故以健脾清熱為法療其本。

處方　亞康顆粒加　大黃 3g　炒白朮 10g　龍骨 10g　枳殼 6g　青蒿 10g

20劑，服法同前。

《重樓玉鑰·諸風祕論》云：「咽主地氣，屬脾土。」又云：「喉主天氣，屬肺金。」咽喉為經脈循行交會之處，亦是飲食呼吸之門戶，乳蛾為病，病位在咽喉，故與肺脾密切相關。

同病異治療咽紅案

男孩，11歲。2月11日初診。

發熱1天，中高熱，乳蛾Ⅱ度，咽紅（＋＋），頭痛，急躁，二便可。舌紅苔白厚，心肺常，此患兒急性起病以發熱、咽紅、乳蛾Ⅱ度腫大為主，故診斷為乳蛾。急性起病，多為外感，治以疏風解表、清熱解毒為主。

處方　藿香 12g　桔梗 10g　黃芩 10g　柴胡 12g　薑半夏 9g　生梔子 12g　蒼朮 12g　連翹 12g　赤芍 10g　炒牽牛子 10g　枳殼 10g　生甘草 8g

4劑，日1劑，水煎服①。

2月27日二診：服上方藥後熱退，乳蛾消，現咽不適，咽紅（＋＋），鼻涕，咳止，二便可。舌紅苔白，心肺常，此時熱已退，雖仍有鼻涕、咽紅等類似感冒症狀，但考慮長期處於輕微感冒狀態，應以內調為本，以觀後效。

處方　生黃耆12g　生薏仁15g　茯苓12g　桔梗12g　黃芩12g　連翹12g　射干10g　防風12g　煅龍骨15g　生梔子10g　車前子12g　生甘草8g

10劑，日1劑，水煎服②，服5日休息2日。

3月11日三診：輕鼻塞，咽紅（＋＋）。舌淡苔白，心肺常。諸症較前好轉，調理鞏固。

處方　生黃耆12g　生白朮12g　桔梗12g　黃芩12g　炒牽牛子12g　防風12g　連翹12g　蟬蛻8g　生龍骨15g　虎杖10g　車前子10g　生甘草8g

10劑，服法同前。

此患兒突出症狀之一咽紅（＋＋），在不同時期應給予不同處理，正表現中醫「同病異治」理念。不能一味見咽紅就清熱解毒為主，應在分清階段的同時掌握整體給予干預措施。

消積導滯法療乳蛾案

女孩，4歲6個月。2月18日初診。

腺樣體增生，左側乳蛾Ⅱ度，鼻鼾，有中耳炎史，聽力降低，音啞，噴嚏，手心紅赤，尿頻。舌淡苔白厚。患兒突出症狀為扁桃腺肥大、腺樣體增生，伴見手心紅赤、舌淡苔白厚等積滯徵象，診斷為乳

蛾。整體辨證內有積滯，繼而化熱，其治而非見乳蛾唯清熱解毒，則應消積導滯為主，佐以疏風清熱。

處方　消積顆粒加　連翹 10g　白鮮皮 10g　防風 10g　三七 1.5g

14 劑，日 1 劑，水沖服。

3 月 11 日二診：諸症狀好轉，乳蛾好轉，少鼻涕，咽略紅，舌紅苔白，二便可。據其本為積滯之體，予消食運脾之法，加強調理腸胃、消積導滯之力。

處方　亞康顆粒加　生大黃 3g　炒牽牛子 10g　防風 10g　連翹 10g　麥冬 10g

14 劑，日 1 劑，水沖服。

乳蛾為幼兒常見疾患，局部腺體為人體第一道防線，此案治則類於感冒夾滯之證，正應異病同治之理，於消積導滯基礎上不忘疏風清熱以解外感之因。再者，乳蛾常見局部潰膿之象，不宜見此就一味清熱解毒，正應整體辨證之機，如此案以內有積滯為主，內裡積滯不除，猶如揚湯止沸不見療效，且清熱解毒之品用之過多兩大不益：一者，此類藥物多是苦寒之品易傷腸胃；再者，外有表證，清熱過之引邪入裡，臨床常見咽喉腫痛的感冒患者給予清熱解毒後出現咳嗽之象，即為病情漸裡之據，不可不察。

第五節　鼻鼾

小兒鼻鼾從脾論治案

男孩，1 歲 7 個月。6 月 29 日初診。

反覆鼻鼾 6 個月，張口呼吸，時有屏氣，易痱子，易感冒，鼻塞，

第五章 五官疾病：脾胃溼熱鼻淵案

少涕，體重增長慢，肌肉軟，易跌倒，納可，大便日 2～3 次。查 CT 示腺樣體增生。小兒年幼，正氣不足，肺為嬌臟，外邪侵襲，首先犯肺，可見鼻塞，少涕，鼻為肺之門戶，邪留鼻咽，痰氣結聚，氣血瘀阻，脾主肌肉，加之小兒脾常不足，脾虛則運化失司，易聚溼成痰，聚於鼻咽，凝結不散，則為腺樣體增生，可見屏氣、鼻鼾等症，治以清肺化痰、健脾益氣。

處方　亞康顆粒加　射干6g　炒紫蘇子10g　生黃耆10g　製附子3g

10劑，日1劑，水沖服，服5日休息3日。

7月13日二診：屏氣，鼾不減，未感冒，肌肉軟好轉，跌倒少，腹軟，大便稍稀，日3次，夾泡沫。舌紅苔白厚，心肺常。患兒脾虛而寒溼初見，故大便稍稀，夾泡沫。然腺樣體增生乃肺脾不和、痰瘀互結之象，治以清肺健脾、消痰化瘀。

處方　消積顆粒加　蒼朮6g　炒紫蘇子10g　炮薑6g　生薏仁10g　丹參10g

15劑，服法同前，漸序調理。

8月15日三診：屏氣、鼻鼾減輕，肌肉軟明顯好轉，偶有跌仆，未感冒，二便可。舌紅苔白厚，心肺常。患兒肺脾稍和，痰瘀漸解，正氣漸復，化生之源漸充，其間其自行佩戴艾絨肚兜以暖肚護胃。

處方　亞康顆粒加　生黃耆10g　炒白朮10g　炒麥芽10g　生甘草3g

7劑，與上方餘藥交替服用，服4日休息3日。

以健脾益氣、消食清肺，調理鞏固。

第五節　鼻鼾

　　小兒鼻鼾多由於反覆上呼吸道感染所致的腺樣體增生所致，其次也可因扁桃腺肥大等，《傷寒論·辨太陽病脈證並治法上第五》曰：「風溫為病，脈陰陽俱浮，自汗出，身重，多眠睡，鼻息必鼾，語言難出。」《證治準繩》錄成無己曰：「風溫則鼻鼾。」中醫認為因小兒反覆感邪，風邪熱毒蘊積於內，肺宣降失調，治節無權，津液輸布失常，聚液成痰而致。治療則發時治標以宣降肺氣、燥溼化痰為主，平時治本以健運脾胃、益氣固表為要。

第五章　五官疾病：脾胃溼熱鼻淵案

第六章　傳染性疾病剖析

■ 第一節　麻疹

夏月麻疹案

男孩，2歲2個月。7月25日初診。

發熱5天，中熱，發熱第3天全身散在皮疹，咽紅（＋），腹脹（＋＋），大便少糊狀。舌淡苔白膩，心肺常。典型麻疹的臨床過程可概括為「發熱三天，出疹三天，退熱三天」。皮疹，往往是耳後先現，經頭面部按序透發紅色斑丘疹和麻疹黏膜斑，最後蔓延及全身甚至手腳心，熱盛出疹，疹透熱平，皮疹漸消。然本案患兒未見典型麻疹黏膜斑及「卡他症狀」，但根據其發熱、皮疹及疹出特點，可診斷為麻疹，辨證為邪入肺胃，治以消積清熱、透疹達邪為要。

處方　消積顆粒加　蒼朮6g　焦神曲10g　蟬蛻6g　荊芥10g

3劑，日1劑。

另予羚羊角粉2g，頓服。

7月27日二診：熱已退，皮疹減退，家長代訴患兒未接種麻疹疫苗，納可，二便可。舌淡苔白厚。此為麻疹收沒期，故以調脾和胃，以扶正氣為主。

處方　亞康顆粒加　蟬蛻6g　生薏仁10g　生白朮6g　枳殼6g

12劑，日1劑，水沖服，服4日休息3日。

古之麻疹典型者多，然今得者，不可苟同前者，不典型者漸增，易擾醫誤診。其因如下：一者，接種疫苗而後患之；二者，感疫毒後用丙種球蛋白以致者；三者，疾病初起予抗生素或退熱劑者；四者，初生即感者。此案者，非其時感其氣，其症狀亦不典型也。

麻疹是一種主要經呼吸道傳播，感受麻疹病毒引起的急性出疹性傳染病，臨床以發熱、咳嗽、鼻塞流涕、眼淚汪汪，口腔近臼齒處可見麻疹黏膜斑，周身皮膚按序泛發麻粒樣大小的紅色斑丘疹，疹退時皮膚有糠麩樣脫屑和色素沉著斑為特徵。本病四季均可發病，好發於冬春季節，但現在往往改變了以往冬春季流行的發病規律，其臨床表現也不典型，多為輕症，這些都對麻疹的診斷造成了困難。一般根據臨床皮疹特點即可做出診斷，確診須做血清學抗體－麻疹病毒 IgM 檢測。

第二節　幼兒急疹

幼兒急疹異病同治案

男孩，1 歲 7 個月。6 月 22 日初診。

反覆咳嗽 8 個月，發熱 2 天，中高熱，偶咳，咽紅（＋＋），腹脹（＋＋），二便可。舌淡苔白，心肺常。診斷為感冒夾滯。

處方　消積顆粒加　炒紫蘇子 10g　射干 6g　桑白皮 10g　生薏仁 10g

12 劑，日 1 劑，水沖服，服 4 日休息 3 日。

另予羚羊角粉 2g，頓服。

7 月 30 日二診（調理體質）：服上藥 3 天後熱退，全身出現紅色小丘疹，現咳止，納呆，腹脹（＋＋），二便可。舌淡苔白膩。縱覽病程，更前診為幼兒急疹。

處方　亞康顆粒加　蒼朮 6g　生白朮 10g　青蒿 10g　枳殼 6g

12 劑，日 1 劑，服法同前。

幼兒急疹雖為自限性疾病，予健脾和胃之劑，以顧護脾胃之氣，則可促其速癒。前診雖誤，辨證用藥並無差池，邪鬱肌表而內有積滯，予消積顆粒消積導滯，屬對症處理，取異病同治之義。

幼兒急疹在發病初期尤難鑑別，疹前除持續高熱外，缺乏特異的症狀和體徵，臨床往往難以確診。遇熱高而全身症狀輕微應考慮之，再而熱退疹出，可以診斷。本病常驟起高熱，持續不退，而全身症狀輕微，3～4 日後身熱始退，而後疹出，軀幹、腰部、臀部為主，面部及肘、膝關節散見，1～2 日疹退，無脫屑，無色素沉著斑。本病一年四季均可發生，以冬春季節發病者居多，2 歲以下嬰幼兒多見。

■ 第三節　皰疹性咽峽炎

皰疹性咽峽炎調癒案

男孩，2 歲。8 月 10 日初診。

發熱 6 小時，中熱，口涎，咽腔散在出血點，腹脹（＋＋），二便可。舌紅苔白。詢其小朋友近患皰疹性咽峽炎，與之玩耍，今而得之。《素問·氣交變大論》曰「歲金不及，炎火乃行……民病口瘡」，可見其傳染性，咽喉乃肺之門戶，脾開竅於口，外邪侵襲首先犯肺，風熱乘脾，心脾積熱，虛火上浮，故見口涎，發熱，治當清肺脾積熱。

處方　藿香 8g　桔梗 8g　黃芩 8g　薑半夏 8g　檳榔 8g　柴胡 8g
青蒿 8g　生梔子 8g　生薏仁 10g　車前子 10g　枳殼 8g　甘草 6g

3 劑，日 1 劑，水煎服①。

第六章　傳染性疾病剖析

另予羚羊角粉 2g，頓服，以清熱解毒。

方中藿香、青蒿、柴胡清熱，桔梗載藥上行，黃芩清肺熱，薑半夏、生梔子、生薏仁、枳殼、檳榔合用健脾化溼，清脾經溼熱。

8月13日二診：追訴病史服上藥 1 天後熱退，皰疹減少。現口腔 3～4 個潰瘍點，大便稀。舌淡苔白。諸症雖輕，餘邪未盡。當健脾以養後天，助其痊癒。

方一　茯苓 8g　生薏仁 10g　炒白扁豆 8g　炒白朮 6g　黃芩 6g　薑半夏 6g　檳榔 6g　生梔子 6g　炒牽牛子 5g　枳殼 6g　焦神曲 10g　生甘草 8g

4 劑，日 1 劑，水煎服②。

疾病後期，當扶助正氣。

方二　亞康顆粒加　減補骨脂 10g　當歸 10g　生地黃 5g　甘草 3g

12 劑，日 1 劑，水沖服，服 4 日休息 3 日。

以養脾益腎、滋陰養血，漸序調理，則諸症可癒。

半個月後隨診，患兒口腔皰疹已癒，無不適。

清熱解毒祛溼法療皰疹性咽峽炎案一

男孩，2 歲 9 個月。6 月 6 日初診。

發熱 1 天，中高熱，咽紅（＋＋），可見皰疹，輕咳，二便可。舌紅苔白厚，心肺常。此患兒驟起高熱伴有咽紅，望診其口腔上顎黏膜有灰白色皰疹伴有紅暈，診斷為皰疹性咽峽炎。

處方　感熱顆粒加　連翹 10g　射干 6g　生薏仁 10g　赤芍 10g　薄荷 6g

6 劑，前 2 日，加量服，3 劑分 2 日服盡，日 1 劑半，餘藥日 1 劑。

另予羚羊角粉 2g，頓服。

囑其當日日晡之時頓服羚羊角粉 2g，取其清熱瀉火之意，方中黃芩、生梔子、連翹解毒袪溼；赤芍涼血清熱；藿香、柴胡理氣清熱；薄荷、射干疏風利咽透疹；生薏仁健脾除溼等，共奏清熱涼血、解毒袪溼之功。

7月6日因咳嗽就診時追訴病史：服上藥後當日熱退，現咳2天，痰咳，少涕，伴發熱1天，中熱，咽紅（＋），無皰疹，腹脹（＋＋）。舌紅苔白膩，心肺常。此因內生積熱，復感外邪，肺氣清肅失職所致，故見發熱、痰咳、腹脹，苔白膩之象。

處方　消積顆粒加　桑白皮 10g　射干 6g　枳殼 6g　焦神曲 10g

7劑，日1劑，水沖服。

另包消咳散 6劑，羚羊角粉 2g。

本方中桑白皮清肺熱、射干清熱利咽；焦神曲、厚朴、大黃、炒牽牛子理氣去積；並予羚羊角粉 2g 於日晡之時頓服，以清熱瀉火，消咳散應急咳之需。皰疹性咽峽炎為感受時邪病毒（克沙奇病毒）所引起的急性發疹性傳染病，患兒常驟起高熱，伴有咽痛，嬰兒拒乳、流涎、哭鬧，口腔黏膜內可見少許灰白色皰疹，周圍繞以紅暈，多見於扁桃腺前部或上顎、扁桃腺、舌部等，初期症似感冒，口腔內皰疹可辨別。積食、納眠欠佳、偏愛膏粱厚味、易便乾的小兒易受此類病毒侵襲發病。

清熱解毒補虛法療皰疹性咽峽炎案二

男孩，8歲。6月29日初診。

發熱1天，中熱，咽紅（＋＋＋），口腔皰疹，不咳，頭痛頭暈，納呆，大便少。舌紅苔白，心肺常。根據口腔皰疹及發熱等症可診斷為皰疹性咽峽炎。

處方　藿香10g　桔梗10g　黃芩10g　薑半夏10g　檳榔10g　青蒿10g　柴胡10g　連翹10g　射干10g　大黃5g　枳殼10g　生甘草8g

3劑，日1劑，水煎服①。

取方中藿香、青蒿、柴胡之理氣清熱；連翹、黃芩之解毒消腫；桔梗、射干之利咽等，共奏解毒消腫之功。

7月6日二診（調理體質）：訴服上藥1劑後當日熱平，後2劑未服，平素易暈車。

處方　亞康顆粒加　連翹10g　炒麥芽10g　白茅根15g　生薏仁10g

6劑，日1劑，水沖服。

暈車屬於「眩暈」的範疇，《靈樞·口問》云：「上氣不足，腦為之不滿，耳為之苦鳴，頭為之苦傾，目為之眩。」故暈車多與內傷虛損，氣血虧虛有關，方用亞康顆粒健脾消積，調養後天之本以固體質。

本案與案一比較，案一患兒高熱伴舌紅苔白厚，輕咳，偏重於實證，故加赤芍、薄荷等寒涼之品；本案患兒頭暈、納呆、大便少，偏重於虛證，二診中又提及暈車史，為體質虛弱亞健康的表現之一，故從後天之脾胃出發以鞏固治療，調其體質。

第四節　手足口病

肺脾同治手足口病案

女孩，11個月。9月1日初診。

發熱2天，中熱，咽紅（＋＋），伴散在皰疹，下肢紅色丘疹，下唇周邊丘疹，不咳，便稍乾。舌紅苔白膩。診斷為手足口病，證屬邪犯肺

脾。肺為嬌臟，不耐邪擾；脾常不足，易受損傷。肺主皮毛，開竅於鼻；脾主肌肉，開竅於口。手足口病之時邪疫毒由口鼻而入，蘊蓄肺脾，致肺氣失宣，脾失健運，水溼內停，與毒相搏，外透肌表，而見發熱、皰疹，發為手足口病。故應肺脾同治。

處方　藿香6g　蒼朮6g　茯苓8g　生薏仁10g　生梔子6g　青蒿8g　連翹6g　生黃耆10g　黃芩6g　車前子10g　檳榔6g　生甘草10g

3劑，日1劑，水煎服①。

另予羚羊角粉1g涼血解毒退熱，囑其下午3時左右水煎服。

9月7日二診：服上藥當日熱退身涼，現僅見咽部皰疹1個，餘消失，體表結痂，汗多，二便可。

處方　消積顆粒加　生薏仁10g　連翹10g　生黃耆10g　生甘草3g

4劑，日1劑，以善其後。

手足口病在西醫認為是克沙奇病毒A組感染所致，發病急，病情凶險，具有一定傳染性。中醫認為本病為感染時邪所致，主要的病變部位是肺脾兩經。在治療上應緊抓肺、脾兩經，一祛脾溼，二清肺熱，則會達到滿意效果。

第六章　傳染性疾病剖析

第七章 皮膚疾病綜述

■ 第一節 皮診

積滯化熱致皮疹案

男孩，2歲2個月。3月11日初診。

發熱4天，全身紅色皮疹，色猩紅，癢，口臭，咽紅（＋＋），腹脹（＋）。舌紅苔白厚。患兒雖發熱，然口臭，腹脹，舌紅苔白厚，可知此乃積滯鬱久化熱，熱入營衛，致全身皮疹。當以消積導滯、透疹解毒為主。

處方　消積顆粒加　青蒿10g　連翹10g　射干6g　蟬蛻6g　柴胡6g

4劑，日1劑，水沖服。

輔以羚羊角粉3g水煎，頓服以清熱解毒。

3月16日二診：熱退，皮疹消失，納可。舌淡苔白，心肺常。患兒諸症痊癒，然恐其病情反覆，故予亞康顆粒加減以消積清熱、透疹解毒，鞏固療效而收功。

處方　亞康顆粒加　蟬蛻6g　白茅根15g　生薏仁10g

4劑，服法同前。

本病看似起病急，病情重，然審查病機，積滯化熱為根本病因，故消積導滯、透疹解毒為正治之法。積滯得消，鬱熱得清，皮疹自癒。

第七章　皮膚疾病綜述

脾虛溼滯皮疹案

女孩，1歲2個月。9月9日初診。

發熱1天，中高熱，皮膚高敏，右側下肢、上肢、耳郭可見片狀紅色斑疹，搔癢明顯，疑2天前蚊蟲叮咬（發熱前先小紅點，後片狀），腹脹（＋），夜眠可，大便稀。舌淡苔白膩，心肺常。此證乃脾虛溼滯、脾失健運；脾胃與皮膚病之間看似並無關聯，然「有諸於內，必形之於外」，《三因極一病症方論·瘡瘍證治》有「或飲食不節，積滯腸胃，致氣血凝留，發於肌肉皮膜之間」。《諸病源候論·瘡病諸候》有「脾主肌肉。氣虛則肌腠開，為風溼所乘；內熱則脾氣溫，脾氣溫則肌肉生熱也。溼熱相搏，故頭面身體皆生瘡」。這些均明確指出脾胃失調與皮膚病之間的關係。小兒脾常不足，「臟腑嬌嫩，形氣未充」，抵抗力弱，易於邪氣所犯，邪正相爭，故發熱，以中高熱為主；溼熱蘊於肌腠，外透於表則見右側下肢、上肢、耳郭少許片狀紅色斑丘疹，搔癢明顯；食滯中焦，氣機不暢則腹脹；溼邪下注，腸道清濁不分則大便稀；舌淡苔白膩皆提示溼邪內蘊。治以燥溼健脾、消食化積，兼清熱透疹。

處方　消積顆粒加　蟬蛻6g　生薏仁10g　蒼朮6g

4劑，日1劑，水沖服。另服羚羊角粉2g，以清熱涼血。

9月12日二診：患兒局部皮疹消退，軀幹散在粟粒疹，大便稀。舌淡苔白。內熱除，皮疹退，緩則治其本，當健脾和胃，兼清熱透疹。

處方　亞康顆粒加　蟬蛻6g　柴胡6g　葛根10g

4劑，日1劑，水沖服。

並配服消咳散。控防兼具。

次年4月6日因夜啼就診時追訴病史，近7個月皮疹未發，可見其

效！李杲在《脾胃論》中指出:「內傷脾胃,百病由生。」說明在人體機能中,脾胃是導致人體發病的主要原因,脾胃健康與否決定患者身體狀況,脾胃乃後天之本,氣血生化之源。故臨床辨證論治運用調理脾胃法不僅在內科脾胃疾病治療中行之有效,在其他科如皮膚科疾病治療中也一樣藥到效佳。

第二節 溼瘡

調脾癒溼疹案

男孩,7 歲。4 月 11 日初診。

面部溼疹,雙下肢皮膚粗糙伴搔癢,易感冒 4 個月,每月均作,久服 Singulair,便乾,2～3 日一解。舌淡苔白,心肺常。脾健則水穀得以運化,脾弱則溼濁內生,溼熱熏蒸,故而面部溼疹,雙下肢皮膚粗糙伴搔癢,溼聚成痰犯肺,則伴有咳痰喘鳴,再加長期抗生素、激素療法,更傷脾胃。「中央生溼,溼生土」,脾為後天之本,其性屬土,喜燥而惡溼。脾失健運則為其主要病機,治脾當以健運為要。故治以運脾祛溼、消積和胃。

處方 蒼朮 10g 茯苓 10g 炒白扁豆 10g 黃芩 10g 薑半夏 10g 檳榔 9g 生梔子 10g 生薏仁 12g 連翹 10g 大黃 3g 枳殼 8g 生甘草 6g

12 劑,日 1 劑,水煎服②,服 4 日休息 3 日。

並囑其停用 Singulair。

方中蒼朮其味微苦、芳香悅胃,功能醒脾助運、行氣寬中、疏化水溼,正合脾之習性。張隱庵指出:「凡欲補脾,則用白朮;凡欲運脾,則

第七章　皮膚疾病綜述

用蒼朮。」枳殼味辛苦、性微寒，功能破氣消積、利膈寬中，善治上中焦之氣滯。故用蒼朮、枳殼之運脾之藥，補中寓消、消中有補、補不礙滯、消不傷正，以解除脾困，舒展脾氣，恢復脾運，達到脾升胃降、脾健胃納的正常運化的目的。

5月7日二診：4週藥盡，患兒面部皮疹消失，雙下肢皮膚明顯好轉，可見脾胃稍和，溼熱漸去，可轉攻他證，仍便乾，此因脾胃不和已久，不能速癒，故上方去連翹，加焦神曲，減其清熱，加強健脾消食之力。

處方　蒼朮 10g　茯苓 10g　炒白扁豆 10g　黃芩 10g　薑半夏 10g　檳榔 9g　生梔子 10g　生薏仁 12g　焦神曲 10g　大黃 3g　枳殼 8g　生甘草 6g

12 劑，服法同前。

大凡小兒溼疹，多是內患之外候，長期使用抗生素、激素等，以及食用工廠化食品，致脾胃不和、溼熱內蘊，故患溼疹的小兒往往伴有大便乾、手足心熱、汗多等症狀，易感冒、易肺炎、易咳喘的小兒多發，故治之當循其原因，治病求本，方可藥到病除。

健脾益肺療溼瘡案

男孩，5歲9個月。10月30日初診。

雙上肢溼疹，輕痰咳2天，鼻塞少涕，噴嚏多，髮穗，便稍乾。舌紅苔白厚膩，心肺常。此患兒乃肺脾氣虛證。肺虛則衛外不固，易為外邪入侵，致肺氣宣肅失常，表現為咳嗽、鼻塞少涕、噴嚏多等肺系症狀。肺與大腸相表裡，肺失宣肅，大腸傳導失常，故便稍乾。肺病及脾，引起脾虛，脾虛運化失常，易致食積，在舌苔上表現為苔白厚膩。此患兒肺虛，衛表不固，故予桂枝、黃耆益衛固表；黃芩清肺熱。肺之

宣發肅降功能正常，氣機升降正常，水道通利，則溼熱互結蘊於皮膚之症得以緩解而病癒。

處方　消積顆粒加　桑白皮 10g　蒼朮 6g　蟬蛻 6g　黃耆 10g　桂枝 6g　1

5 劑，日 1 劑，水沖服，服 5 日休息 2 日。

11 月 27 日二診：溼疹減輕，運動後咳嗽劇烈，輕喘，舌紅苔白，心肺常。患兒現運動後咳嗽劇烈，輕喘，故應益肺，以肅肺止咳為主，兼利溼、行氣、化滯。肺脾之氣得復，溼疹則去。

處方　黃耆 12g　桂枝 10g　防風 12g　炒紫蘇子 12g　桔梗 10g　蒼朮 10g　黃芩 10g　薑半夏 10g　車前子 12g　檳榔 10g　枳殼 10g　甘草 8g

10 劑，日 1 劑，水煎服②，服 5 日休息 2 日。

於次年 4 月 12 日電話隨訪，家長代訴近期無溼疹再犯。

《素問·痿論》云「肺主身之皮毛」，在生理上皮膚由肺所輸布的衛氣與津液所溫養，此即《素問·陰陽應象大論》所說「肺生皮毛」。在病理上外邪犯肺常由皮毛侵入，反之，肺之有病亦常影響皮毛，即肺不能生養皮毛而皮毛發病。溼疹病位在肌表，其病機變化歸咎於肺的功能失調。加之小兒多食膏粱厚味，且飲食不自節，容易勞傷脾胃，脾胃受損則運化不利，造成津液輸布不利，易生溼邪，故在益肺的同時，還須健脾燥溼，使溼去疹消，以達肺脾同治之目的。

肺脾不和致溼疹案

男孩，1 歲 6 個月。2 月 26 日初診。

咳嗽 4 天，夜咳重，痰咳，氣喘，少涕，面部溼疹明顯，二便可。

第七章　皮膚疾病綜述

雙肺喘鳴音（＋＋）。此患兒乃肺脾不和、脾失健運。外邪犯肺，肺失宣肅，則咳嗽、夜咳重、氣喘，肺主通調水道，脾主運化水液，肺脾不和，則水液代謝失常，易聚津成痰生溼，則引起痰咳，溼邪蘊於肌表，則面部溼疹明顯。《素問‧陰陽應象大論》認為肺生皮毛，即肺不能生養皮毛而皮毛發病。溼疹離不開「溼」，溼邪是小兒溼疹的主要病因。溼邪致病黏滯纏綿，頗難治療，且善動不居，致病多變。肺主皮毛，外邪易犯，礙其正常功能而發病，而治療則透過宣肺祛邪，使水溼之邪從皮毛而宣散。

處方　咳嗽顆粒加　桂枝 6g　生龍骨 30g　蒼朮 6g　生薏仁 10g

10 劑，日 1 劑，水沖服，服 5 日休息 2 日。

並予消咳散 10 包，取急則治其標之意。

4 月 25 日二診：面部溼疹消失，未咳喘，皮膚癢，汗多。舌淡苔白膩，心肺常。脾失健運是溼疹的主要病機之一，健脾是治療溼疹的法則之一，治脾不重益氣而在運化，尤其是肺脾不和致脾氣失健的小兒溼疹。

處方　消積顆粒加　蒼朮 6g　生黃耆 10g　五味子 6g

12 劑，日 1 劑，水沖服，服 4 日休息 3 日。

配服消咳散 6 包，以調節腸道菌群。

半年後隨訪，家屬代訴溼疹未再復發。

從肺脾論治小兒溼疹，宣肺健脾，能有效調節小兒內分泌系統和循環系統的功能，改善皮膚微循環，增強皮膚免疫力而恢復皮膚的正常生理功能和活力，收到較好的療效。

然本病預防為要：一是飲食多樣菜，有節制，健脾和胃，保持肺脾

之氣充盛不損；二是調攝精神情志，使心情舒暢，勿夜寐不安，耗傷氣血；三是避免冒雨涉水，睡臥溼地，生活環境保持乾燥，以防外溼。

從肺脾論治四肢溼疹案

女孩，1歲5個月。2月20日初診。

咳嗽4天，痰咳，熱退，鼻涕，納少，眼淚多，四肢溼疹，二便可。舌淡苔白，雙肺乾囉音。此患兒乃肺脾不和、溼邪蘊膚之證。肺主氣，外合皮毛，通調水道，下輸膀胱，為水之上源，肺氣不清則毛竅不利；脾主肌肉，運化水溼，故溼疹多責之肺脾。溼邪鬱於肌表，阻滯氣機，肺氣不利，鬱而發熱，熱鬱肌膚，灼傷絡脈，從而導致皮膚溼疹。小兒肺常不足，肺虛易感外邪，肺失宣肅、肺竅不利則出現咳嗽、痰咳、鼻涕、雙肺乾囉音；小兒脾常不足，易為乳食所傷，嗜食或不食，均傷及脾胃，脾失健運則納少；土不生金，肺脾又可相互影響。因患兒現病咳重，故應宣肺止咳為主，兼健脾化滯。

方一　咳嗽顆粒加　蟬蛻6g　炒紫蘇子10g　生甘草3g

5劑，日1劑，水沖服。

同時配服消咳散10包，取急則治其標之意。

方二　亞康顆粒加　蒼朮6g　生薏仁10g　白茅根15g

12劑，日1劑，水沖服，服4日休息3日。

待咳嗽將瘥，諸症減輕，繼服亞康顆粒加蒼朮、生薏仁、白茅根。調理脾胃以善其後。

3月19日二診：未感冒，未咳嗽，溼疹減輕，餘手背少許，眼淚多消失。舌紅苔白膩，心肺常。此次患兒咳嗽癒，溼疹減輕，餘證均輕，但脾虛食滯之苔膩仍顯，繼予健脾消積、祛溼清熱之劑。

處方　亞康顆粒加　蒼朮 6g　補骨脂 10g　青蒿 10g

12 劑，服法同前。

後期電話隨訪，咳嗽痊癒，溼疹未再發。

小兒肺、脾常不足，此案以健脾消積、益肺祛溼為治則，重消食通便，辨證加減，標本兼治，從病之根本治療溼疹。「上工治未病」，為減少復發，亦應注重小兒溼疹的調護。

調脾胃療溼瘡案

女孩，1 歲。2 月 11 日初診。

納少，夜眠欠安，全身溼疹，有咳嗽史，二便可。舌淡苔白厚。診斷為積滯、溼疹。此患兒雖全身溼疹，不可僅重溼疹而治療，應在中醫整體觀指導下整體掌握病機，正應「有諸外必形於內」之理。其納少、苔白厚，夜眠欠安，「胃不和則臥不安」，提示脾胃不和之機。

處方　亞康顆粒加　蟬蛻 6g　白茅根 15g

5 劑，日 1 劑，水沖服。

配合消咳散 5 包，加強消食之力。

2 月 18 日二診：溼疹減輕，皮膚粗糙，舌淡苔白。辨證準確，用藥得當，療效顯著，續上方稍作加減。

處方　亞康顆粒加　蒼朮 6g　白鮮皮 10g

5 劑，服法同前。

消咳散 5 包。鞏固治療。

溼疹者，其內因多責之於脾胃，或脾胃虛弱、溼不運化；或心脾積熱、溼熱蘊蒸；或脾胃虛弱、氣血不榮。蕁麻疹、皮膚高敏反應、皮膚

搔癢、皮膚粗糙亦多因於此犯。

此患兒雖有局部皮膚溼疹情況，但人是一整體，正應中醫「整體觀」理念，應以調理內環境而達到從根本上治療溼疹的目的。總結有二：見溼疹不是單一的溼熱證型，過多應用苦寒燥溼之品，傷正敗胃反而加重病情；再者，溼疹雖是局部皮膚之患，但要有整體觀理念，有諸外必責之於內，從整體掌握從根本上解決問題，切記患「隔靴搔癢」之弊。

第三節　癮疹

風團案

女孩，10歲9個月。1月27日初診。

反覆蕁麻疹1年，皮膚抓痕明顯，西醫抗過敏治療有效，汗多，大便乾，2日一解。舌紅苔白厚膩，脈數。人之皮毛乃營衛榮養護衛之處，邪氣外束，搏擊肌膚，可致皮膚諸疾。患兒汗多，多因陽氣虛弱，衛外不固。營衛二氣失調，則氣血壅塞，不得宣泄於外，必鬱滯於內而化熱，故見大便乾。正如《諸病源候論·風病諸候下·風瘰候》曰：「夫人陽氣外虛則多汗，汗出當風，風氣搏於肌肉，與熱氣併，則生痞瘰。」中醫診斷為風團；證屬氣虛熱盛；治以益氣健脾，兼清裡熱。

處方　生黃耆12g　蒼朮10g　生薏仁12g　黃芩10g　炒白扁豆10g　桂枝10g　生梔子10g　檳榔10g　車前子12g　大黃5g　厚朴10g　甘草8g

12劑，日1劑，水煎服②，服4日休息3日。

3月9日二診：已停抗過敏藥，蕁麻疹未發作，皮膚抓痕明顯減輕，大便乾好轉。舌淡苔白膩，脈緩。春天為過敏反應的多發季節，建議其繼續調理以控防復，上方去車前子，生薏仁加量。

第七章　皮膚疾病綜述

處方　生黃者12g　蒼朮10g　黃芩10g　炒白扁豆10g　桂枝10g　生梔子10g　檳榔10g　生薏仁15g　大黃5g　厚朴10g　甘草8g

10劑，服法同前。

陳實功《外科正宗》言：「內之症或不及其外，外之症則必根於其內也。」汪機《外科理例》亦言：「外科必本於內，知乎內以求乎外，其如視諸掌乎。」凡皮疹雖屬外科，治之亦不可局限於其外治之法，必當司外揣內，究其本因，內外合參，方可藥到病除。

咳疹同治案

男孩，6歲。6月13日初診。

反覆咳嗽3個月，夜咳明顯，易丘疹樣蕁麻疹，皮膚高敏，鼻癢，髮黃，體胖，平素便乾。舌紅苔白厚膩，心肺常。患兒以咳嗽為主症來診，雖平時易丘疹樣蕁麻疹，但咳嗽為急，蕁麻疹為緩，依中醫先急後緩、急則治其標的治病原則，當先止咳為主，立宣肺止咳、通腑泄熱之法，予咳嗽顆粒先解外表咳嗽之急，配伍清熱之青蒿、理氣之枳殼、攻下之大黃，並予蟬蛻疏風止癢。

處方　咳嗽顆粒加　大黃3g　蟬蛻6g　青蒿10g　枳殼6g　甘草3g

20劑，日1劑，水沖服，服5日休息2日。

11月14日二診：家長訴患兒上次服藥2週後咳嗽止，未復發。現仍反覆丘疹樣蕁麻疹，較前減輕，皮膚癢消失，二便可，口涎，舌紅苔白。口涎為患兒脾失運化所致，蕁麻疹則因其脾胃不和，溼毒外溢肌膚之表現。中醫稱本病為「癮疹」，與人體免疫功能關係密切，免疫功能太過，人體處於高敏狀態，輕微刺激即可引起蕁麻疹，反反覆覆，纏綿難癒。此外，免疫功能與中醫學脾胃功能關係密切，臨證當從調理脾胃

著手，調節人體的免疫平衡，免疫功能恢復正常，則蕁麻疹自癒。按照中醫緩則治其本的原則，現證當以調理脾胃，恢復患兒免疫平衡治療為主，治以消積運脾、清熱除溼。

處方　消積顆粒加　蒼朮 6g　蟬蛻 6g　青蒿 10g　生薏仁 10g　桑白皮 10g

20 劑，服法同前。

12 月 19 日因咳嗽三診：其母代訴服藥至今未再出蕁麻疹，現咳嗽 1 週，發熱 1 天，中熱，便乾。舌紅苔白膩厚。其蕁麻疹明顯好轉，時值入冬，此次咳嗽，然發熱、便乾、苔厚膩為外感寒邪入裡化熱之症。

處方　咳嗽顆粒加　大黃 3g　蒼朮 6g　射干 6g　生黃耆 10g　生薏仁 10g

20 劑，服法同前。

次年 4 月 2 日四診（調理體質）：其母訴現咳嗽少發且易痊癒，蕁麻疹至今未犯，二便可。舌紅苔白膩，心肺常。時值春季，欲「未病先防」，前來調理，予健脾和胃之劑。

處方　亞康顆粒加　蒼朮 6g　炒白朮 10g　黃耆 10g　補骨脂 10g　生薏仁 10g

20 劑，服法同前。

小兒蕁麻疹異於成人，常伴咳嗽、哮喘等併症。小兒處於不斷「蒸化」之中，病理上易實易熱。《育嬰家祕》言：「小兒有病，唯熱居多。」此患兒反覆蕁麻疹伴有便乾、苔白膩等脾胃積滯化熱之狀，並易感邪發為咳嗽等肺系疾病，是為小兒熱盛、高敏體質之表現。其蕁麻疹發病與脾胃溼熱內蘊關係密切，故吾隨症配伍蒼朮、厚朴、茯苓、生薏仁以燥溼運脾，黃芩、連翹、青蒿以清熱，蟬蛻用以散風止癢。咳嗽與蕁麻疹

第七章　皮膚疾病綜述

症狀並重，此為其熱盛、高敏體質所致，故用運脾和中之法加以調理，為釜底抽薪之意也。

巧治風團案

男孩，4歲5個月。6月17日初診。

蕁麻疹3天。患兒因急性中耳炎於6月14日夜間至某醫院急診科就診，予口服藥2種，外用滴耳藥1種。次日腹部、背部、頭面部及四肢依次漸腫，全身密布蕁麻疹，色紅成片，高出皮膚，扶之礙手，搔癢（見圖1風團）。疑藥物過敏，肌內注射地塞米松針2天，口服氯雷他定片，外用丹皮酚軟膏塗患處，蕁麻疹退而復現，症狀減輕不明顯，喉痰，腹脹，二便可。舌紅苔白厚，心肺常。《諸病源候論·小兒雜病諸候五·風瘙癮疹候》言：「風入腠理，與血氣相搏，結聚起，相連成癮疹。」蕁麻疹起病急，驟然而生，迅速消退，遊走不定，具有「風候」的特點，起病多與風邪有關，風邪又常兼挾熱、寒、溼、燥等邪合而致病。患兒腹脹，舌紅苔白厚，積滯症狀明顯，積滯化熱，熱極生風，風熱為患而發本病，且起病急驟，疹色紅赤，亦為風熱之徵象。積滯為本，風熱為標，治病求本，故當消積導滯、通腑泄熱。積滯得消，內熱得泄，則諸症自平。

處方　消積顆粒加　生黃耆10g　製附子3g　蒼朮6g　蟬蛻6g　生薏仁10g

5劑，日1劑，水沖服。

消咳散6包，以求急則治其標，防病情反覆。

患兒初診一派「熱象」，附子本為大熱之品，何以用之？一則患兒平素體弱多病，西醫診治後常予抗生素、激素之苦寒邪毒也，苦寒傷陽；

二則雖疹色紅赤，然舌苔白膩，此乃體內無大熱而熱浮於體表之象；三則於大量苦寒清熱藥中加入製附子，巧用其大辛大熱之性，防苦寒太過，傷及陽氣，且巧用附子引火歸原之功用，使浮游之火自熄也。正如《本草彙言》云：「附子，回陽氣，散陰寒，逐冷痰，通關節之猛藥也……諸病真陽不足，虛火上升……附子乃命門主藥，能入其窟穴而招之，引火歸原，則浮游之火自熄矣。」

6月20日二診：患兒母親代訴服藥後，蕁麻疹次日完全消失，未再反覆，仍喉痰，少黃涕。舌淡苔白膩，心肺常。現雖暫時痊癒，然積滯並未全消，當鞏固療效，以防病情反覆，治以益氣健脾、消積清熱。

處方　亞康顆粒加　大黃 3g　炒白朮 3g　生黃耆 10g　白茅根 15g　生甘草 3g

8劑，日1劑，服4日休息3日。

7月15日隨訪，未見復發。

消咳散亦有抗敏之力，或問此乃其之效而非中藥之功也？非也！患兒地塞米松針連用2天，加之口服氯雷他定片，外用丹皮酚軟膏塗抹，效仍欠佳，今停用激素，加之以少量抗過敏藥替代，收穫良效。一則以防驟停激素更易病情反覆加重；二則「形見於外而責之於內」，治病求本，使之中藥蕩滌腸道，積滯得消，而外之風團亦消。由此觀之，中藥之功大也！

癮疹案

女孩，9歲半。9月14日初診。

蕁麻疹反覆2週，某醫院予鹽酸西替利嗪等藥治療不效。診見（見圖2癮疹）面部、全身散在紅色蕁麻疹，手心紅腫，低熱，便稍乾。舌淡

第七章　皮膚疾病綜述

紅苔白厚膩，心肺常。診斷為蕁麻疹；證屬氣虛熱鬱；治以健脾益氣、清熱導滯。

處方　生黃耆 12g　蒼朮 10g　當歸 12g　桔梗 10g　黃芩 10g　薑半夏 10g　檳榔 10g　大黃 5g（另包）　車前子 12g　蟬蛻 10g　青蒿 12g　生甘草 8g

6劑，日1劑，水煎服②。

9月21日二診：服上藥後患兒蕁麻疹消失，未再發作。現大便日2次，不成形。舌紅苔白厚膩，心肺常。

處方　茯苓 10g　炒白扁豆 10g　蒼朮 10g　黃芩 10g　薑半夏 10g　檳榔 10g　生梔子 10g　連翹 10g　生薏仁 12g　炒牽牛子 6g　厚朴 10g　生甘草 8g

8劑，日1劑，水煎服②。

蕁麻疹是臨床常見病，中醫稱為「癮疹」，俗稱風團，是由於皮膚黏膜小血管擴張及滲透性增加而出現的一種局限性水腫反應。臨床表現為大小不等的風疹塊損害，驟然發生，迅速消退，搔癢劇烈，癒後不留任何痕跡。既往中醫觀點認為，蕁麻疹此起彼伏的特徵與風善行數變的特徵相似，搔癢也是風的特徵，故認為其病機為血虛生風，並常用養血祛風藥。「治風先治血，血行風自滅」的觀點也為廣大中醫學者所認同。

然中醫治病講究辨證論治，同病異治，異病同治，不可過於拘泥，墨守成規。虛者當補其不足，實者當瀉其有餘，寒者熱之，熱者寒之。本證患兒平素體質虛弱，納少，消瘦，診見全身散在紅色蕁麻疹，手心紅腫，低熱，便稍乾，舌淡紅苔白厚膩。故當健脾益氣、清熱導滯。服藥6劑，未用活血祛風之藥，頑固之蕁麻疹竟藥盡病退，此乃辨證施治之功也！

清熱消積調蕁麻疹案

男孩，3歲8個月。3月14日初診。

反覆蕁麻疹3個月，易咳嗽，咽不適，咽紅（＋），口臭，夜眠欠安，急躁易怒，體重增長緩慢，爪甲不榮，手足不溫，便乾，2～3日一解。舌淡苔白。其夜眠欠安，口臭，實為飲食停聚中焦，鬱久蘊熱；熱擾心神，故急躁易怒；氣血不足，爪甲外現不榮。手足不溫，非其虛，實為陽氣被遏也；鬱熱在裡，風熱相搏，發於肌膚為癮疹。證屬熱盛兼積滯，治以消積清熱並用，使積消熱除、脾胃和、營衛調、氣血充、肌膚榮。

處方　消積顆粒加　青蒿10g　蟬蛻6g　當歸10g　生薏仁10g

20劑，日1劑，水沖服，服5日休息2日。

4月23日二診：蕁麻疹顯著減少（見圖3蕁麻疹），偶發，仍便乾。衛氣固表，防禦外邪，黃耆為固表之要藥。予上方加減繼以調之，治療與鞏固結合，以防反覆。

處方　消積顆粒加　枳實6g　生黃耆10g　蒼朮6g　炒白芍10g

20劑，服法同前。

蕁麻疹發病的原因不外二大類：一是各種致病因素的刺激超出了機體的調節適應能力；二是機體內部抵抗外界各種病因的能力降低。多責之於內熱與外感，脾胃積滯，滯久化熱，熱熏肌腠，營衛失和，夾遇外風，搏於營血，充盈於肌膚絡脈之間，亦可使營衛不和發為癮疹。尤風為春之主氣，故春冬季常發。

第七章　皮膚疾病綜述

脾胃積熱風團案

女孩，8 歲半。11 月 4 日初診。

反覆蕁麻疹 1 年餘，日日均見，全身性散在分布，多種食物易過敏，口臭，納少，面色萎黃（＋＋），消瘦（＋＋），大便乾，2 日一解。舌紅苔白厚膩，脈數。此係免疫功能紊亂之表現，本於脾虛，脾虛不運，蘊積化熱故見舌紅苔白厚膩，口臭，脈數。脾運乏力，則大便乾，2 日一解，納少，皮膚失潤則面色萎黃，久致消瘦。此係風團，屬脾胃積熱之證。治以消積清熱、健脾和胃。中焦得運，氣血和調，則熱無存，積得消，病必癒。

處方　蒼朮 10g　茯苓 12g　炒白扁豆 10g　黃芩 10g　薑半夏 10g　檳榔 10g　白荳蔻 5g　生梔子 10g　生大黃 5g　枳殼 10g　連翹 10g　甘草 8g

15 劑，日 1 劑，水煎服②，服 5 日休息 2 日。

12 月 9 日二診：蕁麻疹未發，少鼻塞，口臭，仍便乾。舌紅苔白厚膩，心肺常。脾胃稍和，皮膚得潤則面色萎黃消失，故治之宜加強消積清熱之力，守前方，去白荳蔻，加炒萊菔子。

處方　蒼朮 10g　茯苓 12g　炒白扁豆 10g　黃芩 10g　薑半夏 10g　檳榔 10g　炒萊菔子 12g　生梔子 10g　生大黃 6g　枳殼 10g　連翹 10g　甘草 8g

15 劑，服法同前。

次年 1 月 6 日三診：現蕁麻疹明顯減少，咽不適，大便量少。舌紅苔白厚膩。久病必虛，治以健脾益氣、消積清熱，漸序調理。

處方　生黃耆 12g　蒼朮 10g　炒白朮 10g　茯苓 10g　炒白扁豆 10g　薑半夏 10g　檳榔 10g　黃芩 10g　青蒿 10g　炒萊菔子 12g　炒牽牛子 6g　甘草 8g

16劑，日1劑，水煎服②，服4日休息3日。

4月6日四診：近3個月，短暫4次蕁麻疹，1天後自行消退，可見其病漸去，正氣漸復，現偶咽不適，大便2日一解，舌紅苔白膩，心肺常。守上方，去炒牽牛子、青蒿，加連翹、大黃，以健脾益氣，清熱消積，繼調中焦，以養化源，則可長治久安。

處方　生黃耆12g　蒼朮10g　炒白朮10g　茯苓10g　炒白扁豆10g　薑半夏10g　檳榔10g　黃芩10g　大黃4g　炒萊菔子12g　連翹10g　甘草8g

20劑，服法同前。

服藥後隨訪3個月，訴現食用多樣食物均不再過敏，二便轉常。

大凡小兒皮膚反覆蕁麻疹，雖屬外證，然《丹溪心法》曰「有諸內者必形諸外」，故應責之於內，脾為後天之本，氣血生化之源，脾胃得固，則抗病力強，諸症可癒。況脾胃不和，常為食積，積久化熱，內熱熏蒸，必現於外，或為風，或為腫，常須消積清熱，則可病癒。

反覆蕁麻疹調治案

女孩，3歲。3月12日初診。

反覆蕁麻疹2年，多種過敏源，易感冒，溼疹史，鼻塞，偶咳，霧化治療中，夜眠欠安，手心熱，腹脹（＋），便稍乾，2～3日一解。舌淡苔白。此患兒反覆蕁麻疹2年，多種過敏源，溼疹史，其乃高敏之體，免疫功能紊亂，張仲景曰「四季脾旺不受邪」，脾胃和調，則免疫功能正常，抵抗力強，縱感邪而不易病，免疫之傷，當調脾胃，以固後天之本，所謂「正氣存內，邪不可干」。便稍乾，2～3日一解，手心熱，可見此中患兒兼熱盛之體，「胃不和則臥不安」，故見夜眠欠安。治以健

第七章 皮膚疾病綜述

脾和胃、清熱消積，酌加蟬蛻以疏散肺經之熱。

處方　消積顆粒加　蒼朮 6g　黃耆 10g　生薏仁 10g　蟬蛻 6g

15 劑，日 1 劑，水沖服，服 5 日休息 2 日。

4月2日二診：其間發蕁麻疹 1 天，自癒，易鼻塞，偶咳，氣霧劑減量，大便軟。舌淡苔白，心肺常。患兒高敏之體好轉，減其調理，加清肺止咳之力，兼顧他證。治以健脾和胃、清熱消積、清肺止咳。

方一　消積顆粒加　青蒿 10g　蒼朮 6g　黃耆 10g　白茅根 15g

10 劑，日 1 劑，水沖服。

方二　咳嗽顆粒加　生薏仁 10g　蟬蛻 6g　炒白芍 10g　當歸 10g

10 劑，日 1 劑，水沖服。兩方交替服用，服 5 日休息 2 日。

5月7日三診：未咳喘，未鼻塞，複查肺功能已恢復正常，氣霧劑減量，蕁麻疹 1 天自癒，汗多，便軟。舌紅苔白膩，心肺常。繼予消積顆粒加減，以健脾和胃、清熱消積。

處方　消積顆粒加　蒼朮 6g　黃耆 10g　生薏仁 10g　葛根 10g　當歸 10g

16 劑，日 1 劑，水沖服，服 4 日休息 3 日。

小兒脾胃功能薄弱，常不能禦邪於外，從現代醫學來講，即免疫功能紊亂，此乃小兒蕁麻疹常見之緣由，張仲景曰「四季脾旺不受邪」，「正氣存內，邪不可干」，此乃問題之根本，故治之當先健運脾土，脾胃調和，則正氣昌盛，邪氣不擾，則可病癒。

益氣健脾疏風療癮疹案

男孩，2歲2個月。6月29日初診。

蕁麻疹2天，全身分布，1年前有類似病史。舌紅苔白膩，心肺常。其母訴該患兒未滿月時有溼疹史，去年蕁麻疹間斷反覆發作1年，平素易感冒易喘。蕁麻疹，中醫稱為「癮疹」，論其致病主因乃風邪，如《諸病源候論·風瘙身體癮疹候》曰：「邪氣客於皮膚，復逢風寒相折，則起風瘙癮疹。」此患兒平素體弱，肺脾氣虛，加之風邪外襲，內不得疏泄，外不得透達，鬱於皮膚，邪正相搏而發病。治病必求於本，治以益氣健脾、清熱疏風。

處方　黃耆8g　蒼朮8g　茯苓8g　薑半夏8g　黃芩8g　連翹8g　蟬蛻6g　荊芥8g　車前子10g　生薏仁10g　厚朴6g　大黃4g　甘草6g

3劑，日1劑，水煎服②。

方中黃耆補氣為君藥；蒼朮、茯苓健脾；黃芩、車前子、生薏仁清熱祛溼；蟬蛻、荊芥祛風透疹等，並囑清淡飲食，適溫調護。

7月11日因咳嗽二診：其母訴服上藥1天後蕁麻疹停止加重，至二診前蕁麻疹完全消失，現咳嗽1天，夜咳，痰咳。舌淡苔白，心肺常。此為復感風寒外邪之咳嗽。

處方　紫蘇葉6g　桔梗8g　黃芩8g　薑半夏8g　桃仁6g　僵蠶8g　白前8g　紫菀8g　乾薑5g　枳殼8g　蟬蛻5g　生甘草6g

6劑，日1劑，水煎服①。

蕁麻疹病程纏綿反覆發作，小兒脾常不足，飲食不慎易傷脾胃，脾虛則衛外無力，易復感外邪使之客於肌膚發病。此患兒正氣虛衰復感風邪，因而急性發作之時，清熱疏風而不忘補氣健脾、調和營衛，故癒而不發也。

第四節　疣

「整體觀」下「誤」癒尋常疣

男孩，5歲。4月2日初診。

患兒咳嗽2週，平素易感冒，後發咳嗽，鼻濁涕，口臭，腹脹（＋＋），便乾。舌紅苔白厚膩。雙側指端扁平疣數十目，尤為突出（見圖4 尋常疣）。診斷為咳嗽；辨證為脾胃積滯，久而蘊熱。辨證施治，未於尋常疣下藥，但以整體之觀，以見後效。

處方　消積顆粒加　蒼朮6g　炒白朮10g　紫蘇子10g　焦神曲10g　生薏仁10g

15劑，日1劑，水沖服，服5日休息2日。

另予消咳散6包，達急則治其標以止咳之意。

4月16日二診：服上藥後咳嗽漸平，近2日咳重，汗多，雙側指端扁平疣同前。舌紅苔白厚膩，心肺常。此期之咳，體弱又受於寒，調和止咳為要。

處方　咳嗽顆粒加　生黃耆10g　桂枝6g　生龍骨30g　青蒿10g

10劑，服法同前。

其間於5月27日及6月22日兩次就診，以調理脾胃，增強免疫力，辨證下藥，以作調理。吾常思尋常疣，皮膚之疾，責之於內。

7月29日五診：不咳，仍腹脹（＋），納少，二便可。舌紅苔白厚。其母訴尋常疣顯著減輕，十去其七。辨體質雖較前改善，仍遺積與熱存內，運脾兼以清熱，以作調養。

處方　亞康顆粒加　炒白朮10g　蒼朮6g　炒紫蘇子10g　大黃3g　炮薑6g

10 劑，服法同前。

治療未以疣為先，吾亦未試法於疣，疣卻顯著減輕。回顧之，脾胃積滯，積久蘊熱，熱現於膚，疣而發。然蘊熱發膚所現多不同，不畏其鮮，應以整體觀治。

尋常疣乃病毒性皮膚病，西醫為人類乳突病毒引發，好發於青少年，多見於手指、手背、足緣等處。其與細胞免疫有關，冷凍法最為常用。吾認為其與體內蘊熱之毒阻於肌膚相關，內治為治本，多發者應治病求本。其雖可自然清除，但患兒病發多年，近而顯效，且效著，亦為調理之效。如《聖濟總錄·面體門》云：「論曰風邪入於經絡，血氣凝滯，肌肉弗澤，發為疣目，或在頭面，或在手足，或布於四體，其狀如豆如結，筋綴連數十，與鼠乳相類，故謂之疣目。」吾思於其有相同之理，疣為「內患」，治病求本。

調肺脾癒扁平疣案

男孩，15 歲。6 月 22 日初診。

鼻塞，張口呼吸多年，易感冒，夜眠欠安，扁平疣散在分布，咽紅（＋），乳蛾Ⅱ度。舌紅苔白厚，脈滑。此患兒乃肺脾不和、肺氣失宣，則鼻塞，易感冒，張口呼吸；脾失健運，則夜眠欠安；積熱熏蒸，則咽紅（＋），乳蛾Ⅱ度，苔白厚。「肺主行水」、「肺為水之上源」，肺失宣降，通調受阻，必致溼邪產生，「脾主運化」，運化失司，則易水溼停聚，肺脾失和，溼邪熏蒸肌膚而發扁平疣。故治以健脾益肺、清熱祛溼。

處方　生黃耆 12g　茯苓 12g　蒼朮 12g　炒白扁豆 12g　黃芩 12g　薑半夏 12g　生梔子 12g　生薏仁 15g　連翹 12g　射干 12g　厚朴 10g　生甘草 8g

第七章　皮膚疾病綜述

10劑，日1劑，水煎服②，服5日休息2日。

7月25日二診：鼻塞輕，喉痰，扁平疣少，夜眠欠安，舌淡苔白厚膩，脈緩。肺脾稍和，守上方，去射干，加檳榔，漸序調理。

處方　生黃耆12g　茯苓12g　蒼朮12g　炒白扁豆12g　黃芩12g　薑半夏12g　生梔子12g　生薏仁15g　連翹12g　檳榔12g　厚朴10g　生甘草8g

12劑，日1劑，水煎服②，服4日休息3日。

8月15日三診：未鼻塞，張口呼吸消失，扁平疣減輕，凸起較前顯著好轉，仍夜眠欠安。舌紅苔白厚膩，脈緩。諸症好轉，可見正中病機，仍夜眠欠安，苔厚膩，予消積健脾之劑，以癒餘症。

處方　蒼朮12g　茯苓12g　生黃耆15g　白朮12g　黃芩12g　桂枝12g　檳榔12g　薑半夏12g　青蒿12g　炒牽牛子8g　厚朴10g　甘草8g

12劑，服法同前。

扁平疣，中醫稱「扁瘊」，常見於年輕人的顏面、手背、頸項等處，其狀扁平隆起丘疹，表面光滑、質硬如芝麻大或粟粒大，淺褐色或正常膚色，少則數個，多至上百個。中醫認為其乃風熱之邪搏結肌膚或怒動肝火，或因血虛肝失所養，以致氣滯血凝而成。然本案僅以調和肺脾、健脾益肺之法而獲效。吾認為其病因病機，不單與氣滯血凝有關，溼熱為患亦不容忽視。蓋肺主皮毛，脾主肌肉，扁平疣的發病部位在皮膚，《四聖心源》言「皮毛者，肺金之所生也，肺氣盛則皮毛緻密而潤澤；肌肉者，脾土之所生也，脾氣盛則肌肉豐滿而充實」，肺主通調水道，脾為水液升降輸布之樞紐，肺脾與津液的生成輸布密切相關，而扁平疣一般病程長，反覆性強，符合溼邪致病之特點，故治以健脾益肺、清熱袪溼，明察病機，巧妙施治，而獲良效。

第五節　痱子

從脾胃論治小兒痱子案

男孩，4 歲。4 月 22 日初診。

夏季易發痊疹，現鼾，噴嚏多，輕晨起乾咳，汗多，面色萎黃（＋＋），大便乾。舌紅苔白，心肺常。該患兒鼾，噴嚏多，晨起易乾咳，並伴有大便乾等症狀，為小兒感邪後調理欠佳，邪鬱肺衛時間過長，肺失宣降，肺與大腸相表裡，則易致大腸津液不布，故有大便乾之症狀；汗多、面色萎黃，為其肺虛日久，肺傷及脾，形成肺脾兩虛，衛外無力、後天失養之症狀；夏季易發痊疹，乃為脾失健運、痊邪中阻，易化生痊熱之邪。

處方　消積顆粒加　當歸 10g　生黃耆 10g　枳殼 6g　蒼朮 6g

30 劑，日 1 劑，水沖服，服 5 日休息 2 日。

本方在消積顆粒清熱除痊運脾的基礎上，配伍生黃耆、蒼朮補氣健脾，當歸活血通便，枳殼理氣消積。

5 月 25 日二診：初診代訴夏季易發痊疹，追訴應為痱子，其間未發，鼻鼾減輕，汗多減輕，仍口臭，便乾。舌紅苔白，心肺常。該患兒服藥月餘後，多汗、痱子、鼻鼾症狀明顯好轉，仍有口臭、便乾等積熱症狀。故予亞康顆粒以健脾和胃，同時繼予當歸、大黃活血通便，炒白芍斂陰止汗，枳殼理氣消積。

處方　亞康顆粒加　大黃 3g　當歸 10g　炒白芍 10g　枳殼 6g

20 劑，日 1 劑，服法同前。

9 月 21 日三診：訴今夏易痱子症狀消失，皰疹性咽峽炎 1 次，服上藥後大便稀、口臭、面色萎黃基本消失，體重增長，夜眠好轉。舌紅苔

第七章　皮膚疾病綜述

白，心肺常。患兒易痱子症狀消失，體重增長明顯，面色萎黃消失，夜眠好轉，仍訴有口臭及大便稀症狀，上方去寒涼攻下之大黃，通便之當歸，斂陰之炒白芍，加桑白皮清肺熱，炒麥芽消食和胃等，鞏固療效。

處方　亞康顆粒加　桑白皮 10g　枳殼 6g　炒麥芽 10g　生甘草 3g

12 劑，日 1 劑，水沖服，服 4 日休息 3 日。

痱子又稱為「熱痱」，為外邪襲表，腠理閉塞，玄府不通致汗液失於排泄所致，患兒汗出不暢為脾胃濕熱鬱結所致，故予消積顆粒加味以除食積鬱熱，運脾理氣，則濕熱可除，汗出可暢，痱子可消。同時，調理脾胃運化功能，補其後天之本，亦有「補土生金」之效，治療衛外不固，肺系所傷之咳嗽亦有奇功。

第六節　瘢痕

調脾縮瘢痕案

女孩，2 歲 10 月。7 月 29 日初診。

入睡難，時腹不適，腹軟，口臭，舌紅苔白，心肺常。1 年前熱油燙傷，下顎部瘢痕增生明顯。專科醫生視其為瘢痕體質，故而增生明顯，今為調治來診。整體審察，其口臭、時腹不適、入睡難，乃飲食積滯之象，加之小兒脾常不足，治以消積導滯、健脾益氣。

處方　消積顆粒加　蒼朮 6g　炒白朮 10g　黃耆 10g　生薏仁 10g　生龍骨 30g

16 劑，日 1 劑，水沖服，服 4 日休息 3 日。

8 月 29 日二診：其母訴心中重石終於落地，就診以來，瘢痕改善顯

著（見圖 5 縮瘢痕），予其外用藥之某醫院燒傷科大夫亦感驚訝，問之孩子服何神藥，用何方法，僅其外用之物，不可好轉如此神速。現腹不適消失，睡眠改善，瘢痕狀況明顯減輕，質地稍軟，二便可。舌紅苔白。繼以上方加減以調脾胃，酌加補血活血之當歸，以助瘢痕處瘀滯消散。

處方　消積顆粒加　生黃耆10g　生薏仁10g　當歸10g　生甘草3g

16劑，服法同前。

中醫學歷來重視「整體觀念」、「脾胃乃後天之本」、「氣血生化之源」，在《五十二病方》、《太平聖惠方》、《普濟方》中就有關於瘢痕的記載，如其所述之蟹足腫、黃瓜癰、肉龜等。人是一個有機的整體，此患兒從整體辨證，以調理脾胃為線，脾胃為後天之本，氣血生化之源，脾能運化水溼，主肌肉四肢，燙傷後皮膚受損，溼熱毒邪蘊結，氣血耗傷，又見飲食積滯之象，故以消積健脾為法，輔以益氣之黃耆，活血補血之當歸，健脾利溼之薏仁。脾健胃強，氣血生化有源，正盛邪祛，瘢痕則逐漸消散。

第七章　皮膚疾病綜述

第八章 亞健康狀態的辨別

■ 第一節 納呆

脾虛納呆案

女孩，9個月。1月15日初診。

納呆1個月，今日低熱，口臭，體重增長慢，髮黃，面色萎黃（+），汗多，夜眠欠安，大便不化，日1次。舌紅苔白厚膩，心肺常。治療原則為益氣健脾、升清降濁，輔以消咳散助消化，增食慾。

處方　嬰瀉顆粒加　神曲10g　蟬蛻6g　葛根10g

5劑，日1劑，水沖服。

消咳散6包。

1月22日二診：口涎，餘症減輕。舌淡苔白，心肺常。繼用上方加減調理鞏固，以善其後。

處方　嬰瀉顆粒加　葛根10g　補骨脂10g　神曲10g　連翹10g

8劑，日1劑，水沖服，服4日休息3日。

消咳散6包。

納呆食少，無不關乎脾胃。脾胃之氣升降自如則能納能化。患兒9個月，處於嬰兒期，生機蓬勃，發育迅速，但由於脾臟嬌嫩，形氣未充，常出現脾胃運化失職，導致脾胃氣機不暢的納呆少食之症。嬰瀉顆粒由《太平惠民和劑局方》中的參苓白朮散為主方化裁而來，全方藥性

平和，健脾氣，滲溼濁，使脾氣健運，溼邪得祛，則食慾增，大便不化自除。

消運合治納少案

男孩，6歲。2月7日初診。

納少，消瘦（++），面色萎黃（++），口臭，便乾。舌紅苔白厚，心肺常。小兒脾常不足，失於調養，致脾胃不和，納少、消瘦、面色萎黃，並有便乾、口臭、苔白厚等內熱積滯的症狀。予亞康顆粒加減健運脾胃，脾胃健，則納化有常，諸症自減。

處方　亞康顆粒加　大黃3g　炒麥芽10g　炒枳殼6g　白茅根15g　甘草3g

20劑，日1劑，水沖服，服5日休息2日。

3月14日二診：納食進步，大便仍乾。舌紅苔白，心肺常。大便仍乾，內有積滯，然苔已不厚，脾胃之氣漸復，故予消積顆粒加減以消積導滯為要。

處方　消積顆粒加　白芍10g　炒白朮10g　炒麥芽10g　白茅根15g　淫羊藿10g

20劑，服法同前。

《醫學心悟》論病之方，則以汗、吐、下、和、溫、清、消、補八法盡之，然小兒有其生理特點，臟腑形氣均大異於成人，其致病因素，四診症候，發病之狀亦異，故處方施治也異於成人。吾臨證治療小兒之疾，常以健、運、清、消四法以概之。有同於八法，而於小兒又異於八法。健，為益氣健脾、溫中暖胃之義，健法同中醫八法之補、溫二法；運，為助、行、理之義，運法同八法之和法；清，為清熱瀉火、清熱利溼、清瀉導下、清熱涼血、清熱解表、清熱解毒、清熱利尿之義，清法

同八法之清、下二法；消，為消食導滯、消痰利水之義，消法同八法之吐、消、下三法。臨證四法合參，或三法合參，或二法合參。該患兒有脾虛兼胃腸積滯之狀，補脾運脾的同時不忘消食導滯，即「運」、「消」同用，對有形之邪逐漸消散，並補益患兒脾氣之不足，增強抵抗力。

健脾療食少案

男孩，2歲半。2月16日初診。

納少，口臭，乾嘔，腹脹（＋），夜眠不安，便乾。舌淡苔白，心肺常。長期納少，腸胃有明顯積滯之症，故時乾嘔、口臭、腹脹、便乾，積滯於內，致使胃不和則夜眠不安，由症到證，反推亦是，內有積滯，屬中焦脾胃升降失序，濁氣不降則上嘔、口臭，上熏舌苔白厚，滯而氣不行則積，久則生熱耗津便乾，下通不暢，上為腹脹。因此復脾胃升降氣機為首務，以運脾降胃、消積導滯為主。

處方　消積顆粒加　蒼朮 6g　煅龍骨 30g　焦神曲 10g

8劑，日1劑，水沖服，服4日休息3日。

消咳散8包，以助消化。

3月2日二診：納食進步，便略軟，夜眠好轉，仍腹脹（＋），舌淡苔白。治療大法同前，繼用亞康顆粒加減調理鞏固。

處方　亞康顆粒加　生大黃 3g　白茅根 15g　炒紫蘇子 10g

10劑，日1劑，水沖服，服5日休息2日。

消咳散10包。

健脾胃，應從廣義上理解，恢復脾胃原有生理功能即是健脾胃，此間的措施可以益氣、消導、和潤等，總之以症推證，據證遣方用健脾胃之法來順脾胃升降之序最佳。

第二節　口涎

脾虛口涎案

男孩，1歲。2月7日初診。

口涎多，下顎溼疹，便略乾。舌淡苔白膩，心肺常。此為脾虛不能攝涎，加之脾虛水溼不運所致。下顎溼疹為口中涎液流出導致下顎潮溼，日久局部刺激所致。

處方　亞康顆粒加　白芍 10g　炒麥芽 10g　炒枳殼 6g

12劑，日1劑，水沖服，服4日休息3日。

2月24日二診：口涎減輕，溼疹輕，二便可。舌淡苔白膩，心肺常。繼以上方加減，治以健運脾胃、清熱消食。

處方　亞康顆粒加　蒼朮 6g　蟬蛻 6g　生薏仁 10g

12劑，服法同前。

4月14日因夜眠欠安三診：家長訴未再口涎，現夜眠欠安，二便可。舌淡苔白膩，心肺常。胃不和則臥不安，繼以健運脾胃為法。鞏固療效。

處方　亞康顆粒加　蟬蛻 6g　炒麥芽 10g　炒枳殼 6g

12劑，服法同前。

口涎一症，小兒患者甚多，因小兒脾常不足所致。《諸病源候論·滯頤論》：「滯頤之病，是小兒多涎唾流出，漬於頤下，此由脾冷液多故也。脾之液為涎。脾氣冷，不能收制其津液，故令涎流出，滯漬於頤也。」脾主運化，開竅於口，其經脈又「連舌本、散舌下」，故而脾虛溼留則聚而成涎。同時，溼疹亦為小兒脾胃不和，溼毒外溢肌膚的表現，方用亞康顆粒加減補其脾土，則口涎、溼疹自消矣。

健脾益氣療滯頤案

女孩，11 歲 7 個月。1 月 25 日初診。

易感冒史，面色萎黃（＋＋），納少，口涎，口臭，便乾。舌淡苔剝，脈弱。此患兒證屬脾虛不運。脾虛氣血生化乏源，不能上榮於面則面色萎黃；納運失常則納少；津液匱乏，腸道失於濡潤則便乾；病久脾虛及肺，肺氣虛則衛表不固易感冒。舌淡苔剝、脈弱皆提示脾氣虛。脾氣本有固攝之能，脾虛固攝無權，脾失治涎之能，口涎分泌物異常增多，則外溢。《證治準繩》曰：「小兒多涎，由脾氣不足，不能四布津液而成。」故應健脾助運益氣。

處方　炒白朮 10g　茯苓 10g　炒白扁豆 10g　黃芩 10g　薑半夏 10g　檳榔 10g　白荳蔻 5g　生梔子 10g　大黃 5g　炒萊菔子 10g　蒼朮 10g　甘草 8g

12 劑，日劑，水煎服②，服 4 日休息 3 日。

3 月 2 日二診：口涎止，口臭輕，時多夢，面色萎黃（＋），急躁。舌紅苔裂紋，脈數。仍以健脾運脾為要，易下方調治。

處方　蒼朮 10g　生白朮 10g　炒白扁豆 10g　黃芩 10g　青蒿 10g　炒白芍 10g　檳榔 10g　薑半夏 10g　焦神曲 12g　炒牽牛子 6g　枳殼 10g　甘草 8g

12 劑，服法同前。

4 月 6 日三診：口涎止，大便 2 日一解。舌淡苔剝，脈數，心肺常。鞏固效方。

處方　蒼朮 10g　生白朮 10g　炒白扁豆 10g　黃芩 10g　青蒿 10g　檳榔 10g　薑半夏 10g　焦神曲 12g　枳殼 10g　甘草 8g　大黃 5g　生梔子 8g

12劑，服法同前。

此後經4週的隨訪，患兒病情未見反覆。

口涎俗稱流口水，指唾液不自覺地從口內流溢出來，以3歲以下的幼兒最為多見。中醫稱為「滯頤」，多由脾虛不運，涎液不能受到正常的制約，流出口外所致。患兒平日可多服食健脾益氣、醒脾開胃的食物，如山藥、粳米、薏仁、蓮藕、蓮子肉、白扁豆、栗子、馬鈴薯等；忌食性質寒涼，易損傷脾胃之氣的食物。

第三節　磨牙

脾虛磨牙兼外感並治案

男孩，12歲。3月12日初診。

磨牙2年，鼻塞少涕。舌紅苔白厚膩，心肺常。磨牙，《中醫名詞術語選釋》曰：「睡眠時上下齒摩擦有聲的症狀，多由胃熱火蟲積所致。」《雜病源流犀燭》中又名「齘」，多因心胃火熱，或為氣血虛，邪客於牙齒筋脈之間。然本患兒磨牙乃因脾虛所致，鼻塞少涕因外感，故為脾虛兼外感之證。

處方　蒼朮12g　茯苓12g　炒白朮10g　黃芩10g　薑半夏10g　檳榔9g　白荳蔻6g　梔子10g　連翹12g　炒牽牛子6g　枳殼10g　甘草8g

5劑，日1劑，水煎服②。

3月19日二診：鼻塞稍輕，磨牙減輕，大便日二解。舌紅苔白厚膩，脈數。在補脾運脾的基礎上調整為補氣固表宣肺之藥。

處方　蒼朮 12g　茯苓 12g　炒白朮 10g　黃芩 10g　桔梗 10g　薑半夏 10g　黃耆 12g　枳殼 10g　焦神曲 12g　車前子 12g　甘草 8g

12 劑，日 1 劑，水煎服②，服 4 日休息 3 日。

4 月 9 日三診：磨牙明顯好轉，仍稍鼻塞，二便可。舌淡苔白膩，脈緩。

處方　蒼朮 12g　茯苓 12g　炒白朮 10g　黃芩 10g　防風 12g　薑半夏 10g　黃耆 12g　枳殼 10g　焦神曲 12g　檳榔 10g　甘草 8g

8 劑，服法同前。

小兒磨牙，病因有三：實證多責之於心脾積熱；虛證則以脾虛夾積為多見；蟲積則虛實證相兼。心脾積熱，積熱化風，神明受擾，則易致睡眠不寧；小兒脾常不足，不善節制，尤易成食積或蟲積；虛則氣血生化之源不足，致肝血不充，拘攣為病而生磨牙之症，故治療分別用清心瀉脾、健脾化積及驅蟲之法。

第四節　大便不調

脾虛大便增多案

男孩，4 歲 10 個月。7 月 9 日初診。

大便增多 2 年餘，大便日數次，量多，質軟。納少，易食積，體重增長慢，體重 15kg，面色萎黃（＋＋），舌紅苔白膩，夜眠欠安，口臭，心肺常。本案特點為患兒大便次數、量均較正常兒童增多，且持續 2 年以上，入少出多，身高、體重增長緩慢。據其症狀，若診斷為泄瀉，似有牽強之處，因其大便次數稍多，卻不及泄瀉般明顯增多；便質軟，不及泄瀉之稀水或稀糊狀。辨證為脾腎陽虛，而以脾陽虛為主。脾主運

第八章 亞健康狀態的辨別

化，化生水穀精微，升清降濁，清氣得升，中央土以灌四傍；濁氣得降，走腸間而為糟粕，排於體外而為糞便。患兒脾陽虛弱，失於運化，則可見上述症狀。脾為後天之本，腎為先天之本，先天助後天，後天資先天，脾虛日久，久病及腎，故而治療時宜脾腎同治。患兒夜眠欠安，口臭，何也？口臭，積滯之穀物腐熟之氣上逆故也！夜眠欠安，積滯停留，胃不和則臥不安也！故治當調理脾胃佐以溫中。方以運脾和胃之嬰瀉顆粒為主方，加葛根升陽止瀉；炮薑溫中健脾；焦神曲消食和胃；補骨脂溫補脾腎；炙甘草健脾益氣、調和諸藥。

處方 嬰瀉顆粒加 葛根 10g 炮薑 6g 焦神曲 10g 補骨脂 10g 炙甘草 3g

10 劑，日 1 劑，水沖服，服 5 日休息 2 日。

8 月 13 日二診：家長訴服上藥後，患兒大便日一解，較前明顯好轉，易醒，時口臭，面色萎黃（＋）。舌紅苔白膩，心肺常。患兒口臭減輕，大便較前明顯好轉，療效初現，然其易醒，恐前方溫補太過，遂易功效更為平和之亞康顆粒加炒白朮以健脾和胃、消食清熱；加桂枝、煅龍骨以安定心神；加白茅根以清熱利尿，使熱邪由小便而去。

處方 亞康顆粒加 炒白朮 10g 桂枝 6g 煅龍骨 30g 白茅根 15g

12 劑，日 1 劑，水沖服，服 4 日休息 3 日。

11 月 17 日三診（調理體質）：患兒大便正常，日一解，體重增長，夜醒減輕，急躁，腹軟。舌紅苔白膩，心肺常。患兒父母喜出望外：「現在孩子食慾好了，體重增加了，抱著感覺比以前扎實了，大便也正常了！而且，這一段沒有再生病了！」就診兩次，療效顯現。效不更方，繼予藥性較平和之亞康顆粒；患兒久病，影響生長發育，加淫羊藿、五味子、炒白朮、太子參以補益先後天之本；患兒急躁、易醒，加連翹以清解內熱。正氣虛而不易

峻補，故調理體質，宜緩調，不宜猛攻，間斷調理，防治結合。

處方　亞康顆粒加　淫羊藿 10g　五味子 6g　炒白朮 10g　太子參 10g　連翹 10g

16 劑，服法同前。

患兒大便增多多年，久病傷正，入少出多，能量失恆，故生長發育遲緩。大便雖多，然其非積滯實證之大便增多，實乃因脾虛導致積滯之故也，故不用瀉法，其病已久，正氣已傷，妄用瀉法易更傷正氣。故當補益脾腎、運脾消積。患兒年幼，正氣易傷而不易復，且久病虛實夾雜，故宜間斷服藥，攻補兼施，隨症治之！

健脾化溼調便黏案

男孩，2 歲。9 月 1 日初診。

此患兒 2 歲，困於大便黏液已有 3 個月，大便成形，日一解，色綠，含黏液，時含血條，多種食物過敏，應用多種抗生素及中藥治療，仍反覆發作，體重增長慢，母乳中，舌淡苔白膩。久病必虛，脾虛溼盛，故大便伴黏液；脾虛攝血失職，則見血條，運化失常則大便不化；脾為後天之本，後天失養，溼盛於內，蘊蒸肌膚，則見過敏；濫用藥物，又重傷之，故體重增緩；舌苔白膩，乃中焦溼熱之象。究其根本，責之於脾，脾虛不運，水溼不化，血失固攝。小兒為純陽之體，易於化火化熱，乃現溼熱之象，治以健脾除溼、清熱消積。另囑兒母，予以斷奶，以米麵為主食，以養脾胃。

處方　消積顆粒加　焦神曲 10g　葛根 10g　木香 6g　炒紫蘇子 10g　蒼朮 6g

8 劑，日 1 劑，水沖服，服 4 日休息 3 日。

另予消咳散，以助消化。

9月10日二診：顆粒味苦，難服，僅服3劑，隱血好轉，黏液減少，正中病機。現症見：納少，夜眠欠安，可見脾虛，胃不和，治以健脾和胃、清熱燥溼。予中藥湯劑口服。

處方　炒白朮6g　茯苓8g　炒白扁豆6g　黃芩6g　薑半夏6g　白荳蔻3g　焦神曲8g　枳殼6g　葛根10g　炒山藥10g　炙甘草6g

8劑，日1劑，水煎服②，服4日休息3日。

9月24日三診：黏液偶見，現納少，夜眠欠安。可見其效，此患兒久病，非朝夕之力可癒之，故當漸序調理，必能根除，繼以健脾消積、清熱和胃，諸症可安。

處方　炒白朮6g　茯苓8g　炒白扁豆6g　黃芩6g　薑半夏6g　白荳蔻3g　焦神曲8g　枳殼6g　葛根10g　炒山藥10g　炙甘草6g

8劑，服法同前。

大便黏膩，溼盛為主，脾喜燥而惡溼，易為溼邪所困，故治應健脾為要，所謂「治溼不理脾，非其治也」。

中焦溼熱致便黏案

男孩，5歲4個月。2月3日初診。

腹不適1個月，夜眠不安，磨牙，大便黏膩，日1～2次，舌紅苔膩。此為內傷飲食，停聚中焦，久而內生溼熱之證。診斷為積滯。故予消積顆粒加減以消積導滯、健脾燥溼。

處方　消積顆粒加　蒼朮6g　連翹10g　焦神曲10g

15劑，日1劑，水沖服，服5日休息2日。

3月5日二診：腹不適消失，磨牙輕，大便日1次，時黏膩，夜眠可，體重增加明顯，舌紅苔白。此為積滯漸消、脾氣復運之徵。故以亞康顆粒加減健運脾胃為要。

處方　亞康顆粒加　蒼朮6g　炒白朮10g　大黃3g　枳殼6g

16劑，日1劑，水沖服，服4日休息3日。

此為脾胃溼熱之典型，「胃不和則臥不安」，故夜眠不安、磨牙；脾生溼，溼困脾，脾有溼熱則大便黏膩，舌紅苔膩。

第五節　夜眠不安

心脾積熱致夜不安、多夢案

男孩，12歲。6月17日初診。

多夢，夜眠欠安，磨牙多日，伴面色萎黃（＋＋），納少，手心熱。舌紅苔白膩、脈數。此乃飲食不節，傷食積滯，日久生熱，熱入心經，終致心脾積熱之證，立益氣健脾、消食清熱之法方可收效。

處方　茯苓12g　炒白扁豆10g　黃芩10g　檳榔10g　白荳蔻6g　梔子10g　連翹12g　炒萊菔子12g　炒牽牛子6g　焦神曲15g　枳殼10g　甘草6g

8劑，日1劑，水煎服②，服4日休息3日。

效則同方8劑，服法同前。

方中黃芩、梔子、連翹三味常伴同用，為清內熱、消食熱、解外感熱之常用組合，可依據熱之多少、熱之深淺、熱之部位而變化。

7月20日二診：夜眠明顯好轉，面色常。舌紅苔白厚膩，脈緩。繼

用上方加減，鞏固療效。

處方　茯苓 12g　炒白扁豆 10g　黃芩 10g　檳榔 10g　蒼朮 10g　梔子 10g　連翹 12g　炒萊菔子 12g　薑半夏 9g　焦神曲 15g　枳殼 10g　甘草 6g

8 劑，服法同前。

小兒多夢、夜眠不安及磨牙病因有二：一是責之於熱，熱性上蒸，擾亂心神；二是責之於滯，傷食積滯，腸胃不和，不和則臥難安。

食滯腸胃致夜眠欠安案

女孩，5 歲。7 月 31 日初診。

其母訴患兒近 2 週來夜寐欠安，大便不調。診見舌紅苔白厚膩。《素問·逆調論》記載有「胃不和則臥不安」。患兒由於飲食不節，宿食停滯，脾胃受損，釀生痰熱，壅遏於中，痰熱上擾，胃氣失和，而不得安寐；腸胃積熱則大便乾結。

舌紅苔白厚膩亦為食滯胃腸證的辨證要點。故治以健脾消食、清熱安神。取亞康顆粒健脾和胃、消食清熱之效調其脾胃，再加生龍骨、蟬蛻鎮靜安神。

處方　亞康顆粒減炒牽牛子 10g 加　蟬蛻 6g　生龍骨 30g　甘草 3g

6 劑，日 1 劑，水沖服。

8 月 6 日二診：患兒夜眠好轉，大便日 1～2 次，舌紅苔白厚。繼用上方加減，調理脾胃鞏固療效。

處方　亞康顆粒減炒牽牛子加　白芍 10g　枳殼 6g　白茅根 15g

8 劑，日 1 劑，水沖服，服 4 日休息 3 日。

第五節　夜眠不安

心主血脈，藏神，胃為倉廩之官，氣血生化之源，而血液是神志活動的重要物質基礎。因而人之「夜瞑」與否與氣血生化之源——脾胃的功能密切相關。

多夢案

男孩，6歲3個月。8月15日初診。

晨起噴嚏多，伴鼻塞、流清涕1週，自訴近日整晚噩夢連連，睡眠欠安，面色萎黃（＋），納一般，二便可。舌紅苔白厚膩，心肺常。診斷為陽虛感冒。

處方　生黃耆12g　桂枝10g　蒼朮10g　炒白朮10g　黃芩10g　薑半夏10g　檳榔10g　生龍骨30g　茯苓10g　生薏仁12g　厚朴10g　生甘草6g

6劑，日1劑，水煎服②。

患兒噴嚏、鼻塞、流涕症狀明顯，故可診斷感冒。然陽虛從何得知？患兒年幼，稚陰稚陽，感受風寒之邪，遷延失治，易傷陽氣；陽氣虛弱，津液失於溫煦，不能濡養空竅，故而鼻塞、流清涕；晨起陽氣始生，人體虛弱之陽得自然界陽氣升發之助，祛邪有力，正邪相爭較劇烈，故而晨起噴嚏明顯。中午自然界陽氣充盛，人體虛弱之陽得自然界陽氣之助，祛邪力足，故而噴嚏較少，鼻塞減輕。正如《靈樞》曰：「朝則人氣始生，病氣衰，故旦慧；日中人氣長，長則勝邪，故安。」患兒舌苔白厚膩，可推知患兒體內食積、痰溼之邪較重，痰溼之邪矇蔽清竅，擾亂心神，故寐而噩夢連連，睡眠欠安。故予蒼朮、炒白朮、茯苓、生薏仁、薑半夏以健脾運脾、燥溼化痰，使內生痰溼由脾得健運而自消。其體質素虛，易感冒，且纏綿難癒，故予黃耆以益氣固表、健脾補中；

予桂枝一則散寒解表，二則溫助陽氣，二者合用以益氣助陽解表。患兒尚年幼，易虛易實，易寒易熱，為防溫燥太過，故予苦寒之黃芩、甘涼之生薏仁，一則清熱燥溼，二則防溫燥太過。患兒多夢，心神不寧，故予生龍骨以鎮心安神，厚朴燥溼消痰、下氣除滿，檳榔行氣、利水、消積。

8月27日隨訪病情：患兒父親訴，連續服藥6天，未服藥時患兒訴夜眠多噩夢，第1劑藥服後，當晚即少夢、眠酣。繼服餘藥，夜眠安穩。晝精神佳，晨起遇冷空氣仍噴嚏連發。囑多飲水，調攝飲食，多食米粥自養。

本案特殊之處在於患兒服藥1劑後即少夢、眠酣，患兒訴再無噩夢，唯記得甜夢一個。以方測證，方證互參，可知患兒舌苔白厚膩，確為食積、痰溼之邪的外在症候。胃氣不和，痰溼之邪矇蔽清竅，心神浮越於外均可導致多夢少寐，當健脾和胃、燥溼化痰、潛陽安神。脾胃和，痰溼除，清竅開，心神安，故而少夢眠酣。本案表裡同病，裡證為主，故當以治裡為主，解表為輔，當正氣得復，鼓邪有力，表症自除。

脾胃不和不寐案

男孩，3歲6個月。12月19日初診。

咳嗽2個月，痰咳，鼻塞，鼻癢，夜眠欠安較甚，手心熱，皮膚癢，面色萎黃（＋），便乾。舌紅苔白厚膩，心肺常。此患兒屬脾虛食滯、脾胃不和證。外邪犯肺，肺失宣降，肺竅不利則咳嗽、鼻塞、鼻癢；脾虛健運失職，食滯中焦則夜眠欠安；積滯鬱久發熱，外達透於肌膚及四肢則皮膚癢、手心熱；清陽不升，津液無以濡潤腸道則面色萎黃、便乾；舌紅苔白厚膩皆提示脾虛食積內停。《症因脈治·不得臥論》中有：「胃強多食，脾弱不能運化，停滯胃家……逆而不下，而不得臥之症作矣。」故以消積導滯為法，兼以健脾清熱，積滯去，脾胃和，則土能生金，則

肺氣旺盛，其咳易治。

處方　消積顆粒加　蟬蛻 6g　蒼朮 6g　枳殼 6g　白茅根 15g

10 劑，日 1 劑，水沖服，服 5 日休息 2 日。

同時配服消咳散以止咳、平喘、消食，取急則治其標之意。

翌年 1 月 9 日二診：夜眠欠安減輕，輕咳，少涕，二便軟。舌紅苔白厚，心肺常。夜眠欠安將瘥，諸症減輕，故繼予調和脾胃以善其後。

處方　亞康顆粒加　大黃 3g　青蒿 10g　炒紫蘇子 10g　枳殼 6g

16 劑，日 1 劑，水沖服，服 4 日休息 3 日。

3 月 19 日三診：夜眠不安基本消失，輕痰咳，口臭，便稍乾，時皮膚癢，舌紅苔白厚膩，心肺常，呼吸音粗。夜眠不安治癒，但脾虛食滯之便稍乾、口臭、苔厚膩仍顯，治以健脾消食、清熱導滯。

處方　消積顆粒加　桑白皮 10g　炙枇杷葉 6g　炒紫蘇子 10g　蒼朮 6g

16 劑，服法同前。

明代張景岳的《類經‧不得臥》說：「今人有過於飽食或病脹滿者，臥必不安，此皆脾胃不和之故。」飲食積聚、脾失健運，胃腑受納功能失和引起的睡眠不寧較為常見。在治療此類失眠時均從健脾和胃消食，調理中州，以達到安神的目的。其次，失眠患兒應注意調節飲食，謹合五味，保護和促進脾胃運化之職，藉以恢復正氣。

肝脾不和不寐案

男孩，7 歲。9 月 9 日初診。

夜眠不安半年，納少，厭食，磨牙，咽不適，倦怠乏力，急躁易

第八章 亞健康狀態的辨別

怒，現輕咳，咽紅（＋），大便黏膩，日一解。舌淡苔白厚膩。此患兒乃脾虛食滯、肝脾不和證。

小兒脾常不足，暴飲暴食等飲食不節的原因，損傷脾胃，造成飲食停積，胃氣不得通降，濁邪擾神而致夜眠不安；再者，過肉食則肝火旺，經筋急，其必急躁易怒；肝氣鬱結，肝失疏泄，氣血不和，魂不安其宅，亦可致失眠。胃腸積熱則磨牙；脾虛健運失職則厭食；大便黏膩、苔白厚膩皆提示脾虛食積內停。肝之疏泄正常，則氣之升降出入有序，脾胃氣機調暢，運化正常，氣血和調，使人心境平和，神魂安定。正如《丹溪心法》曰：「鬱者，結聚而不得發越也。」若肝由外邪、情志等致病因素所傷，鬱而不暢，就會影響脾胃的運化功能，從而出現陰陽失調、心神失養等病理變化以致失眠。故治療上予疏肝和胃、健脾清熱。佐以生龍骨入肝經，以平肝潛陽、鎮靜安神。

處方 消積顆粒加 射干6g 生龍骨30g 青蒿10g 當歸10g 生薏仁10g

15劑，日1劑，水沖服，服5日休息2日。

9月26日二診：服上藥4天後，夜眠不安、磨牙、倦怠、咽不適等諸症均好轉。現症見：鼻涕，晨起痰咳1週。舌紅苔白厚膩，心肺常。夜眠不安、磨牙等諸症好轉，可見脾胃已和，因患兒現病咳重，故應宣肺止咳為主，兼消積化滯。

處方 咳嗽顆粒加 炒紫蘇子10g 射干6g 炒萊菔子10g 生薏仁10g 生黃耆10g

3劑，日1劑，水沖服。

後期隨訪，未訴夜眠不安等症。

失眠在《黃帝內經》中稱為「目不瞑」、「不得臥」，《難經》中稱為「不

寐」。《靈樞·本神》曰：「肝氣虛則恐，實則怒。」脾虛則肝氣易犯，則五臟不得安和，神志不得寧謐，故失眠與肝脾關係密切，臨證當辨證施治，方獲良效。

第六節　急躁易怒

脾虛陽浮致小兒急躁易怒案

男孩，3歲。6月5日初診。

患兒消瘦（＋＋＋），面色萎黃（＋），易咳嗽，每月1發，髮黃，汗多，手心熱，急躁，多食，大便量多，日1～3次。先天性心臟病術後。舌紅苔白，心肺常。此為心火虛，火不生土，脾土陽虛，虛陽上浮，上擾清竅，故患兒急躁易怒。土虛金弱，則易咳嗽，頻發傷正。胃強脾虛，雖多食確難生肌長肉，故消瘦、面色萎黃。當以健脾補陽、升提中氣為先。蓋因小兒服藥尤難，且脾虛陽弱之人，當吳鞠通治疳九法之「甘淡養胃」最妙，所以，調休結合，則虛陽得濟。

處方　亞康顆粒加　炒白朮10g　補骨脂10g　升麻6g　五味子6g

16劑，日1劑，水沖服，服4日休息3日。

7月22日二診：訴情緒好轉，但大便多、汗多、夜眠欠安等餘症不減。舌紅苔白。遂加大健脾之功，以土水雙補，兼顧清其虛熱，以觀後效。

處方　嬰瀉顆粒加　葛根10g　炒麥芽10g　炒枳殼6g　青蒿10g　補骨脂10g

6劑，日1劑，水沖服。

此患兒因先心之疾，而致火不生土，加之外感肺系疾病反覆傷正，

越加虛極，治療上應緩補脾、心、腎、肺四臟，而以脾腎先後天之本為要。小兒情緒不良常因於二：一是虛陽上浮；二是脾虛胃不和。二者皆可致夜不安，夜不安則神不養，故急躁易怒。臨證許多小兒情緒問題，多責之於此，僅記為上。

第七節　面色萎黃或花斑

從脾論治面色萎黃、手心萎黃案

男孩，3歲4個月。12月26日初診。

患兒面色萎黃（＋＋），手心萎黃，消瘦（＋＋），體重增長慢，髮細，口臭，急躁，汗多，夜眠欠安，大便量多。舌淡苔白。診斷為亞健康。證屬氣虛。由於脾虛運化失常，水穀精微不能化生，皮毛失於潤澤，不能正常濡養，故面色萎黃、消瘦、體重增長慢、髮細、手心萎黃。脾與胃相表裡，脾虛則胃不和，胃不和則不安，故夜眠欠安。脾虛飲食不化則積而化熱，口臭，急躁；熱氣蒸騰迫津外出則汗多。小兒的生理特點是「脾常不足」，加之小兒飲食不知自節，家長餵養不當，因此小兒脾胃易受損傷，脾受溼困，胃失和降，蘊生內熱之證。故先運脾化溼、消食和胃，兼以清熱為治則。

處方　亞康顆粒加　炒白朮10g　補骨脂10g　五味子6g　升麻6g
16劑，日1劑，水沖服，服4日休息3日。

次年1月23日二診：咳嗽1次，現喉痰，體重未增長，口臭，大便1～2日一解。舌紅苔白厚膩，心肺常。予消積清熱之中佐以健脾與止咳化痰之品，治病求本。

處方　消積顆粒加　炒白朮10g　蒼朮6g　炒紫蘇子10g　桑白皮10g

16劑，服法同前。

3月5日因咳嗽三診：手心萎黃消失，夜咳，噴嚏多，夜眠欠安，納少，體重未增長，大便仍稍乾，黏膩，酸臭。舌紅苔白厚。

處方　亞康顆粒加　蒼朮6g　生白朮10g　大黃3g　枳殼6g

16劑，服法同前。

4月16日四診（調理體質）：面色正常，體重緩慢增長。舌紅苔白厚，心肺常。

處方　亞康顆粒加　炒白朮10g　補骨脂10g　大黃3g　炒麥芽10g　生甘草3g

16劑，服法同前。

春季乃萬物生發的季節，加補骨脂以溫陽，為順應自然、因時制宜的調理。本案以調理脾胃為重，使氣血化生有源，則皮膚潤澤，顏色復常，故而其面色萎黃消失，手心萎黃消失。

脾虛積滯面部白斑案

女孩，3歲5個月。9月26日初診。

患兒納少，口臭，消瘦，面部輕微花斑，眼圈色白，夜眠欠安，多夢，二便可。舌淡苔白，心肺常。診斷為亞健康。證屬脾虛夾積。脾主運化，化生水穀精微以濡養四肢肌肉，若脾胃虛弱，運化乏力，則納少；脾虛日久，水穀乏源，四肢肌肉失於濡養，則消瘦；脾虛失健，水穀不化，停滯中焦，濁氣上逆，故而口臭；積滯內停，胃氣不和，故而夜眠欠安，多夢。予消積導滯、健運脾胃之劑。

處方　消積顆粒加　炒白朮10g　蒼朮6g　桑白皮10g　焦神曲10g

15劑，日1劑，水沖服，服5日休息2日。

10月17日：未見患兒，患兒母親訴患兒服藥後諸症好轉，要求守上方再開10劑調理。

11月7日二診：面部花斑及眼周色白明顯減輕，口臭減輕，夢減少，僅餘納少，大便乾。舌淡苔白。諸症減輕，效不更方。

處方　消積顆粒加　當歸6g　生白芍10g　焦神曲10g　炒麥芽10g

15劑，服法同前。

兒童面部花斑，為一種常見的皮膚病，西醫學稱之為單純糠疹，通常是淡色或淺色的斑塊，呈圓形或橢圓形，如錢幣大小。一般患兒無不適感，故而常被忽視，僅少數患兒訴有癢感。值得注意的是，父母多認為其是「蟲斑症」，但是單憑「蟲斑」來作為診斷蛔蟲病的依據是不可靠的，臉上的白斑與腸道寄生蟲並無必然的關聯。

中醫而言，面部花斑屬肌膚失養，榮潤不足，多與肺脾相關，與脾關係最為密切，故治療時常以調理脾胃為主，肺合皮毛，脾主肌肉，培土可生金，中焦運化之水穀精微，藉肺之布津以養周身，脾胃得健，氣血漸旺，肌膚得養而榮，其斑自消。

清熱消積癒面不容案

男孩，3歲。6月5日初診。

濁涕2個月，色黃，喉痰，面色萎黃（＋＋），面部白斑，口臭。舌紅苔白厚膩，心肺常。診斷為鼻淵。證屬脾胃溼熱。常因飲食失節，過食肥甘厚味，溼熱內生，鬱困脾胃，運化失常，溼熱毒邪循經熏蒸鼻竅而發為本病，治以消食化積，兼清熱利溼。

處方　消積顆粒加　桑白皮 10g　生薏仁 10g　生黃耆 10g　焦神曲 10g　16 劑，日 1 劑，水沖服，服 4 日休息 3 日。

　　7 月 4 日二診：納食進步，濁涕減少，面部白斑減輕，現偶咳，喉痰，大便量多。舌紅苔白膩。脾胃積滯減輕，然偶咳，為外感風寒。

　　處方　亞康顆粒加　炒白朮 10g　葛根 10g　黃耆 10g　炒紫蘇子 10g　15 劑，日 1 劑，水沖服，服 5 日休息 2 日。

　　方中炒白朮補氣健脾；葛根、黃耆均具升舉清陽之功效；炒紫蘇子散寒兼有理氣之功效，諸藥合用，內調脾胃，外散風寒。

　　12 月 15 日因咳嗽三診：診見面部白斑消失，現偶咳 1 個月，少清涕。舌紅苔白厚膩。

　　處方　消積顆粒加　蒼朮 6g　炒白朮 10g　焦神曲 10g　生甘草 3g　16 劑，日 1 劑，水沖服，服 4 日休息 3 日。

　　面部白斑消失，脾胃功能改善，據舌診判斷胃腸仍有積滯，雖偶咳、少清涕等外感輕證而專以調理脾胃為主，正表現了中醫培土生金法的妙用。

肺脾氣虛面部白斑案

　　女孩，2 歲。9 月 23 日初診。

　　患兒門診調理中，體重增長明顯，此次因咳嗽就診，症見：輕咳，瘖啞，濁涕，面色萎黃（＋＋），面部白斑，便稍乾。心肺常，舌淡苔白。脾與肺，乃母子之臟，脾虛及子，亦引起子臟肺氣虛弱，肺虛則衛外功能薄弱，易受外邪入侵，肺失宣肅則表現瘖啞、濁涕、咳嗽。肺與大腸相表裡，肺氣失於肅降，引起大腸傳導失常，故大便稍乾。

處方　消積顆粒加　射干6g　薄荷6g　炒萊菔子10g　焦山楂10g

6劑，日1劑，水沖服。

11月23日二診（調理體質）：上述症狀均減，白斑消失。心肺常。予健運脾胃之劑，脾氣充，則肺氣足，肺主皮毛，則皮毛得肺氣、脾氣相助，恢復光澤原貌。

處方　亞康顆粒加　大黃3g　炒白朮10g　炒麥芽10g　炒萊菔子10g

12劑，日1劑，水沖服，服4日休息3日。

此患兒面部白斑源於脾肺氣虛。脾、肺、皮毛三者間的生理關係十分密切。《素問·經脈別論》指出：「脈氣流經，經氣歸於肺，肺朝百脈，輸精於皮毛……飲入於胃，游溢精氣，上輸於脾；脾氣散精，上歸於肺。」脾為後天之本，主運化，為氣血生化之源。肺生氣，宣發輸布，合皮毛。現代研究顯示，人體必需的各種微觀物質，包括色素形成的原始物質及代謝產物，其形成和轉化無不依賴於脾的正常運化功能。吾運用消積顆粒加減治之，其中，消積顆粒有健脾消積化滯之功；炒萊菔子、焦山楂消食健脾，脾運得健，則利於精微物質的化生；薄荷疏肝行氣，氣機得暢，肺氣得宣，精微物質得以宣發輸布於皮膚，以恢復正常色澤。

肺脾同治咳嗽伴面色萎黃案

女孩，3歲3個月。2月15日初診。

易咳嗽多年，少清涕，消瘦（＋＋），面色萎黃（＋＋），口臭，便乾，舌紅苔白厚膩，心肺常。證屬肺脾氣虛。肺虛衛外不固，易感外邪則咳嗽反覆不癒、咳嗽多年。肺主皮毛，肺脾氣虛，加之久病多病，必致患兒宗氣化生不足，如《靈樞注證發微》所說，不能「熏於皮，充其身

形,澤其毫毛」,膚失潤養,故面色萎黃;脾虛則清陽不能上達頭面,面失濡養亦易致面色萎黃,久致消瘦,且乳食易積,積滯化熱故而口臭、便乾、舌紅苔白厚膩。《幼幼集成》論咳嗽曰:「大抵咳嗽屬脾肺者居多,以肺主氣,脾主痰,故也。」

處方　消積顆粒加　桑白皮 10g　枳殼 6g　焦神曲 10g　蒼朮 6g

20劑,日1劑,水沖服,服5日休息2日。

並予消咳散6包以速止咳,取急則治其標之意。

3月18日二診:咳減輕,面色萎黃明顯好轉,體重增長0.5kg,停藥後便乾。舌淡苔白,心肺常。咳嗽將瘥,面色萎黃好轉,停藥後便乾,繼予調和脾胃以善其後。

處方　亞康顆粒加　炒白朮 10g　補骨脂 10g　大黃 3g　炒紫蘇子 10g

16劑,日1劑,水沖服,服4日休息3日。

臨床治療小兒咳嗽過程中應肺脾同治,一則培土生金,諸邪難侵;二則運脾行氣,止咳化痰。中土為四運之軸,上輸於肺,下益肝腎,外灌四傍,充養營衛。脾胃一健,則穀氣充旺,可令五臟皆安。在用藥當中,時時顧護小兒脾胃,辨證施治不忘運脾。故治之應先健脾和胃,脾胃調和,則肺氣自盛,咳嗽易解,脾虛面色萎黃等症狀亦可減輕。其次,咳嗽期間尤注重調攝飲食,不食肥甘厚味,以清淡為好。正如明代兒科大家萬全所說:「胃者主納受,脾者主運化,脾胃壯實,四肢安寧,脾胃虛弱,百病蜂起,故調理脾胃者,醫中之王道也。節戒飲食者,卻病之良方也!」此案患兒,咳嗽、面色萎黃之症,用肺脾同治乃「卻病之王道」也。

肺脾氣虛致面色萎黃、手心萎黃案

男孩，5歲。5月20日初診。

反覆咳嗽多年，每月1次，為早產兒。現症見：咽不適，口臭，手心萎黃，面色萎黃（＋＋），消瘦（＋＋），腹脹，便稍乾。舌紅苔白厚膩，心肺常。此患兒乃氣虛兼積滯體，總因肺脾氣虛。脾主運化，司中氣，為氣血生化之源；若脾虛血少，氣血不能上榮於頭面及四肢，則可發生面色萎黃及四肢萎黃。《素問‧經脈別論》言「肺朝百脈，輸精於皮毛」；《四聖心源‧天人解》亦謂「肺氣盛，則皮毛緻密而潤澤」。當肺氣虛弱，不能輸精達皮毛，則皮毛萎黃枯槁、肌表不固，則外邪易由皮毛而入，侵入人體，首傳於肺，致肺失宣降而發為咳嗽，此患兒兼衛氣不足，故咳嗽多年，每月均發。脾虛氣血無法充養四肢肌肉故消瘦；乳食積滯中焦，化熱傷津，阻礙氣機故而便乾、腹脹；舌紅苔白厚膩皆提示脾虛食積內停。治以健脾益肺消積。

處方　消積顆粒加　炒白朮10g　射干6g　焦神曲10g　薄荷6g　炒紫蘇子10g

15劑，日1劑，水沖服，服5日休息2日。

6月22日二診：面色萎黃減輕，手心萎黃消失，不咳，偶呃逆，時腹不適，便稍乾。舌紅苔白厚，心肺常。咳嗽、手心萎黃瘥，諸症減輕，故予方調和脾胃以善其後。

處方　亞康顆粒加　大黃3g　枳殼6g　炒紫蘇子10g　炒麥芽10g

12劑，日1劑，水沖服，服4日休息3日。

8月10日三診：輕咳2天，乾咳，未發熱，面色萎黃、手心萎黃消失，體重增長1.05kg，二便可。舌紅苔白少厚，心肺常。面色萎黃、手心萎黃消失，諸症均減輕，繼以調理脾胃，脾土旺則肺易宣、咳易治。

處方　亞康顆粒加　大黃 3g　蒼朮 6g　枳殼 6g　白茅根 15g　生白朮 10g

16 劑，服法同前。

後期隨訪，未見面色萎黃、手心萎黃等症。

臨證心得，面色萎黃、手心萎黃與肺脾關係密切，從肺脾立論，脾健肺旺，氣血流暢，陽明氣血充盈，肌膚紅潤。

脾病致手足心萎黃案

男孩，2 歲。12 月 18 日初診。

手足心萎黃，大便黏膩，2 日一解。形見於外而責之於內，此乃後天脾胃不調，日久生化乏源所致，應以調理脾胃、扶正固本為治則。

處方　炒白朮 8g　茯苓 8g　炒白扁豆 8g　黃芩 8g　梔子 8g　枳殼 8g　川厚朴 8g　檳榔 8g　製附子 8g　大黃 5g　焦神曲 10g　甘草 6g

8 劑，日 1 劑，水煎服②，服 4 日休息 3 日。

次年 1 月 6 日二診：手足心萎黃盡消，未感冒，少涕，髮黃漸轉黑。

處方　太子參 8g　炒白朮 8g　茯苓 8g　炒白扁豆 8g　黃芩 8g　炒山藥 15g　葛根 15g　白茅根 10g　車前草 10g　補骨脂 8g　升麻 8g　炙甘草 6g

15 劑，蜜製為膏，鞏固療效。

面色萎黃是指臉色與常人相比黃而無華者，一般主虛證和濕證。《素問·五臟生成》：「色味當五臟……黃為脾、甘。」《證治準繩·察色要略》：「黃色屬土，主濕，乃足太陰脾經之色。」臨床應與黃疸（全身發黃、目黃及小便黃）區分。常伴有食慾不振、納後腹脹、倦怠乏力、少氣懶言等脾虛症狀。患兒手足心萎黃，是其脾胃不和亞健康的表現之一，從調理

脾胃入手，二診中患兒手足心萎黃明顯好轉，仍有些許肺系疾病，冬季封藏為宜，在調理脾胃方的基礎上加補肺氣、泄肺熱之藥，蜜煉為膏服用，以鞏固治療，固護正氣。

第八節　肌膚失榮

健脾益肺治腹萎黃案

男孩，5歲。1月18日初診。

早產兒，消瘦（++），面色萎黃（+），腹部皮膚萎黃，手心癢，多次肺炎史，納少，腹脹（+），大便日一解，黏膩。舌紅苔白厚膩，心肺常。此患兒乃氣虛兼積滯體，總因肺脾氣虛。肺虛易感外邪則反覆肺炎；肺主皮毛，肺脾氣虛，加之久病多病，必致患兒宗氣化生不足，膚失潤養，故面色萎黃；脾虛氣血生化乏源，也易致面色萎黃、腹部皮膚萎黃，久致消瘦，且乳食易積，積滯中焦故而納少、腹脹、舌紅苔白厚膩。治以健脾益肺，兼消積導滯。

處方　亞康顆粒加　蒼朮6g　炒白朮10g　大黃3g　青蒿10g　生甘草3g

15劑，日1劑，水沖服，服5日休息2日。

2月19日二診：腹部皮膚萎黃消失，手心癢消失，體重未長，大便少稀，2日一解。舌紅苔白，心肺常。諸症減輕，故繼予亞康顆粒加減以健脾清熱益肺。

處方　亞康顆粒加　炒白朮10g　枳殼6g　補骨脂10g　白茅根15g

15劑，服法同前。效則繼服15劑調理鞏固。

5月16日三診（調理體質）：納食進步，腹部皮膚萎黃未現，二便可。舌紅苔白，心肺常。諸症均輕，肺合皮毛，朝百脈，肺健則能行氣血，使毛髮潤澤；脾運化水穀精微，肺所吸入的清氣與水穀精微之精氣合而化為宗氣，宗氣積於胸中為氣之樞紐，可推動周身之氣的運行，調節全身各臟腑氣機的作用，使氣機調和，毛髮潤澤。故繼予健脾益肺，以鞏固療效。

處方　亞康顆粒加　炒白朮10g　葛根10g　當歸10g　淫羊藿10g

16劑，日1劑，水沖服，服4日休息3日。

中醫認為「有諸內必形於諸外」，外部肌膚的疾病往往是內臟失於調理的外在表現。脾主運化，肺合皮毛，皮膚萎黃、粗糙的發生常由肺脾失和、胃腸積熱、熱鬱肌膚而致，治療可從健脾益肺、潤腸清熱入手，可使顏色紅潤悅澤，皮膚光滑細膩。

溼蘊肌膚搔癢案

女孩，5歲。4月8日初診。

皮膚搔癢多年，皮膚粗糙，以雙下肢搔癢為主，鼻衄，噴嚏多，鼻涕，夜咳，手足心熱，眼袋重，腹痛，便乾。舌淡苔白，心肺常。《靈樞·刺節真邪》記載：「搏於皮膚之間，其氣外發，腠理開，毫毛搖，氣往來行，則為癢。」搔癢症多因風溼之邪蘊於肌膚，不得疏泄，蘊鬱而發。該病的病因主要是風邪，對小兒皮膚搔癢症，主要由於肺脾氣虛、溼蘊肌膚所致。若脾肺氣虛，風溼之邪乘虛而入，遊走在皮膚腠理之間，故皮膚癢、皮膚粗糙；溼性重濁黏膩，溼熱下注，故搔癢以雙下肢明顯；風邪侵犯肺系，肺失宣肅，則鼻涕、噴嚏多、夜咳；溼熱外透四肢末端，則手足心熱；脾虛津液乏源，腸道失於濡潤、肌膚失於濡養則便乾、皮膚粗糙；中焦氣機阻滯則腹痛。治以宣肺健脾、疏風清熱。

第八章　亞健康狀態的辨別

處方　咳嗽顆粒加　青蒿 10g　大黃 3g　生黃耆 10g　白茅根 15g　蟬蛻 6g

20 劑，日 1 劑，水沖服，服 5 日休息 2 日。

7月9日二診：皮膚搔癢減輕，輕咳嗽 2 次，易治癒，未鼻衄，腹痛消失，現噴嚏減少，左側燕口瘡，手心熱，汗多，二便可，日 2 次。舌紅苔白膩。皮膚癢將瘥，但燕口瘡、舌苔白膩等脾虛積滯之症明顯。故以益氣健脾、清熱導滯為法。

處方　消積顆粒加　蒼朮 6g　生黃耆 10g　連翹 10g　桑白皮 10g　生薏仁 10g

20 劑，服法同前。

後期特意電話隨訪，皮膚搔癢消失。

皮膚搔癢症是以搔癢為主要症狀，而無任何原發損害的常見皮膚病，中醫稱為「癢風」、「風搔癢」。此病的病位多在肌表與肌肉，因「肺合皮毛」、「脾主肌肉」，脾主運化水液，肺主通道水道，若肺脾二臟失調，水液不歸正化，水停為溼。風溼之邪常是導致此症的主因，因此與肺脾關係密切。臨證多以健脾益肺、燥溼清熱為治則，每獲良效。局部搔癢明顯，亦可外塗複方百部煎。

肌膚甲錯案

男孩，6 歲半。3 月 19 日初診。

反覆腹痛 2 年，發作性臍周疼痛，可自行緩解，夜晚明顯，腹脹（＋），夜眠欠安，易感冒史，面色萎黃（＋＋），消瘦（＋＋），咽紅（＋），乳蛾 II 度，皮膚癢，下肢肌膚甲錯（見圖 6 肌膚甲錯），二便可。舌淡苔白膩。診斷為腹痛。證屬脾氣虛弱。患兒以腹痛為主訴就診，臍

第八節 肌膚失榮

周疼痛明顯，體格檢查見下肢肌膚甲錯。細審其症狀，臍周疼痛夜晚明顯：面色萎黃、消瘦、腹脹、下肢肌膚甲錯等，症雖多變，然皆因脾氣虛弱，失於運化所致。脾在體合肌肉而主四肢，五色主黃，中央土以灌四傍，為後天之本，氣血生化之源，稟賦不足，脾失健運，水穀不化，導致氣血兩虛，肌膚失潤，皮膚乾燥，粗糙，形體消瘦。患兒雖有肌膚甲錯，然非主症，且調理脾胃兼可治之，故一舉多得，不另立新法。予運脾和胃、消食清熱之亞康顆粒加減。

處方　亞康顆粒加　大黃 3g　炒白朮 10g　蒼朮 6g　炮薑 6g　補骨脂 10g

15 劑，日 1 劑，水沖服，服 5 日休息 2 日。

另予大青鹽做暖暖包以緩解腹痛兼治其標。

後因腹不適，皮膚粗糙繼以上方加減調理 2 次。

8 月 13 日因咳嗽二診：肌膚甲錯較前稍好轉（見圖 7 肌膚甲錯），現咳嗽 20 天，夜咳，倦怠，納少，面色萎黃（＋＋），消瘦（＋＋），腹脹（＋＋＋），二便可。舌紅苔白厚膩，心肺常。診斷為咳嗽。患兒夜咳明顯，且積滯症狀較著，《雜病源流犀燭·咳嗽哮喘源流》云：「蓋肺不傷不咳，脾不傷不久咳，腎不傷火不熾，咳不甚，其大較也。」《丹溪治法心要·咳嗽》曰：「五更嗽多者，此胃中有食積，至此時火氣流入肺。」可見，此患兒咳嗽仍為積滯所引起。此期患兒雖仍有肌膚甲錯，然以積滯所致之咳嗽為主症，故以消積止咳為主，予消積導滯、健脾和胃之消積顆粒加減。

處方　消積顆粒加　蒼朮 6g　炒紫蘇子 10g　生薏仁 10g　焦神曲 10g　枳殼 6g

10 劑，服法同前。

第八章　亞健康狀態的辨別

配合三葉足浴方以宣肺止咳。

8月29日三診：皮膚粗糙明顯減輕，咳嗽減輕，未再腹痛，面色萎黃（＋），稍見光澤，現腹脹（＋＋），磨牙。舌紅苔白厚膩。諸症減輕，然尚未痊癒，患兒年幼，故予消積導滯作用稍緩和之亞康顆粒以善其後而收功。

處方　亞康顆粒加　大黃 3g　蒼朮 6g　炒白朮 10g　炒紫蘇子 10g　白茅根 15g

1劑，日1劑，水沖服，服4日休息3日。

患兒雖有肌膚甲錯，然數次就診未有以此為診斷而診治，何也？病情輕淺，家長未予重視之故也！然為醫者不可不察，肌膚甲錯，病雖發於肌表，然脾主四肢肌肉，肺主肌表腠理，其根源在於脾胃失於健運，肺氣失於宣發，肌膚失於津液之濡養而發病。是故肺脾同治即可獲效。古人治療與本病類似之「蛇皮病」時，即喜用麻黃湯加減以調和營衛，疏通腠理，效果顯著。中醫治病，講究辨證論治，證同治亦同，不同的疾病，病機相同，則治法也相同。本案即為典型案例，其中奧妙，自當深思！

中藥調理膚白案

女孩，6歲。10月21日初診。

面色萎黃（＋＋），花斑，皮膚色黑，消瘦（＋＋），納可，大便稍多。舌紅苔白厚膩，心肺常。小兒先天脾常不足，後天飲食又不知自持，導致脾胃受損，氣液耗傷，不能濡養臟腑、肌膚，而致膚黑、消瘦、大便量多等諸症，故診斷為疳證，證屬疳氣。「疳」者，古義有二：一者，「疳者甘也」言病因，指小兒恣食肥甘厚膩，損傷脾胃，形成疳證；二者，「疳者乾也」言病機、主症，指氣液乾涸、形體羸瘦。患兒舌苔

白厚膩，大便量多，膚色黯黑，乃溼邪留戀，溼性黏滯，又當以溫藥和之，故綜合分析，當兼顧先後天，治以溫補脾腎，佐以助運。疳證本為慢性疾病，袪邪有時，調養有度，調治結合，以達最佳療效。

處方 亞康顆粒加 淫羊藿10g 炒白朮10g 補骨脂10g 製附子3g 生甘草3g

15劑，日1劑，水沖服，服5日休息2日。

11月17日二診：面色皮膚較前好轉，納食較前增多，消瘦（++），體重未長，汗多甚，大便量多。舌紅苔白，心肺常。因辨證施治得法，患兒服上藥後膚色、飲食都較前大為好轉，但患兒汗多，故去辛熱之製附子、補骨脂，加補益氣血之黨參、當歸。

處方 亞康顆粒加 淫羊藿10g 炒白朮10g 黨參10g 當歸10g 炒麥芽10g

16劑，日1劑，水沖服，服4日休息3日。

愛美之心人皆有之，肌膚黯淡、花斑之難題困擾眾人，美容醫館遍地開花，不少醫者僅觀病之表象而從局部論治，療效甚微亦常反覆。吾常從脾胃而治，總可獲效，深究其因，緣肺主皮毛，脾主肌肉，培土以生金，肺氣得宣，輸肺之津液及水穀精微於全身皮毛肌腠以滋養之，故而紅潤光澤。

易肺炎伴色素沉著案

女孩，7歲。1月29日初診。

「大葉性肺炎」出院1週，再次因肺炎入院，現咳嗽加重，中熱，可自退，左側面頰處褐斑，軀幹部色素沉著明顯，面色萎黃（++），消瘦（++），汗多，便乾。舌紅苔白厚膩，雙肺音粗。此患兒乃氣虛兼

第八章 亞健康狀態的辨別

積滯，總因肺脾氣虛。肺虛易感外邪則反覆肺炎、咳嗽，衛氣不固致汗多。肺主皮毛，肺脾氣虛，加之久病多病，必致患兒宗氣化生不足，如《靈樞注證發微》所說「熏於皮，充其身形，澤其毫毛」，膚失潤養，故面部色斑，軀幹皮膚色素沉著均關於肺；脾虛則面色萎黃，久致消瘦，且乳食易積，積滯化熱故而中熱、便乾、舌紅苔白厚膩。土不生金，肺脾又可相互影響。因患兒現病咳重，故應宣肺止咳為主，兼消積化滯。

處方 紫蘇葉10g 桔梗10g 黃芩10g 薑半夏10g 桃仁10g 僵蠶10g 白前10g 紫菀10g 檳榔10g 炒牽牛子6g 枳實10g 甘草8g

7劑，日1劑，水煎服。

因於中熱，配服羚羊角粉3g，清熱涼血。

2月6日二診：咳輕，熱退，色素沉著減輕，大便少稀。舌紅苔白厚膩，雙肺音粗。咳嗽將瘥，諸症減輕，故予方調和脾胃以善其後。

處方 蒼朮8g 炒白朮8g 茯苓10g 炒白扁豆8g 桔梗8g 黃芩8g 檳榔8g 薑半夏8g 生梔子8g 焦神曲10g 炒萊菔子10g 生甘草6g

8劑，日1劑，水煎服②，服4日休息3日。

2月17日三診：未喘，面色好轉，色素沉著好轉，輕咳，痰咳，體重未長。舌紅苔白厚。諸症均輕，此時肺較前宣通，又脾土旺則肺易宣、咳易治，隨之宣肺、化痰、止咳。

處方 紫蘇葉10g 桔梗10g 黃芩10g 薑半夏10g 炙枇杷葉10g 僵蠶10g 白前10g 紫菀10g 檳榔10g 炒牽牛子10g 枳實10g 甘草8g

薑為藥引，5劑，日1劑，水煎服①。

2月24日四診：現咳減輕，手心熱，乏力。舌紅苔白膩，心肺常。故治以調理脾胃，培土生金，母壯子癒。

處方　生黃耆10g　蒼朮10g　桔梗10g　黃芩10g　薑半夏10g　檳榔10g　青蒿10g　連翹10g　生薏仁12g　炒白朮12g　枳殼10g　甘草8g

8劑，日1劑，水煎服②，服4日休息3日。

3月4日五診：患兒身高體重稍長，體重由16.9kg增至17.7kg，身高由112cm增至114cm，髮稍黑，諸症減輕，仍輕咳，偶鼻衄。舌紅苔白厚膩。可見其脾胃稍和，故治以健脾益氣、消積清熱。繼用上方加減，去蒼朮、桔梗，加炒牽牛子、車前子。

處方　生黃耆10g　黃芩10g　薑半夏10g　檳榔10g　青蒿10g　連翹10g　生薏仁12g　炒白朮12g　枳殼10g　炒牽牛子6g　車前子10g　甘草8g

12劑，服法同前。

3月30日六診：患兒晨起輕痰咳，色白，舌紅苔白膩，二便可，早晚鼻塞，頷下仍色黑，體重增長至18.2kg，腹軟，心肺常。雖輕咳，仍補脾，益氣血之源，以助生長，培土生金。治以健脾益氣、消食化痰。

處方　太子參10g　炒白朮8g　葛根10g　炒白扁豆10g　黃芩8g　補骨脂10g　桂枝8g　炒紫蘇子8g　陳皮10g　薑半夏8g　焦神曲10g　生甘草8g

10劑，日1劑，水煎服②，服5日休息2日。

4月9日七診：患兒咳嗽加重，痰咳，咽紅（＋＋），二便可。舌紅苔白厚膩，心肺常。急則治其標，此當宣肺、化痰、止咳。

處方　紫蘇葉 8g　桔梗 8g　黃芩 8g　薑半夏 8g　蜜百部 8g　桃仁 8g　僵蠶 10g　白前 8g　紫菀 10g　射干 8g　枳殼 8g　生甘草 6g

8 劑，日 1 劑，水煎服①。

5 月 9 日八診（調理體質）：現色素沉著減輕，面部褐斑也少，大便稍乾。舌紅苔白膩。脾為後天之本，氣血生化之源，脾胃調和，則諸臟安，調治脾胃，以安其肺，乃長久之計也。

處方　太子參 8g　炒白朮 8g　茯苓 8g　炒白扁豆 8g　黃芩 8g　檳榔 8g　生梔子 8g　車前子 10g　炒牽牛子 6g　焦神曲 10g　炒萊菔子 10g　生甘草 6g

6 劑，日 1 劑，水煎服②。

大凡小兒久咳，反覆肺炎，雖責之於肺，治之仍當辨其臟腑為何，《素問·咳論》有云「五臟六腑皆令人咳，非獨肺也」，患兒久病咳，其本已虛，若不顧護，即使神藥，也當無力，故當養其脾胃，培其化源之基，土沃苗壯，此之理也。脾胃健，土生金，故咳易止，色素沉著亦輕。

大凡小兒皮膚粗糙、萎黃、色黑多因於久病多病，致肺脾氣虛，皮毛失於潤澤所致。必先補固衛氣，少病無損，後調理脾胃，使氣血化生有源，終可膚白皮潤。

第九節　口唇紅赤、手足心熱

健脾清熱養血療手心紅赤案

男孩，4 歲半。4 月 13 日初診。

手心熱，脫皮，手心紅赤（紅色丘斑），髮疏，伴體重增長慢，納食可，便乾。舌淡苔白。此患兒乃脾虛積滯中焦，鬱積生熱，外達四末所

致。小兒飲食不節，過食辛熱肥甘，以致損傷脾胃，積滯不化，釀成溼熱。正氣欲抗邪外出，邪達肌膚則出現手心紅赤（紅色丘斑）；體內蘊積之熱內傷腸胃，外及四末，則便乾，手心熱、脫皮；脾虛清陽不升，頭髮無以滋潤則髮疏；氣血生化乏源，四肢肌肉無以濡養則體重增長慢。

處方　消積顆粒加　青蒿 10g　連翹 10g　枳殼 6g　焦神曲 10g

15 劑，日 1 劑，水沖服，服 5 日休息 2 日。

方中消積顆粒健脾消積，青蒿、連翹清積滯之熱，枳殼寬腸行氣，焦神曲健脾消食，全方共奏健脾和胃、消積清熱之效。

9 月 28 日二診（調理體質）：鼻癢，面色萎黃（＋），髮疏，身高增長 1.5cm，體重增長，二便可。舌淡苔剝，心肺常。手心脫皮好轉，手心紅赤消失，但面色萎黃（＋），舌淡苔剝等陰虧之症明顯，故健脾清熱之時，還須滋陰補血。

處方　亞康顆粒加　炒白朮 10g　蒼朮 6g　當歸 10g　生地黃 5g　枳殼 6g

16 劑，日 1 劑，水沖服，服 4 日休息 3 日。

亞康顆粒健脾和胃，脾貴在健不在補，予炒白朮、蒼朮健脾，當歸、生地黃滋陰養血潤膚，如此則標本兼治，使脾氣健運，則中焦積滯去；已傷之陰血得充，則肌膚榮澤，陰虧之症得消。

後期電話特意隨訪，手心肌膚紅潤光澤，未見紅赤。手心紅赤多為脾虛食滯內停，鬱而生熱，外達四末所致，吾常以調理脾胃為要，兼顧養血潤膚，效果顯著。

第十節　眼袋

眼袋增重先肺後脾治案

女孩，3 歲 8 個月。12 月 18 日初診。

患兒發熱 3 天，中熱，伴見咳嗽，眼袋增重，反覆溼疹，鼻鼾，汗多，口臭，腹脹（＋＋），二便可。舌紅苔白膩，雙肺溼囉音。此患兒雖然眼袋增重，但以發熱為主症，伴見咳嗽、雙肺溼囉音，急則治標，故當治以疏風清熱、止咳化痰。

處方　咳嗽顆粒加　蟬蛻 6g　射干 6g　炒紫蘇子 10g　桂枝 6g　生龍骨 30g

8 劑，日 1 劑，水沖服，服 4 日休息 3 日。

配服羚羊角粉 3g，取其清熱涼血之用。並每日配服消咳散 1 包，共 6 包，取急則治其標之意。

12 月 23 日二診：熱退，咳嗽減輕，眼袋較前減輕，腹脹。舌紅苔白，心肺常。諸症較前明顯減輕，緩則治本，故當健脾益肺、消積止咳。

處方　亞康顆粒加　炒紫蘇子 10g　炒麥芽 10g　枳殼 6g　白荳蔻 4g

10 劑，日 1 劑，水沖服，服 5 日休息 2 日。

翌年 2 月 6 日因咳嗽三診：經上次診治，患兒眼袋基本消失，現咳嗽 10 天，乾咳，易鼻塞，打鼾，二便可。舌紅苔白厚膩，雙肺音稍粗。故予咳嗽顆粒加減以宣肺止咳、清熱疏風，咳嗽痊癒後，繼予亞康顆粒加減健運脾胃，防控兼具。

方一　咳嗽顆粒加　射干 6g　蒼朮 6g　薄荷 6g　炒紫蘇子 10g

20 劑，服法同前。

消咳散 10 包。

方二　亞康顆粒加　炒白朮 10g　補骨脂 10g　桑白皮 10g　枳實 10g

15 劑，服法同前。

調肺理脾過程中，眼袋消失，何也？《靈樞·大惑論》中將眼的不同部位分屬於五臟，眼胞屬脾，稱為「肉輪」，脾主肌肉，肌肉之精為約束（眼瞼），眼袋所在位置亦為足陽明胃經之始也。中醫認為「輪屬標，臟屬本，輪之有病，多由臟失調所致」，肉輪之證為標，脾胃病變為本，臟腑的病變能相應地在眼部出現某些特徵。故而透過調理脾胃，治病求本，可以達到治療相應局部疾病的目的，收到佳效。

第十一節　生長發育滯後

症瘕致贏瘦案

女孩，9 個月。1 月 27 日初診。

患兒腹膜後淋巴瘤術後 3 個月，體重增長緩慢，現體重 6.95kg，易腹脹（＋＋），大便乾。舌淡苔白厚膩。心肺常。術後大損，身體虛弱，脾胃氣虛，納化無力，故常食積，見腹脹，大便祕結，舌苔厚膩，此乃本虛標實之象，急當去其積，積去腑通，氣血順暢，則虛弱易養。以消積清熱、潤腸通便為法，當歸亦有補血活血之效，攻補兼施，標本兼治。

處方　消積顆粒加　炒紫蘇子 10g　當歸 10g

4 劑，日 1 劑，水沖服。

2月17日二診：患兒服藥後好轉，體重增長0.5kg，現體重7.45kg，腹脹減輕，仍舌苔厚膩，當繼續調理脾胃、健脾益氣、清熱消積。

處方　亞康顆粒加　白茅根15g　蟬蛻6g

9劑，日1劑，交替上方餘藥繼續服用。

4月13日三診：體重增長2.3kg，現體重9.75kg，腹軟，服藥期間便乾好轉，近日便乾反覆，時吐奶，可見脾胃漸和，納化漸佳，當健脾和胃、養陰清熱，漸序調理。

處方　消積顆粒加　生地黃5g　枳殼6g

12劑，日1劑，水沖服，服4日休息3日。

7月1日四診：現體重12.5kg，舌淡苔白厚，餘症已癒，當養脾胃，防患未然，健脾益氣，以固中氣。

處方　亞康顆粒加　蟬蛻6g　生白朮10g　生黃耆10g

12劑，服法同前。

小兒之生長，一賴父母之先，二賴脾胃之後，而非獨望腎之升發。小兒之體，臟腑嬌嫩，形氣未充，手術之傷，必損元氣，後天之本，應當固護。此患兒腹部手術，則更損腸胃，手術祛邪而傷正，克伐後天之木，脾胃氣虛，運化無力，常致食積，故當調養，當健脾消積，養脾以去積，方可治癒。

久咳致羸瘦案

女孩，10歲。7月25日初診。

咳嗽5個月，常喉痰咳，伴鼻塞少涕，消瘦（＋＋＋），面色萎黃（＋＋），爪甲不榮，磨牙，二便可，舌紅苔白厚膩，心肺常。該患兒咳

嗽5個月伴消瘦、面色萎黃，責之於調護不周，餵養不當，脾胃受損所致，因「肺為主氣之樞，脾為生氣之源」，肺主氣，脾益氣，脾化生水穀精微依賴肺氣的宣發肅降以疏布全身，肺氣虛累及脾，子病犯母，日久生化乏源，會致身體瘦削，衛外不固。故應健脾補肺、補土生金。

處方　亞康顆粒加　蒼朮6g　蟬蛻6g　炒紫蘇子10g　炒麥芽10g　枳殼6g

20劑，日1劑，水沖服，服5日休息2日。

並用消咳散旨在應急止咳。

9月26日二診：面色萎黃稍輕，訴體重增長，仍有磨牙，咳嗽，鼻塞，爪甲不榮，舌紅苔白厚膩等症狀。辨其肺胃熱盛，故增其清解肺胃之力。

處方　亞康顆粒加　炒白朮10g　大黃3g　枳殼6g　桑白皮10g　炒萊菔子10g

20劑，服法同前。

11月28日三診：訴納食進步，仍有鼻塞喉痰，輕咳，瘖啞，咽紅（＋＋），磨牙，舌紅苔白，餘症可，其內熱盛兼有鼻塞表證，治以清熱解表。

處方　消積顆粒加　射干6g　薄荷6g　桑白皮10g　蒼朮6g　連翹10g

10劑，服法同前。

翌年4月2日四診：訴體重已增4kg，其間咳嗽1次，服上藥以來，咳嗽日趨平復，現唯有鼻塞鼻癢，舌紅苔白膩，咽紅（＋），睡前尿頻，此因感於風寒也。

處方　蒼朮10g　茯苓10g　炒白扁豆10g　黃芩10g　薑半夏10g　檳榔10g　梔子10g　射干10g　炒牽牛子6g　枳殼10g　焦神曲10g　甘草8g

12劑，日1劑，水煎服②，服4日休息3日。繼服半月餘，並囑調整飲食，適寒溫即可。

久咳致羸瘦者，治久咳、防咳嗽，培土生金為要則，久咳止，故長肌肉、壯四肢，為治病求本之意。久咳反覆，肺病及脾，脾虛不運，運化水穀精微失常，則四肢肌肉不充，氣血乏源，則不能上榮頭目，故面色萎黃。肺主氣，宣水穀精微之衛氣敷布於體表，護衛肌表，防禦外邪。久咳反覆，肺脾功能皆失常，蓋脾失運為本。正如清代張志聰注釋《素問集注·五臟生成》言：「脾主中央土，仍倉廩之官，主運化水穀之精，以生養肌肉，故合肉。」脾虛無以充養肌肉，不僅可見肢倦，神疲，消瘦等脾虛表現，久則母病及子，可見咳喘不已，氣短不足以息。培土生金調久咳，脾胃健運氣血充養，養則生肌肉長骨骼，正氣存內則久咳漸消，咳止而體重亦長也。

易肺疾致消瘦，母子同治案

男孩，16歲。8月7日初診。

患兒年幼罹患肺炎喘嗽5次，體重銳減，伴見汗多，噴嚏多，鼻塞少涕，夜眠欠安，現痰咳，消瘦（＋＋），面色萎黃（＋＋），唇紅，手心紅，納少，便乾。舌紅苔白，脈數。此患兒乃肺脾兩虛，肺虛則肺不宣達，故而汗多、噴嚏多、鼻塞少涕。脾虛則納少、面色萎黃，久則消瘦。脾虛胃不和，胃不和則臥不安，故夜眠欠安。便乾、手心紅、脈數為脾虛食滯生熱之候。現痰咳，則屬脾虛痰盛蘊肺，又因患兒及其母親同為咳嗽多日，故先用湯劑宣肺化痰治咳，母子同治，否則子母均難盡癒。

方一　紫蘇葉15g　桔梗12g　黃芩15g　薑半夏15g　炙百部15g　炒桃仁12g　僵蠶15g　白前12g　炙紫菀15g　炒紫蘇子15g　枳殼12g　甘草10g

7劑，日1劑，水煎服①。

至咳嗽將癒後，再投配方顆粒劑以調脾胃。

方二　消積顆粒加　青蒿10g　黃耆10g　桂枝6g　龍骨30g

20劑，日1劑，水沖服，服5日休息2日。

此方健脾、消滯、清熱之功，正中病機。

8月28日二診：此間20餘日體重已增長1kg，餘症盡消。母咳已癒。唯患兒仍咽不適，舌紅苔白膩，噴嚏多，夜眠欠安，鼻鼾。

方一　咳嗽顆粒加　桃仁10g　桂枝6g　煅龍骨30g　甘草3g

10劑，日1劑，水沖服。

方二　消積顆粒加　黃耆10g　蒼朮6g　防風10g　薄荷6g

10劑，日1劑，水沖服。兩方交替服用，服5日休息2日。

旨在未病之人與已病之人同治，實為調理與治肺同行。

第十二節　舌苔異常

剝苔案

女孩，4歲半。9月29日初診。

患兒咳嗽1個月，易咳嗽，近2天咳嗽加重，口臭，多汗，大便偏乾。舌紅苔剝，裂紋舌，心肺常。診斷為咳嗽。辨證為熱盛。咳嗽為臨床常見病，本案特殊之處在於患兒舌紅苔剝，裂紋舌。中醫認為舌為脾之外候，舌苔是由胃氣蒸發穀氣上承於舌面而成，與脾胃運化功能相應，如章楠曰：「脾胃為中土，邪入胃則生苔，如地上生草也。」臟腑的病變反映於舌面，具有一定的分布規律。對此古代醫籍有不同的劃分記

第八章 亞健康狀態的辨別

載，其中較為一致的說法是：舌質候五臟病變為主，側重血分；舌苔候六腑病變為主，側重氣分。舌尖多反映上焦心肺的病變；舌中多反映中焦脾胃的病變；舌根多反映下焦腎的病變；舌兩側多反映肝膽的病變。另外，《傷寒指掌·察舌辨證法》還有「舌尖屬上脘，舌中屬中脘，舌根屬下脘」的說法。通常認為，正常舌象的主要特徵是：舌色淡紅明潤，舌苔薄白均勻，苔質乾溼適中，即「淡紅舌，薄白苔」。舌紅苔剝，裂紋，口臭，多汗，大便偏乾，諸症合參，患兒則為腸熱腑實，肺失宣肅。方予消積顆粒加當歸、焦神曲、枳殼，通腑泄熱、消積導滯以治其本；加炒紫蘇子、射干，清肺止咳以治其標。

處方 消積顆粒加 當歸 10g 炒紫蘇子 10g 射干 6g 焦神曲 10g 枳殼 6g

20 劑，日 1 劑，水沖服，服 5 日休息 2 日。

12 月 3 日因咳嗽二診：隨訪上次病情，患兒服藥 3 天，大便通暢，咳嗽、多汗、口臭症狀明顯減輕，服藥 7 天咳嗽止，口臭消失，繼服餘藥，未再不適。現偶咳，早晚明顯，無痰，近期皮膚癢，納眠可，大便稍乾，舌紅苔白，心肺常。司外揣內、見微知著、以常衡變是中醫學的三大原理。其舌紅苔白，提示患兒胃氣漸復，故而諸症較前明顯減輕。皮膚癢，提示機體處於高敏狀態，病雖發於表，其治當從裡入手，「形現於外，責之於內」也，調理患兒脾胃功能，恢復患兒免疫平衡，則皮膚癢自當消失，此乃治病求本，長治久安之策也！方予消積顆粒加生黃耆、蒼朮以健脾消積；加炒紫蘇子以降氣、止咳；加白茅根以利小便，使無形熱邪由小便而出；加甘草以清熱止咳、調和諸藥！諸藥合用，瀉其有餘，補其不足，調治結合而收功！

處方 消積顆粒加 生黃耆 10g 蒼朮 6g 甘草 3g 炒紫蘇子 10g 白茅根 15g

20 劑，服法同前。

舌診是中醫學治療疾病重要的診察方法之一，視其外應以候其內臟。舌象變則病機變，病機變則治法變，不可不察。

舌苔久膩案

幼兒不能詳言疾，唯以望診而為重。如《幼科鐵鏡》曰：「而小兒科，唯以望為主。」其望者有神色、形態、苗竅等，而苗竅乃五臟六腑氣血之匯聚，彰於外也。

男孩，5歲2個月。6月13日初診。

反覆咳嗽2個月，面色萎黃（＋），易鼻塞，肺炎史1次，便乾。舌紅苔白厚膩甚（見圖8舌苔久膩），雙肺音粗。其責之於痰熱積滯，病位在脾胃，病機是腑氣不通，濁氣不降。聞及雙肺音粗，曾患肺炎史1次。遂給予消積顆粒加減清熱消積、通腑導滯。

處方　消積顆粒加　蒼朮6g　射干6g　焦神曲10g　枳殼6g　甘草3g

10劑，日1劑，水沖服，服5日休息2日。

7月1日二診：咳嗽1次，5天治癒，現喉痰不適，舌紅苔白厚膩較前好轉（見圖9舌苔久膩）。效不更法，稍以加減，以觀後效。

處方　消積顆粒加　炒紫蘇子10g　生白朮10g　桑白皮10g　生黃耆10g

16劑，日1劑，水沖服，服4日休息3日。

8月1日三診：不咳，大便調，舌紅苔白，膩苔已消（見圖10舌苔久膩）。治以健運脾胃，恢復脾氣。

處方　亞康顆粒加　大黃 3g　青蒿 10g　炒紫蘇子 10g　枳殼 6g 生甘草 3g

16 劑，服法同前。

大凡舌苔厚膩之證，以治苔為準，他症可供參考，臨床診察必重之，絕不可掉以輕心，苔由厚膩變薄，則疾病向癒。

第十三節　咽不適

咽不適清脾熱案

女孩，3 歲。3 月 12 日初診。

咽不適 2 個月，咽瘍皰，鼻涕，夜眠欠安，便稍乾。舌紅苔白膩，心肺常。此乃太陰脾經熱邪客於太陰經脈，循經上犯咽喉所致。脾熱下傳大腸，則便乾，熱擾心神，則夜眠欠安，必立健脾清熱之法方可收效。

處方　消積顆粒加　薄荷 6g　射干 6g　生薏仁 10g　桑白皮 10g

15 劑，日 1 劑，水沖服，服 5 日休息 2 日。

方中薄荷、牛蒡子解毒利咽；梔子、桑白皮清熱；射干利嗽下痰；大黃、厚朴、車前子等導熱下行。

4 月 2 日二診：咽不適減輕，無涕，腹脹（＋），便稍乾。舌紅苔白，心肺常。守上方加減。

處方　消積顆粒加　青蒿 10g　枳殼 6g　炒紫蘇子 10g　焦神曲 10g

16 劑，日 1 劑，水沖服，服 4 日休息 3 日。

配合小兒推拿健脾清熱，鞏固療效。

足太陰脾經循喉嚨，夾咽喉，咽部不適者，多與脾經之熱邪有關，從脾論治，多可取效。

積滯致反覆吞嚥案

男孩，5歲半。3月11日初診。

易腹脹，納少，消瘦（＋），唇乾，面色萎黃（＋＋），口臭，反覆吞嚥，咽不適，腹脹（＋＋＋）。舌淡苔白，心肺常。診斷為積滯。患兒積滯顯著，脾亦虛弱，治以瀉下消積、健運脾胃。

處方　亞康顆粒加　大黃 3g　炒紫蘇子 10g　炒萊菔子 10g　枳殼 6g　蒼朮 6g

10劑，日1劑，水沖服，服5日休息2日。

3月25日二診：患兒腹脹（＋＋），面色萎黃（＋），手足心熱，吞嚥動作多，便稍乾。舌紅苔白膩，心肺常。經治療，辨證無誤而積滯尚存，恐病重藥輕之故也。遂予消積導滯之力較強的消積顆粒加減。

處方　消積顆粒加　蒼朮 6g　炒白朮 10g　炮薑 6g　木香 6g　陳皮 6g

10劑，服法同前。

患兒吞嚥動作多，咽部不適，與梅核氣咯之不出，咽之不下，時發時止之特徵相似，故思此亦痰氣搏結之故也。古人云：「怪病皆有痰作祟。」故於消積導滯藥中加二朮以運脾化痰；加陳皮以理氣化痰；加木香以順氣化痰；加走而不守、溫通之力較強的炮薑以助藥力。

4月9日三診：患兒吞嚥動作顯著減少，仍咽不適，胃脘痞滿，二便可。舌紅苔白。患兒症狀較前明顯減輕，說明藥證相應，故而功效顯著。然現仍咽部不適，胃脘痞滿，考慮積滯之邪並未盡祛，守上方加

第八章　亞健康狀態的辨別

減，於消積導滯藥中加入附子，借用其大辛大熱之性以化無形之痰；加瓜蔞以化有形之痰；加炒紫蘇子以降氣消痰；加焦神曲以消積；加木香以行氣健脾消滯。

處方　消積顆粒加　製附子 3g　焦神曲 10g　瓜蔞 6g　炒紫蘇子 10g　木香 6g

10 劑，服法同前。

4 月 22 日因感冒四診：回訪患兒吞嚥動作消失，咽不適消失。

患兒吞嚥動作、咽部不適於西醫而言，常按「慢性咽炎」、「抽動症」診治，然療效不佳，部分家長認為是「壞毛病」，不用治療，然其真非病也？非也！本案辨證精準，治病求因，用藥審慎，三次診治，療效顯著，中醫之神奇不可小覷也。

第十四節　髮不榮

從脾胃論治斑禿案

男孩，2 歲。5 月 23 日初診。

頭頂部可見 2cm×2cm 毛髮脫落，皮損基底面光滑，無毛髮生長，患兒平素飲食不規律，喜食零食。現症見：消瘦（＋），面色萎黃（＋＋），爪甲不榮，汗多，小便可，大便日 2～3 次，量少，質可。舌淡苔白厚膩，心肺常。斑禿多為陰血虛少，無以濡養肌膚毛髮，導致毛髮脫落，但患兒消瘦、面色萎黃、爪甲不榮，故以運脾化溼、消食和胃，兼以清熱為治則，使溼濁去，食積消，鬱熱散，脾升胃降。

處方　亞康顆粒加　白荳蔻 3g　蒼朮 6g　枳殼 6g　連翹 10g　生甘草 3g

第十四節　髮不榮

20 劑，日 1 劑，水沖服，服 5 日休息 2 日。

囑其合理飲食。

10 月 24 日二診（調理體質）：原皮損處已密布長 1～2cm 烏黑毛髮，體重增長，爪甲好轉，二便可。舌淡苔白，心肺常。複診時患兒脾胃功能恢復，治病求於本，故治以益氣健脾、養血和血。

處方　亞康顆粒加　炒白朮 10g　黃精 10g　生地黃 5g　桑白皮 10g　炙甘草 3g

20 劑，服法同前。

斑禿，俗稱「鬼剃頭」，屬中醫學「油風」的範疇，明代陳實功在《外科正宗》中說：「油風乃血虛不能隨氣榮養肌膚，故毛髮根空，脫落成片。」認為陰血虛少，無以濡養肌膚毛髮，引起供血失調，導致毛髮脫落。「髮為血之餘」，脾胃為後天之本，氣血生化之源，故本病與血虛關係密切，小兒的生理特點是「脾常不足」，加之小兒飲食不知自節，家長餵養不當，因此小兒脾胃易受損傷。初診時此患兒除氣血兩虛外，又有脾受溼困，胃失和降，蘊生內熱之證，故治以運脾化溼，消食和胃，兼以清熱為治則。方中茯苓、炒白扁豆、白荳蔻、蒼朮運脾化溼；炒牽牛子、檳榔、神曲消食導滯；梔子、黃芩、連翹清溼蘊之熱，諸藥合用，使溼濁祛，食積消，鬱熱散，脾升胃降。複診時患兒脾胃功能恢復，治病求於本，故治以益氣健脾、養血和血。方中加用炒白朮、黃精以益氣養血。小兒諸髮不榮者，多責之於脾胃。一責脾胃虛弱、氣血不榮；二責傷食積滯、水穀不化；三責心脾積熱、上蒸傷髮。小兒髮不榮因於腎者少，如髮穗、髮枯、髮黃、髮紅、髮白、髮細、髮疏、髮立、髮軟、髮脫。其頭屑、小嬰兒之胎脂甚，頭癢亦常責之脾胃。

內調頭屑案

女孩，12歲9個月。1月23日因咳嗽複診。

患兒久咳調理中，現咳嗽減輕，鼻涕少，皮膚癢輕，頭屑增多。舌紅苔白膩，脈緩。久咳之兒必當肺虛，肺虛傷脾，然土不生金，惡性循環。肺在體合皮，其華在毛，脾主肌肉。《丹溪心法》云「有諸內者，必形諸外」，故見皮膚癢、頭屑增多、舌紅苔白膩等症，乃內熱積聚之象。故治以清熱宣肺，化痰止咳為先，咳止之後，繼以健脾和胃、清熱消積之法調理脾胃。

方一　咳嗽顆粒加　蟬蛻6g　射干6g　炒紫蘇子10g　炒萊菔子10g　生甘草3g

4劑，日1劑，水沖服。

方二　消積顆粒加　青蒿10g　連翹10g　生薏仁10g　焦神曲10g

14劑，日1劑，水沖服。兩方交替服用，內調以治外形。

3月12日二診：患兒頭屑減少，皮膚癢癒，近2天咳嗽加重，少涕，咽痛，瘖啞，心肺常。乃生急證，急則治其標，外證既癒，則脾肺已稍和，雖有他證，易治。治以宣發肺氣、止咳化痰，以觀後效。

處方　紫蘇葉10g　桔梗10g　薄荷10g　黃芩10g　薑半夏10g　桃仁10g　僵蠶10g　蜜百部10g　白前10g　紫菀10g　枳殼10g　甘草8g

6劑，日1劑，水煎服①。

凡小兒皮膚癢、頭屑多、溼疹之類，雖屬外證，其因責之於內也，《丹溪心法》云「有諸內者，必形諸外」，肺主皮毛，肺脾相關，相互依存，脾胃乃後天之本，化生之源，謹以健脾為要，兼宣發肺氣，化痰止咳，肺脾和合，則外證不治而癒。

第十五節　齒長不榮

脾虛不運久致齒長不榮案

男孩，7歲。5月22日初診。

此患兒本以哮喘就診，原病偶發，病緩調理中。症見：咽不適，齒枯齒黑，舌淡、苔白膩。此齒枯齒黑乃脾虛積滯日久所致，理應從脾論治。

處方　蒼朮10g　白朮10g　茯苓12g　炒白扁豆10g　梔子10g　炒紫蘇子10g　檳榔9g　黃芩10g　炒牽牛子6g　炒萊菔子10g　桔梗10g　甘草8g

16劑，日1劑，水煎服②，服4日休息3日。

7月6日二診：未咳喘。現症見：噴嚏多，鼻涕，二便可，舌紅、苔白厚，齒枯好轉，但仍齒黑，心肺常，仍以健脾運脾為要。

處方　蒼朮10g　黃芩10g　茯苓12g　炒白扁豆10g　梔子10g　青蒿10g　檳榔9g　炒牽牛子6g　炒萊菔子10g　葛根10g　炒麥芽10g　甘草8g

12劑，服法同前。

8月14日三診：齒黑好轉。現症見：喉痰，二便可，手心熱，舌紅、苔白厚膩，心肺常，調以下方，鞏固療效。

處方　茯苓10g　炒白扁豆10g　炒白朮8g　黃芩8g　桔梗8g　半夏8g　檳榔8g　紫蘇子8g　梔子8g　青蒿8g　萊菔子10g　甘草8g

12劑，服法同前。

小兒生長之年，其好其壞，齒之榮枯是重要徵象，或顯枯白不澤，或顯色黃色黑，統謂齒不榮，雖醫理謂齒為骨之餘，責之於先天之腎，唯小兒與成人不同，其齒不榮多責之於後天之脾胃，脾胃受納健運失常

277

日久，則氣血生化乏源，齒不受養，故齒長不榮。微觀之下，此類患兒齒面疏鬆不潤。

第十六節　爪甲不榮

脾虛不運致暈車、爪甲不榮案

男孩，4歲10個月。5月6日初診。

納少，易感冒，汗多，手心熱，暈車，面色萎黃（++），爪甲不榮，腹脹（+），二便可。舌紅苔白，心肺常。此乃脾虛不運所致。脾虛無力運化飲食，故納少、易積滯、腹脹；積滯日久生熱，致汗多、手心熱；脾虛無力化生氣血，氣血不足，無以濡養四末，致爪甲不榮；脾氣虛弱，母不養子，致肺衛不足，故易感冒，肺其華在面，肺氣不足則面色無華（面色萎黃）；脾虛積滯則清陽不得升，濁陰無以降，遇顛簸環境則易出現頭暈、嘔吐等暈車、暈船症狀。此患兒乃脾虛積滯熱盛之候，治以健脾消積清熱。

處方　消積顆粒加　生黃耆10g　青蒿10g　焦神曲10g　枳殼6g

15劑，日1劑，水沖服，服5日休息2日。

效則繼服15劑，服法同前。

方用消積顆粒健脾消積；生黃耆健補脾肺之氣；青蒿清虛熱；焦神曲健脾消積；枳殼破氣消積。

6月25日二診：已不再暈車，未感冒，納食進步，時口臭，手心熱，爪甲白斑減少。舌紅苔白厚膩。仍以健脾益氣、消積清熱為治則。

處方　亞康顆粒加　大黃3g　炒白朮10g　炒麥芽10g　白茅根15g

16劑，日1劑，水沖服，服4日休息3日。

7月23日三診：患兒體重增長0.4kg，未感冒，不再暈車，身癢，爪甲白斑消失，腹軟，大便時不調。舌紅苔白厚，心肺常。患兒症狀明顯好轉，證治相符，現患兒積滯熱盛之象不著，治以健脾益氣消積。

處方　亞康顆粒加　炒白朮10g　蒼朮6g　生黃耆10g　當歸10g　生薏仁10g

16劑，服法同前。

方用亞康顆粒健脾消積；炒白朮健脾，蒼朮運脾，白朮、蒼朮同用，健、運結合，使脾旺氣運；繼用生黃耆補脾肺之氣；當歸和血；時當長夏，熱嚴溼盛，加生薏仁淡滲溼熱。

小兒脾、肺、腎之氣常不足，且易飲食不節，更傷脾胃，脾為後天之本，脾胃一傷，百病由生。對小兒來說，脾胃健旺則身體健康，脾胃虛弱則身體羸弱。臨證發現，身體羸弱的徵象除有常見的納少、易感冒、汗多、面色萎黃（面色無華）外，暈車、爪甲不榮等亦是判斷脾胃健旺與否的重要指徵。

中醫並無「暈車」這一病名，但《雜病廣要》載：「但運而不眩，發則伏地昏昏，食頃乃蘇，此由榮衛錯行，氣血濁亂，陽氣逆行，上下相隔，氣復通則蘇，脈虛大而澀，謂之氣運。」症狀與暈車發病相似，故可將暈車歸於「眩暈」範疇。關於其發病機制，《靈樞·海論》言：「腦為髓之海，其腧上在於其蓋，下在風府……髓海有餘，則輕勁多力，自過其度；髓海不足，則腦轉耳鳴，脛酸眩冒，目無所見，懈怠安臥。」認為腦髓失養是其發病原因；《靈樞·口問》曰：「上氣不足，腦為之不滿，耳為之苦鳴，頭為之苦傾，目為之眩。」《景岳全書·眩暈》言：「眩暈一證，虛者居其八九，而兼火，兼痰者不過十中一二耳……即如《內經》之言，亦無非言虛。」將其發病原因責為氣血不足；《丹溪心法·頭眩》曰「無

第八章 亞健康狀態的辨別

痰不作眩」，將眩暈的發病責於脾胃升降失調，氣機逆亂，痰阻上逆。綜上，眩暈發病無非內外二因：內因為髓海空虛，氣血不足，痰濁中阻；外因為顛簸、旋轉、搖擺。細細推敲，導致髓海空虛，氣血不足，痰濁中阻的根本原因是脾氣虧虛、脾胃失調，因脾為後天之本，氣血生化之源，主升清。清宮名方「御製平安丹」（平胃散化裁）被廣泛用於軍務系統中，以防治暈動病。可見，暈車確要從脾胃論治。尤對小兒來說，從脾胃論治多能獲良效。

對於爪甲不榮，中醫認為與肝密切相關，《靈樞·本臟》說：「肝應爪，爪厚色黃者，膽厚；爪薄色紅者，膽薄；爪堅色青者，膽急；爪濡色赤者，膽緩；爪直色白無紋者，膽直；爪惡色黑多紋者，膽結也。」《素問·六節藏象論》言：「肝者⋯⋯其華在爪。」然臨證見脾胃失調的患兒多爪甲不榮，概與氣血生化乏源，無以濡養四肢之末有關，多責之於脾胃。或脾胃虛弱，或積滯日久，或飲食不節，均可氣血不榮，食滯成邪，或不榮，或邪犯，故可見爪甲不榮之白斑、脆薄、斷裂、凹陷、粗糙、起層、枯白，反覆甲緣逆剝亦責之於此。故小兒爪甲不榮者，從調理脾胃治之，亦多收良效。

脾虛不運致爪甲不榮案

女孩，6歲，5月22日初診。

患兒平素易感冒，打點滴多，反覆手足心脫皮，手足心熱，口臭，咽紅（＋），面色萎黃（＋＋），爪甲不榮（見圖11爪甲不榮），便略乾，舌紅苔白厚膩。

處方　亞康顆粒加　大黃3g　連翹10g　炒白朮10g　枳殼6g　白茅根15g

20劑，日1劑，水沖服，服5日休息2日。

此後患兒間斷來醫院複診，予亞康顆粒加減或消積顆粒加減調理，以達健脾運脾之效。

11月26日再診：見指甲、手心均已正常（見圖12爪甲不榮），少鼻乾鼻塞，舌紅苔白。

處方　消積顆粒加　蒼朮6g　桑白皮10g　生甘草3g　焦神曲10g　薄荷6g

16劑，日1劑，水沖服，服4日休息3日。鞏固療效。

易感冒、手足心脫皮、手足心熱、口臭、面色萎黃、爪甲不榮等均為亞健康的典型臨床特徵。此患兒爪甲不榮尤著，爪為筋之餘，肝在體合筋，其華在爪，爪甲有賴肝血的濡養，肝血的盈虧，可以影響到爪甲的榮枯。然本案患兒病不在肝，而責之於後天之本脾。脾主生血，統攝血液；肝主藏血，調節血量。脾氣虛弱，則血液生化無源而致肝血不足，導致「土壅木鬱」之證，則致爪甲萎軟而薄，枯而色夭，甚則變形、脆裂。故應從脾論治，以健脾運脾為要。

第十七節　其他

食停中州致張口呼吸案

男孩，7歲。4月16日初診。

患兒納少，消瘦（＋），易嘔吐，汗多，鼻乾，張口呼吸，口涎，大便乾，穢臭黏膩。舌紅苔白膩，心肺常。診斷為亞健康。小兒脾常不足，飲食又不知自調，食停日久，積而化熱，脾開竅於口，故張口呼吸，關乎胃腸，治以益氣清熱、消積運脾。

第八章　亞健康狀態的辨別

處方　消積顆粒加　蒼朮6g　生黃耆10g　射干6g　青蒿10g　生甘草3g

15劑，日1劑，水沖服，服5日休息2日。效則繼服15劑。

5月6日二診：發熱1天，中高熱，不咳，乳蛾Ⅱ～Ⅲ度，腹脹（＋＋），納少，便乾。舌紅苔白厚膩。心肺常。此因積滯，日久化熱，上蒸喉竅，故乳蛾腫大，因病機相同，遂囑其繼服上藥，另以羚羊角粉3g沖服以解其熱。

5月20日三診：其母訴服上藥後當日熱退，現張口呼吸好轉，睡眠、口涎好轉，二便可。未見其子，欲續前方繼續調理。諸症皆減，方藥得法，守上方去射干，12劑，服4日休息3日，調理鞏固。

6月15日四診：鼻乾消失，偶張口呼吸，納可，現咽不適，口臭，汗多。舌紅苔白，心肺常。患兒內熱仍大，故治以消積健脾、清熱斂汗。

處方　消積顆粒加　射干6g　薄荷6g　桑白皮10g　五味子6g　浮小麥10g

12劑，服法同前。

張口呼吸之象，眾人多有此經歷，患兒張口呼吸不僅要究其乳蛾之腫大，還有以下緣由：一因感冒鼻塞；二則鼻竅之疾患，如現代醫學之鼻炎、鼻竇炎、鼻甲肥大、鼻中隔彎曲等；三則腺樣體肥大；四由呼吸之不良習慣，由於疾病引起的氣管部分或全部不暢，患兒只能改口來呼吸，不少兒童養成用口呼吸之不良習慣。眾醫多從鼻、咽等上竅論治小兒張口呼吸，吾反從脾胃治之，效如桴鼓，可借鑑之。

運脾和胃療小兒嘆息

女孩，9 歲。9 月 24 日初診。

患兒有心肌炎史，嘆息 20 天。現症見：面色萎黃（＋＋），夜眠欠安，汗多，易哭鬧，易鼻塞，易感冒，二便可。舌紅苔白，心肺常。該患兒以陣發性嘆息樣呼吸為主，伴有面色萎黃、汗多、夜眠欠安、易鼻塞感冒等衛外不固症狀，此乃臟氣不和、宣降失常所致。

處方　茯苓10g　炒白扁豆10g　黃芩10g　炒白朮10g　生黃耆12g　檳榔10g　薑半夏10g　生梔子10g　炒紫蘇子10g　炒牽牛子6g　蒼朮10g　生甘草8g

12 劑，日 1 劑，水煎服②，服 4 日休息 3 日。

方中黃芩、生梔子清心除煩；薑半夏入脾胃之經助脾胃運化、行氣活血，並與黃芩相配辛開苦降、調暢氣機；炒白朮、生黃耆補氣斂汗；茯苓健脾寧心，全方於清熱之中達健脾護衛之功。

10 月 29 日二診：夜眠好轉，汗多好轉，面色萎黃消失，倦怠好轉，鼻塞減輕，服上藥嘆息減輕，停藥後時發，體重穩定，二便可。舌紅苔白，脈緩。服藥半月餘，氣機調暢，則嘆息、夜眠不安等心煩不寧症狀好轉；脾胃相和，則運化有功，面色萎黃、倦怠等症狀消失；補脾土又可生肺金，則鼻塞等肺衛症狀得以緩和。易上方炒紫蘇子、蒼朮為桔梗、生薏仁，守原方清熱除溼，運脾和胃，以固其效。

處方　茯苓10g　炒白扁豆10g　黃芩10g　炒白朮10g　生黃耆12g　檳榔10g　薑半夏10g　生梔子10g　生薏仁10g　炒牽牛子6g　桔梗10g　生甘草8g

12 劑，服法同前。

《丹溪心法·喘》曰：「六淫七情之所感傷，飽食動作，臟氣不和，呼吸之息不得宣暢，而為喘息。」小兒為稚陰稚陽之體，脾常不足，恣食肥甘或飲食不節，損傷脾胃，釀生溼熱，易致清陽不升，肝氣不疏；脾虛氣血生化乏源，肺無以養，而肺主氣司呼吸，故而導致氣的升降失常。氣機不暢、溼熱內生，故嘆息之外又易出現木鬱土壅等情緒失調和脾胃不和等症狀，治療關鍵在於調理脾胃氣機，清熱益氣化溼並用也！

運脾降逆治療小兒暈車案

男孩，8歲9個月。3月16日初診。

症見咳嗽1月餘，現輕咳痰多，鼻塞，鼻乾，張口呼吸多年，咽不適，易口瘡，易暈車，不時抓揪頭髮，納少，嗜甲，身高生長緩慢，二便可。舌紅苔白。暈車，發則頭目眩暈不敢動，動則嘔吐清水，目緊閉而不敢視物，視物則旋轉昏昏。思之於脾胃，病機為脾胃失其降運，脾升不足，胃降不和，清穀不化，胃氣上逆，清陽困遏，頭暈目眩。其因鼻塞、鼻乾，故張口呼吸多年，空氣未經鼻腔溼潤，直接刺激咽喉，故常咽不適，又述納少、嗜甲、易口瘡，身高生長緩慢。病位在脾胃，脾胃失運，氣血不充，脾不升清，久病及肺，肺氣不宣，故咳嗽。診斷為久咳，易感冒。辨證為脾運失常，肺氣失宣，衛表不固。遂以益氣健脾為主，咳嗽不著，旨在培土生金、補脾益肺。

處方　生黃耆12g　蒼朮10g　炒白扁豆10g　桔梗10g　黃芩10g　檳榔10g　薑半夏10g　射干10g　炒紫蘇子10g　炒牽牛子6g　炒萊菔子12g　生甘草8g

10劑，日1劑，水煎服②，服5日休息2日。

4月1日二診：患兒仍張口呼吸，咽不適，乳蛾Ⅱ度，但鼻乾減輕。

調理脾胃之升降，恢復脾胃之運化，以助肺氣宣發，防止感冒反覆，以減少咽喉刺激，則乳蛾漸消。慢性乳蛾之治，預防應為首要，繼以運脾降胃調理。

處方　生黃耆 12g　蒼朮 10g　茯神 10g　炒白扁豆 10g　炒白朮 10g　葛根 10g　黃芩 10g　青蒿 10g　檳榔 10g　炒白芍 10g　枳實 10g　生甘草 8g

10 劑，服法同前。

4 月 25 日三診：輕感冒 1 次，治癒，現稍咽不適，無鼻乾，輕張口呼吸，輕鼻塞，暈車反應減輕，揪頭髮止，嗜甲偶發，乳蛾Ⅱ度。效不更方，稍作加減，繼續調之，以防病復。

處方　生黃耆 12g　蒼朮 10g　炒白扁豆 10g　黃芩 10g　生梔子 10g　連翹 12g　射干 10g　薑半夏 10g　檳榔 10g　炒牽牛子 6g　枳殼 10g　生甘草 8g

12 劑，日 1 劑，水煎服②，服 4 日休息 3 日。

5 月 20 日四診：患兒未再暈車，未揪髮，偶嗜甲、張口呼吸，乳蛾縮減。效不更方，守上方去蒼朮、射干，加丹參、生薏仁，鞏固療效。

處方　生黃耆 12g　生薏仁 12g　炒白扁豆 10g　黃芩 10g　生梔子 10g　連翹 12g　丹參 10g　薑半夏 10g　檳榔 10g　炒牽牛子 6g　枳殼 10g　生甘草 8g

12 劑，服法同前。

本案旨在和脾胃之氣機，治療暈車病；培土生金，防外感復發；減緩咽喉刺激，則療乳蛾。

暈車確切地說不能算是真正的一種疾病，暈車是暈動症的一種，是因為坐車引起的搖擺顛簸、旋轉加速運動等所致的耳源性疾病，主要與

第八章　亞健康狀態的辨別

影響前庭功能有關,是敏感機體對超限刺激的應急反應。但現在人們的生活離不開交通,暈車者為生活所困,因此須對暈車症狀進行改善治療。中醫則認為「上氣不足,腦為之不滿,耳為之苦鳴,頭為之苦傾,目為之眩」。說明眩暈多以內傷虛損為主,多因氣血虧虛,腎精不足,腦髓失養所致。補後天以充養腦髓,運脾降胃則效應暈車時噁心、嘔吐等脾胃氣機失和之現。

第九章　體質調治方法探討

積滯體腹痛案

男孩，7歲半。10月22日初診。

患兒反覆腹部不適10個月，發作性腹痛，可自行緩解，鼻塞，無涕，納差，腹稍脹，夜眠可，面色萎黃，便乾。舌紅苔白膩，心肺常。診斷為腹痛。證屬積滯。積滯為本，腹痛為標。兒童可分為積滯體、氣虛體、熱盛體、高敏體、肝火體、痰溼體、陽虛體、怯弱體等8種體質，體質不同，發病亦有差異。小兒由於其年齡差異，腹痛病因可有腸梗阻、腸套疊、腹瀉病、腸繫膜淋巴結炎、上呼吸道感染、過敏性紫斑、胃炎等不同。追溯病史，患兒平素易積食，現以反覆腹部不適，可自行緩解、腹脹、便乾、面色萎黃為主要症狀，無嘔吐，無排暗紅色或者果醬色大便、無惡寒發熱、無大便稀溏、皮膚黏膜無出血點，故考慮便乾引起的腸繫膜淋巴結炎可能性大，即積滯導致腹痛。不通則痛，通則不痛，積滯內停，當通而瀉之，通下以消積顆粒為主方，方中大黃、炒牽牛子、薑厚朴以通腑導滯；梔子、炒牛蒡子、車前子以清熱利溼；白荳蔻以溫中化溼。

積滯內停，溼熱從何而來？兒童脾胃素虛，乳食不當，易傷脾胃，久之易形成積滯。積滯內停，復又加重脾胃之負擔，脾失健運，津液凝而成痰，聚而為溼，痰溼由是而生；積滯日久，鬱而化熱，熱邪由此而來。溼熱膠結，積滯內停，凝聚中焦，故而納差、腹脹、舌苔白膩。然脾以健運為補，故予蒼朮、炒白朮以健脾運脾；予木香以醒脾開胃、行

第九章　體質調治方法探討

氣止痛；予焦神曲以消食和胃；予甘草以調和諸藥、緩急止痛。諸藥合用，使腑實得瀉，積滯得消，淫邪得化，熱邪得清，脾得健運。辨證準確，用藥全面，故而取效甚捷。然病來如山倒，病去如抽絲，患兒久病，故宜緩調，不宜峻攻。服藥之餘，尚囑咐配合飲食調理，米粥自養，注意食宜、食禁等。

處方　消積顆粒加　蒼朮 6g　炒白朮 10g　木香 6g　焦神曲 10g　甘草 3g

16 劑，日 1 劑，水沖服，服 4 日休息 3 日。

12 月 1 日二診：患兒腹痛漸消失，服藥後大便較前稍軟，仍納呆，舌紅苔白，鼻塞減輕，面色萎黃消失，腹軟，心肺常。患兒腹痛消失，大便變軟，面色萎黃消失，腹軟，乃脾胃健運，積滯得消，氣血充盛，血脈通暢之表現。然調理脾胃，何以鼻塞減輕？鼻塞一症，乃鼻部氣血瘀滯之表現，病雖發於區域性，其治當從下解，大便通，積滯消，氣血和，血脈通，氣機條暢，則鼻塞自當緩解。臨證常主張透過調理脾胃功能，恢復自身免疫平衡，進而達到宣通鼻竅之效。切不可見鼻塞而專治鼻塞，犯頭痛醫頭、腳痛醫腳之過。效果何如？甚好！調理之效，可從食慾、睡眠、便質、腹脹情況管窺一二。患兒服藥 1 個月，病癒大半，仍納呆，大便偏乾，故繼予大黃、枳殼、炒牽牛子以寬中下氣、通腑泄下；予焦神曲、炒麥芽、蒼朮、炒白扁豆、黃芩、檳榔以健脾和胃、消積清熱；甘草調和諸藥，緩解峻下之力。調理善後而收功。

處方　亞康顆粒加　大黃 3g　蒼朮 6g　枳殼 6g　炒麥芽 10g　甘草 3g

16 劑，服法同前。

隨訪 1 個月，腹痛未再發作。

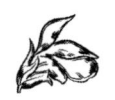

脾胃為後天之本，四季脾旺不受邪，小兒脾常不足，乳食不知自節，積滯致病者多見。臨證多從調理脾胃入手，使其脾胃健運，積滯得消，腑氣得降，氣血充盈，諸症自癒。何也？脾胃居於中焦，為全身氣機之樞紐，調節全身氣機之升降，脾胃健運則氣之升降有序，氣行則血行，血行則臟腑得以濡養，臟腑得以濡養，則臟腑之間協調有序，諸症自除，病安從來。

病瘥需調理案

男孩，6歲。5月18日初診。

既往肺炎10次，腦炎1次，傳染性單核白血球增多症2次，每月咳嗽1次，為求調理體質，減少生病機率來診。現症見：咳嗽，少痰，口臭，易鼻塞，易夜驚，便祕。舌質紅苔白厚膩，心肺常。診斷為反覆肺炎喘嗽。大病久病之後，元氣大傷，需要調理，一則有利於扶助正氣，祛除殘留邪氣；二則有利於元氣恢復，增強機體抗病能力。患兒反覆致病，病後缺乏調理，元氣已傷，正氣未復，邪氣留戀，故疾病纏綿難癒，癒而易復發，患兒每月咳嗽1次便是最佳例證。此次病位在肺脾，肺為金，脾為土，脾為肺之母，肺為脾之子，母病及子，故當調理脾胃為主，兼以治肺。方予消積顆粒加焦神曲以消積導滯、泄熱通便；加生黃耆以益氣健脾，提高免疫力，增強抗病能力；加射干以助清熱解毒、利咽消痰之功；加桑白皮以助泄肺熱、通大便。患兒咳嗽、少痰，故予三味止咳茶飲方代茶飲，少量頻服，以止咳化痰。

處方　消積顆粒加　射干6g　生黃耆10g　桑白皮10g　焦神曲10g
25劑，日1劑，水沖服，服5日休息2日。

6月8日二診：服藥期間輕感冒2次，未予特殊處理，自癒。現仍

第九章 體質調治方法探討

口臭，夜驚減少，大便軟，舌質紅苔白厚膩，心肺常。餘未見明顯異常。患兒母親喜出望外，自訴與調理之前相比，患兒體質有明顯改善！昔患兒每月必咳嗽，且纏綿難癒。甚者，患兒朝為咳嗽，夕則發熱，次日則為肺炎，傳變甚快，患兒及家人甚為所苦。今患兒服藥期間雖感冒2次，未予特殊處理，竟可自癒，前所未有也！患兒大病久病，病時正邪相爭劇烈，後期正勝邪退，病瘥即止，未及時予以病後調理。須知病瘥之時，人體正氣尚虛，甚者邪氣留戀不去，極易感邪復發，故病後調理，意義甚大。現患兒仍口臭、夜驚、舌紅苔白厚膩，提示胃腸仍有積滯。積滯不化，腑氣不通，濁氣上逆，故而口臭，熏灼口舌，故舌苔厚膩；積滯停留胃腸，脾胃不和，故夜驚難安。又知脾胃為後天之本，氣血生化之源，脾胃健運，則氣血化生有源，氣血充盈則驅邪有力，禦邪有度。方予消積導滯、健脾和胃之劑。全方脾胃同調，攻補兼施，調治兼備。

處方　消積顆粒加　蒼朮6g　炒麥芽10g　焦神曲10g　連翹10g　枳殼6g

25劑，服法同前。

12月21日三診：患兒感冒3次，未予處理，可自癒。肺炎未再發作。現喉痰，手足心熱，舌紅苔白厚膩，心肺常。停藥後大便偏乾。患兒調理半年餘，正氣漸復，禦邪有力，故而生病減少。正所謂「正氣存內，邪不可干」是也！患兒服藥期間大便正常，停藥後大便偏乾，手足心熱，提示內熱較大，故予消積顆粒加青蒿以消積導滯、清熱通便；加炒紫蘇子、射干、桑白皮以清肺化痰、利咽止咳。全方肺脾同調，調脾為主。

處方　消積顆粒加　青蒿10g　炒紫蘇子10g　射干6g　桑白皮10g

30劑，服法同前。

吾輩熟知「正氣存內，邪不可干」，然何為正氣？元氣、宗氣、營氣、衛氣等均屬正氣也！然元氣、宗氣、營氣、衛氣等由何而來？何以充盛？元氣藏於下焦，為先天之氣，由先天之精化生而來，有賴於後天水穀之精氣充養；宗氣由水穀之精氣和自然界之清氣化生而來，有賴於水穀之精氣和自然界之清氣充養；水穀精氣之中剽悍滑利、行於脈外者，稱為衛氣，營養豐富，行於脈內者，稱為營氣。綜合分析，正氣主要依賴於水穀精氣之充養。然水穀精氣由何而來？脾胃化生而來也！脾為後天之本，胃為水穀之海，脾胃健運，則水穀精氣化源充足，水穀精氣化源充足，則正氣充盛，病安從來！是故病後調理，調理脾胃者多也！

高敏體質調理案

男孩，4歲。2月1日初診。

反覆咳嗽2年餘，秋冬好發，雞蛋過敏，溼疹史，半年前曾口噤時作（陰天明顯），汗多，面色萎黃（＋），張口呼吸，咽不適，咽紅（＋），肺功能檢測異常，二便可。舌淡苔白。其乃高敏體質也，此兒久病必虛，反覆受邪，其肺氣已傷，脾胃亦虛，「四季脾旺不受邪」，「正氣存內，邪不可干」，脾胃既虛，土不生金，肺虛傷脾，惡性循環，故見汗多、面色萎黃等。現患兒咽不適，咽紅，張口呼吸，肺功能異常，故治以清肺養脾、益氣清熱為主。

處方　咳嗽顆粒加　蟬蛻6g　射干6g　黃耆10g　薄荷6g　炒紫蘇子10g

20劑，日1劑，水沖服，服5日休息2日。

3月4日二診：張口呼吸消失，食蛋黃後無過敏反應，面色萎黃消失，近6天咳嗽加重，清涕，汗多。舌紅苔白厚膩，心肺常。其易過敏

之高敏之症好轉，然病未痊癒，內熱明顯，咳嗽加重，故以調理脾胃為先，應張仲景之說，以故化生之源，循序漸進，當治以健脾和胃、益氣清熱、化痰止咳。

處方　消積顆粒加　蒼朮6g　射干6g　炒紫蘇子10g　黃耆10g　青蒿10g

15劑，服法同前。

肺主皮毛，脾主肌肉，口鼻又為肺脾之門戶，如肺失宣肅，脾失運化則易產生咳喘、癮疹、鼻塞等病變；若加之腎虛稟賦薄弱，素為過敏體質則更甚。因此透過調養後天之肺脾功能，使藩籬堅固，提高機體的抗病能力而禦邪於外，是調整先天過敏體質之關鍵。變應原進入人體的主要方式是吸入、食入、注射和皮膚接觸，這些部位均為肺脾所主，且在形態結構上緊密相連，使肺脾成為外邪入侵首犯之臟，並在一定條件下，相互影響。

凡高敏之患兒，多有溼疹史，多種食物過敏，常伴氣虛象，以面色萎黃、消瘦、易感冒、易咳、易喘等肺脾氣虛為主，治之當益氣健脾、益肺清熱為主，內調脾肺，癒其外象。

熱盛體質患兒調養一年案

男孩，2歲9個月。12月7日初診。

反覆溼疹多年，面色萎黃（＋＋），溼疹以下肢為主，輕咳，腹不適，便乾。舌紅苔白厚膩，心肺常。其溼疹與其先天稟賦不足，素體溼熱偏盛有關，故予消積清熱中配伍蟬蛻以疏風透疹，生薏仁以健脾滲溼。

處方　消積顆粒加　蒼朮6g　蟬蛻6g　生薏仁10g　黃耆10g

15劑，日1劑，水沖服，服5日休息2日。

翌年3月2日二診：服上藥後溼疹癒，近1個月再次蕁麻疹，右側旋耳瘡，左側眼角溼疹，輕咳，咽紅（＋＋），鼻塞，倦怠，便少。舌紅苔白，雙肺音粗。旋耳瘡、溼疹及咽紅，為風、熱、溼邪留於肌膚，脾溼內生所致炎症反應，以清熱除溼論治。

處方　消積顆粒加　桑白皮10g　蒼朮6g　射干6g　炒紫蘇子10g

15劑，服法同前。

3月21日三診：發熱1次，已癒，眼角溼疹消失，耳後仍在，現咳嗽，痰咳，咽紅（＋），中低熱，腹脹（＋＋＋），便稍乾。舌紅苔白厚膩，雙肺少許乾囉音。據其痰咳、肺部乾囉音，可診斷為支氣管炎，由其腹脹、便稍乾及以往體質，考慮為積滯所致。

處方　消積顆粒加　枳殼6g　炒紫蘇子10g　蒼朮6g　連翹10g　生薏仁10g

6劑，日1劑，水沖服。

並予消咳散6包以療咳喘之急症，配羚羊角粉2g以退熱解痙。

其後2個月內就診五次，均以咳嗽、支氣管炎、溼疹反覆為由，《素問病機氣宜保命集·咳嗽論》云：「寒暑燥溼風六氣皆令人咳，唯溼病，痰飲入胃，留之而不行，止入於肺則為咳嗽。」痰溼之邪停聚於肺，遷延不癒，伏藏於體內，每遇外邪引動而易發病，故常以射干、炒紫蘇子、桑白皮等清熱潤肺、止咳化痰之類輔助消積顆粒調治。

6月6日九診：發熱1天，中高熱，咳嗽輕，咽紅（＋＋），皰疹，二便可。舌紅苔白厚膩，心肺常。診斷為皰疹性咽峽炎。其屬於中醫「口瘡」的範疇，多因感受「溼熱」邪毒，內乘心脾，循經上炎，熏灼於咽峽所致，故以感熱顆粒加減，以清熱化溼、解毒利咽為治法，取射干祛痰利咽、連翹消腫散結、赤芍涼血散瘀止痛、薄荷疏風退熱之意。

第九章　體質調治方法探討

處方　感熱顆粒加　連翹10g　射干6g　生薏仁10g　赤芍10g　薄荷6g

6劑，日1劑，水沖服。

予羚羊角粉2g退熱定痙，並囑咐按需服用布洛芬。次日熱退。

7月6日十診：咳嗽2天，痰咳，咽紅（＋），少涕，伴發熱1天，中熱，腹脹（＋＋）。舌紅苔白厚膩，心肺常。食積內熱再發，並上攻肺系。

處方　消積顆粒加　桑白皮10g　射干6g　枳殼6g　焦神曲10g

7劑，日1劑，水沖服。

消咳散6包以療咳嗽之急，羚羊角粉2g以清熱。次日熱退。

其後2個月以感冒夾滯、積滯來診兩次，均以消積顆粒加減進行調理。

9月21日十三診：3天前再次發熱1天，已癒，四肢溼疹復發，咽紅（＋＋）。舌紅苔白，心肺常。其溼疹復發，伴有發熱、咽紅等積滯化熱急性期體現。治以行氣健脾、消積清熱。

處方　蒼朮8g　茯苓8g　炒白扁豆8g　桔梗8g　黃芩8g　檳榔8g　薑半夏6g　生梔子6g　青蒿10g　炒牽牛子6g　枳殼8g　甘草6g

5劑，日1劑，水煎服②。

11月4日十四診：未發熱，溼疹未發，咳嗽2天，痰咳，咽不適，咽紅（＋＋），腹脹（＋＋），口臭，便乾。舌紅苔白厚，雙肺乾囉音。溼疹癒，以積滯、肺系症狀為主，診斷為支氣管炎。

處方　紫蘇葉8g　桔梗9g　黃芩8g　薑半夏8g　桃仁8g　僵蠶10g　白前8g　紫菀8g　射干8g　薄荷8g　大黃4g　生甘草6g

4劑，日1劑，水煎服①。

並予消咳散4包，療支氣管炎之急症。

小兒體質的提出源來已久，現存最早的兒科專著《顱囟經·脈法》中說：「凡孩子三歲以下，呼為純陽。」所以一旦感受外邪，極易化熱、化火，表現為熱證、實證。小兒熱盛體質是由於體內肺火、胃火、心火內灼，形成的一組以熱盛為主要特徵的體質狀態。該體質患兒易出現乳蛾、急躁、大便乾、易瘡癤，並外感後易迅速化熱，出現咽痛、易發熱等症狀，故該患兒屬於熱盛體質。該患兒反覆溼疹、蕁麻疹、旋耳瘡，易感皰疹性咽峽炎與其素體溼熱偏盛、易感外邪有關。故吾常用蒼朮健脾除溼；生薏仁滲溼排膿，性微寒而不傷胃，益脾而不滋膩，藥性緩和，是一味清補利溼的藥品；連翹性涼味苦，輕清上浮，可治上焦諸熱，尤能解毒消癰散結，為瘡家聖藥；赤芍涼血散瘀止痛，用以口瘡急性期；溼疹癢者加蟬蛻祛風止癢，茯苓清熱利水。該患兒為熱盛體兼高敏體質，溼熱之邪長期滯留易變生風痰內蘊之體質，調護稍有不周，則易發熱、溼疹、支氣管炎，故其每月來診 1～2 次，發熱以 38℃ 以上為主，若不以中醫藥調理，恐其深受抗生素、點滴療法之苦，損其體質，病邪則更易入侵也，此案貴在，熱盛體質患兒重在長期從後天之脾胃調理而非僅僅對症處理也！

釜底抽薪治熱盛兼積滯案

女孩，3 歲 8 個月。7 月 31 日初診。

以反覆感冒為主要表現就診，前日發熱癒，仍有夜眠欠安，多夢，口臭，手足心熱，消瘦（＋＋＋），面色萎黃（＋＋），大便略乾，2～3 日一次。舌紅苔白。慕名而來，望小兒精神欠佳，面黃肌瘦明顯，加之家長訴一年來常鼻塞，反覆感冒達每月 1 次。胃熱積滯則口臭、夜眠不足，手足心熱；胃熱及肺則反覆感冒纏綿難癒，其為熱盛兼積滯之體，治以清熱導滯、消積健脾。

第九章　體質調治方法探討

處方　消積顆粒加　蟬蛻 6g　青蒿 10g　連翹 10g　生薏仁 10g

20 劑，日 1 劑，水沖服，服 5 日休息 2 日。

8 月 28 日二診：未發熱，飲食進步，體重未增，面色萎黃（＋），皮膚高敏，大便稍乾。舌紅苔白。飲食增加說明脾胃之氣已漸復，睡眠、手足心熱改善說明內熱漸消，故治以健脾和胃、消食清熱。

處方　亞康顆粒加　大黃 3g　炒白朮 10g　枳殼 6g　炒紫蘇子 10g

15 劑，服法同前。

熱盛兼積滯體是臨床中對亞健康狀態重要分型之一，其主要的臨床表現為：消瘦、汗多、口臭、納呆、腹脹、便祕、夜驚、反覆上感、反覆乳蛾、舌質紅苔厚膩或黃膩。此案患兒長期反覆得病，同時伴隨症狀繁多，然本質為脾胃受損，氣血化生無源，飲食入胃不能運化，鬱久化熱。氣血無源則發育緩慢、精神欠佳；內熱不祛則發熱、夜眠欠安、手足心熱、口臭，此為典型的亞健康狀態下熱盛兼積滯體質的表現。既「百症皆因脾胃衰而生」，在治則上應緊抓脾胃變化來治療則諸症皆消，此乃釜底抽薪治法也。然在治療上應分側重，第一步應以祛積為主佐以健脾，第二步當以扶正為主佐以清熱。

第十章
誤診與誤辨：食熱案例分析

男孩，1歲6個月。3月2日初診。

發熱1天，中高熱，咳嗽，腹脹（＋＋），咽紅（＋＋），便稍乾。舌紅苔白。其為肺胃同病，感冒夾滯也。解表之時兼以消積導滯。

處方　感熱顆粒加　蒼朮6g　大黃3g　連翹10g　薄荷6g

6劑，日1劑，水沖服。

羚羊角粉2g一次頓服，並睡前配服消咳散，急則治其標。

3月7日二診：仍中高熱，咳嗽加重，咽紅（＋），腹脹（＋＋），二便可。舌紅苔白厚膩。慮其服上藥無效，故之前診斷有誤。因患兒舌紅苔白厚膩，腹脹（＋＋），無鼻塞、噴嚏、流涕等明顯外感症狀，故應判為積滯之食熱證，而非感冒之兼證也。患兒飲食不節，食滯胃腸，腑氣不通，積而化熱，上蒸咽喉，發為此證，故消積導滯兼清肺熱以治其本。

處方　消積顆粒加　桑白皮10g　射干6g　枳殼6g　生甘草3g

6劑，日1劑，水沖服。

消咳散6包以治其標，並有效預防疾病之擴散。

3月12日三診：服上藥2天後熱退，現咳嗽輕，瘖啞，腹軟，大便黏膩，日1～4次。心肺常。綜前所述之症，患兒此前之食熱證診斷準確，收效甚佳。

第十章　誤診與誤辨：食熱案例分析

處方　消咳散 6 包，收尾治之。

小兒肺系疾病，並非皆由外感引起，也可由食滯胃腸而致。食滯中州，腑氣不通，積而化熱，上蒸咽喉，發為肺系疾病。因此肺系疾病且腑實者，在臨證辨證施治時，應仔細權衡考量外感和積滯孰輕孰重，以明確診斷，切不可走馬看花，為疾病之表象迷惑。外感重者，應以解表為主，腑實者則應靈活運用下、消等法使腑氣暢達，則外感自除。

同時吾以為小兒之疾患皆是父母之過，不知自持，過於精細！自以為愛之，實則害之！因此父母餵養孩子，宜遵循明代醫家萬全倡導的「育嬰四法」，即「預養以培其元，胎養以保其真，蓐養以防其變，鞠養以慎其疾」。在小兒成長的不同時期都應以預防保健為主。

兒童腦血管畸形誤診案

女孩，10 歲。6 月 13 日初診。

嘔吐 1 天，中熱，精神差，精神恍惚，時有譫語，頭暈不適，飲食不節史，納呆，腹脹（＋），大便少，舌紅苔白厚膩。血液常規：白血球 24.83×109/L，嗜中性白血球 22.30×109/L，嗜中性白血球百分率 89.8％，淋巴細胞百分率 7.5％；血小板 316×109/L，C 反應蛋白 8mg/L。診斷為食厥，予中藥 1 劑，羚羊角粉 2g，建議住院治療。

住院查腦部 CT 提示腦出血，行腦部開孔導流術。6 月 19 日隨訪患兒母親，患兒已經甦醒，加護病房觀察中，病情基本穩定，初步診斷：腦血管畸形。7 月 6 日隨訪患兒母親，患兒於 7 月 5 日已出院，家長訴患兒恢復良好，後期須做腦血管造影，進一步確定治療方案。

何為腦血管畸形？腦血管畸形是顱內血管床的發育畸形，表現為顱內某一區域血管異常增多。目前一般分為 4 型：①動靜脈畸形。②微血

管擴張。③靜脈血管瘤和靜脈曲張。④海綿狀血管瘤。其中以動靜脈畸形最多見，占半數以上。腦血管畸形在沒有發病的時候，是感覺不出來的，除非做腦血管造影檢查，所以發病以前很少能得到診斷。

　　何為食厥？食厥是中醫厥證中的一種，因於食積阻滯陽氣，致四肢逆冷，病起多急驟，突然昏倒，不省人事，四肢厥冷，如搶救治療不及時，甚至會有生命危險。

　　本案中患兒以突發頭痛、嘔吐伴譫語1天為主訴就診，中醫望、聞、問、切四診合參，未有遺漏。唯西醫神經系統檢查及輔助檢查方面略顯不足，於本病而言，神經系統檢查及輔助檢查至關重要，不宜輕視、忽略，以免誤診、漏診，延誤病機。這亦警示我們日後凡遇患兒突發頭痛、嘔吐且伴神經系統症狀時，宜儘早行體格檢查及輔助檢查，以利於儘早明確診斷。中醫治療疾病之神奇自不必言語，若臨證能以中醫理論為主導，合理使用現代西醫學體格檢查、檢驗等輔助方式，必如虎添翼！

第十章　誤診與誤辨：食熱案例分析

附錄

一、術語解釋

1. 腹脹、咽紅、面色萎黃、消瘦、雙肺喘鳴音等體徵常用（＋）、（＋＋）、（＋＋＋）表示嚴重程度，以區分輕、中、重。
2. 髮不榮：髮穗、髮枯、髮黃、髮紅、髮白、髮細、髮疏、髮立、髮軟、髮脫、頭屑、頭癬、小嬰兒之胎脂甚等。
3. 爪甲不榮：白斑、脆薄、斷裂、凹陷、粗糙、起層、枯白、反覆甲緣逆剝等。
4. 齒不榮：齒之白斑、脆薄、齒黑、齒黃、齒疏、齒遲等。
5. 嗜異症：嗜異症又稱異食癖，是指患者食入、咀嚼、吞嚥非食物性物質的一種特殊嗜好，對通常不作為食物的異物產生難以控制的食慾，發病以嬰幼兒為多見，偶見於成人。臨床常見嗜甲、嗜衣、嗜紙等。
6. 復感：小兒頻繁發作上、下呼吸道感染，在單位時間內超過一定次數，即為反覆呼吸道感染，簡稱為「復感」。
7. 復感兒：反覆呼吸道感染的患兒簡稱為「復感兒」。
8. 易乳蛾：一則乃古代醫家所謂慢乳蛾是也，其因急乳蛾反覆發作，經久不癒，以喉核常溢少量膿液，微紅微腫，咽部不適為主要表現的咽喉疾病。二則指平素容易急乳蛾反覆發作者，發則或紅，或腫，或潰爛等，消時亦可如常。
9. 乳蛾Ⅰ度、Ⅱ度、Ⅲ度：乳蛾是中醫病名，指以咽痛或異物感不適，

喉核紅腫，表面可有黃白色膿點為主要特徵的咽部疾病，相當於西醫學的扁桃腺炎。本書中乳蛾Ⅰ度、Ⅱ度、Ⅲ度，指喉核腫大程度，Ⅰ度指喉核腫大不超過咽顎弓；Ⅱ度指喉核腫大超過咽顎弓，介於Ⅰ度與Ⅲ度之間；Ⅲ度指喉核腫大達到或超過咽後壁中線。
10. 易感冒、易吐、易鼻衄等，蓋責之於不同的體質狀態，而患兒易於為病偏頗，或多以感冒，或多以嘔吐，或多以鼻衄等為主。

二、常用配方顆粒簡介

亞康顆粒、消積顆粒、咳嗽顆粒、嬰瀉顆粒、感熱顆粒，亦稱為亞康方、咳嗽方、消積方、嬰瀉方、感熱方，本書因使用配方顆粒製劑，故稱為顆粒，臨床亦可用湯劑，具體介紹如下：

亞康顆粒

1980年代中期，蘇聯學者布赫曼（N. Berhman）透過研究後發現，人體除了健康狀態（第一狀態）和疾病狀態（第二狀態）之外，還存在著一種非健康非疾病的中間狀態，稱為第三狀態，即亞健康狀態。小兒亞健康形成原因主要有四：一是脾胃不和，腸胃功能不好，飲食不節；二是處於「病瘥期」；三是反覆使用多種抗生素；四是體質因素。處於亞健康的小兒常常會表現出納呆、口臭、磨牙、口涎、小便黃、大便不調、倦怠乏力、夜眠不安、驚惕、膽小、哭鬧、易怒、多動、暴力、發作性的噴嚏、鼻塞鼻鼾、濁涕、面色萎黃或花斑、面頰粟米樣皮疹、髮不榮、腹脹、口唇紅赤、手足心熱、多汗、牙齒不好、膚粗糙或皮膚癢、爪甲不榮、嗜異症、眼袋增重、生長滯後、皮膚的高敏反應、舌質紅、苔白厚或膩、花剝苔等。孩子長期處於亞健康狀態可引起反覆的上呼吸道感染，而反覆的上呼吸道感染又使孩子經常處於亞健康狀態，二者互為因

果，形成惡性循環。故針對亞健康狀態的核心病機脾胃不和、心脾積熱，立亞康顆粒之方，以達調脾和胃、消食清熱之效。「脾宜升則健，胃宜降則和」，系統性的透過中醫藥來調治小兒亞健康。

亞康顆粒：檳榔10g　焦神曲10g　黃芩10g　炒白扁豆10g　茯苓10g　生梔子10g　炒牽牛子10g　共七味。

方中茯苓、炒白扁豆二藥相合，健脾益氣，用以恢復脾胃的健運功能；檳榔、焦神曲、炒牽牛子三藥共奏消食導滯之功，助脾胃健運；黃芩、生梔子二藥清熱燥溼，用以清泄中州之食熱、溼熱及鬱熱。

統觀全方，諸藥配伍合理，表現了調脾和胃、消食清熱的立方宗旨。「納食主胃，運化主脾，脾宜升則健，胃宜降則和」，「四季脾旺不受邪」，透過調和脾胃，調治小兒亞健康。

本方對於形體消瘦，面色萎黃，食慾不振，體質虛弱，反覆感冒，咳嗽氣喘，肺炎恢復期及哮喘緩解期等亞健康狀態的兒童辨證施治，加減運用得當，方可獲效。偏於食慾不好者，加炒麥芽、枳殼、炒萊菔子等消食和胃；大便乾結者，加大黃、枳殼、當歸等行氣潤腸通下；消瘦，體重和身高不達標者，加蒼朮、炒白朮、補骨脂、白茅根等運脾溫腎；內熱大者，加青蒿、連翹、白茅根等清解內熱；汗多者，加青蒿、浮小麥、生黃耆等益氣固表。

消積顆粒

積滯是兒科常見病之一。明代萬全《育嬰家祕·卷之一》中已記載：「小兒之疾，屬胎毒者十之四，屬食傷者十之五，外感者十之一二。」小兒先天「脾常不足」，腸胃脆薄，易飢易飽，加之後天飲食失節，父母愛深，肥甘厚味，不加制約，飲食自倍，腸胃乃傷，以成積滯。積滯患兒可見口臭、納少、大便乾結、腹脹、夜眠不安、舌苔厚，或大便黏

膩不消化者等症狀，此外，本病既可以是獨立的疾病，也可以成為其他疾病的繼發病因，如可導致發熱、乳蛾、咳嗽、厭食、腹瀉、腹痛、夜驚等。本病大多預後良好，若遷延失治，可進一步發展為營養不良，並影響生長發育，或繼發疳證、反覆呼吸道感染等疾病。故立消積顆粒之方，用於積滯引起的諸多疾患。

消積顆粒：薑厚朴 3g　大黃 3g　生梔子 10g　炒牽牛子 10g　炒牛蒡子 10g　車前子 15g　白荳蔻 3g　共七味。

大黃為治療積滯便祕的要藥，方中大黃、炒牽牛子通腑導滯泄熱，大黃為治療積滯便祕的要藥，炒牽牛子亦可瀉肺氣、逐痰飲；薑厚朴行氣化溼，並可助大黃瀉下之力，其次薑厚朴可降肺氣，燥溼，脾為生痰之源，透過對脾的燥溼行氣，使脾不易生痰；白荳蔻、薑厚朴相合化溼運脾消食積；生梔子通瀉三焦之火，梔子、車前子相合清熱瀉火，以消食積所生之鬱熱，此外車前子利尿使熱從小便而下；炒牛蒡子辛能升浮，苦寒清降，既具生發之性，又有解毒利咽之功，通達上下，易於小兒。

縱觀全方，重用消法、下法，兼以健運脾胃之氣。「脾宜升則健，胃宜降則和」，諸藥合用，具有消積導滯、疏風清熱之功，臨床隨症加減運用。

小兒脾常不足，運化功能稚弱，易飢易飽，大便不調，加之當今物產豐富，常過食肥甘厚味滋膩之品而成積滯，更易導致諸多他疾。本方對於小兒積滯者合理運用，均獲良效。積食腹脹納少，大便黏膩不消化者，加蒼朮、枳殼、神曲等運脾和胃；食積發熱者，加青蒿、柴胡、枳殼、連翹等解表清熱；食積咳嗽者，加炒紫蘇子、枳實、桑白皮等化痰止咳消食積；積滯化熱，內熱大者，加炒白朮、蒼朮、枳殼、焦神曲等消食運脾。

咳嗽顆粒

《幼幼集成·咳嗽證治》言：「凡有聲無痰謂之咳，肺氣傷也；有痰無聲謂之嗽，脾溼動也；有聲有痰謂之咳嗽。初傷與肺，繼動脾溼也。」臨床常「咳嗽」通稱，作為一個中醫病症。小兒咳嗽乃臨床之常候，肺系之常證，然其難治易發，病程纏綿，易於反覆，四季均發，冬春季最多，秋燥之時也亦誘發，施治不當，每多逆變。患兒繁受其擾，父母聽之心疼，故立咳嗽顆粒之方，用於諸多咳嗽之疾，如以咳嗽為主的上呼吸道感染、急性扁桃腺炎、咽炎、氣管炎、支氣管炎、肺炎、喉炎、百日咳以及咳嗽變異性哮喘等。

咳嗽顆粒：紫蘇葉10g　桔梗10g　黃芩10g　蜜紫菀10g　薑半夏6g　蜜百部10g　蜜枇杷葉10g　白前10g　共八味。

方中紫蘇葉外能解表散寒，內能行氣寬中，調暢脾胃氣機，且略兼化痰止咳之功；薑半夏燥溼化痰，溫化寒痰，尤善治臟腑之溼痰，兩藥相合，共奏化痰止咳之功，為君藥。百部、紫菀兩藥均蜜製，強其潤肺止咳，補肺氣之效，味甘苦而溫入肺經，化痰止咳，相須為用，新久咳嗽皆宜。桔梗苦辛而性平，辛能宣散，善開宣肺氣；白前辛甘性亦平，長降氣化痰。一宣一降，以復肺氣之宣降，增強君藥化痰止咳之力，為臣藥。黃芩入肺經，清瀉肺火；炙枇杷葉味苦能降，性寒能清，合黃芩、白前，具有清降肺氣之功，亦助君藥加強止咳之效，均為佐藥。

縱觀全方，藥僅八味，量亦輕微，為《醫學心悟》止嗽散化裁而成，原方去荊芥、陳皮、甘草，加紫蘇葉、薑半夏、枇杷葉、黃芩，更加清解內熱、清瀉肺火之力。「五氣所病……肺為咳」，「蓋肺體屬金，畏火者也，過熱則咳；金性剛燥，惡冷者也，過寒亦咳」。本方以「解表散寒，化痰止咳，稍清內熱」為法論治咳嗽，全方偏溫而平涼，止咳效果明顯，溫而不燥，散寒而不助熱。

本方對於小兒外感咳嗽、食積咳嗽、過敏性咳嗽、哮喘發作期以及預防哮喘復發，加減運用得宜，均可獲效。外感風寒，頭痛鼻塞清涕，惡寒發熱等風寒表證較重者，加荊芥、防風、生薑等解表散寒；風熱犯肺，痰黃黏稠，不易咳出，鼻流濁涕等風熱表證重者，加蟬蛻、薄荷、連翹辛涼解表；咳嗽夾滯，腹脹，口臭，舌苔厚膩，或大便乾結者，加大黃、檳榔、枳殼、炒萊菔子等行氣消積、泄熱通便；過敏性咳嗽，陣咳，打噴嚏，鼻眼癢，流鼻涕，有溼疹、蕁麻疹等過敏性疾病病史者，加黃耆、白朮、五味子、桂枝益氣健脾；哮喘發作，喉間哮鳴，加射干、炒紫蘇子、厚朴、桃仁等止咳平喘；哮喘緩解期，加黃耆、白朮、炒薏仁等補益脾氣、培土生金。

嬰瀉顆粒

《幼科金針·泄瀉》：「泄者，如水之泄也，勢猶紛緒；瀉者，如水之瀉也，勢唯直下。為病不一，總名泄瀉。」四季均發，夏秋季尤多，小兒稚陽未充、稚陰未長，患瀉後較成人更易於損陰傷陽發生變證，且嬰兒之瀉常較難取效，故應有未病先防、已病防變之理念，故立嬰瀉顆粒之方，以療嬰兒腹瀉、秋季腹瀉、抗生素相關性腹瀉、脾胃虛弱或脾腎陽虛瀉以及營養不良伴大便不化等諸疾。

嬰瀉顆粒：炒白朮 10g　茯苓 10g　炒山藥 10g　炒薏仁 10g　車前草 15g　共五味。

白朮為「脾臟補氣健脾第一要藥」，它既可健脾益氣，增強脾運化水溼的能力，使「土旺勝溼」，又可苦溫燥溼，使溼從內化，達到益氣健脾、祛溼止瀉之功，且白朮炒後補氣健脾止瀉作用增強；茯苓甘能補，淡可滲，既可扶正，又能祛邪，且具有「補而不峻、利而不猛」的特點，可健脾滲溼止瀉。方中炒白朮合茯苓以健脾除溼為主，利水除溼不傷

正，補氣健脾不戀邪，共為君藥。炒山藥味甘性平，助炒白朮補脾益氣止瀉、炒薏仁可助炒白朮、茯苓健脾滲濕止瀉，二藥共為臣藥。車前草可利水濕，分清濁而止瀉，即「利小便以實大便」，且車前草性寒，有清熱解毒之功效，合炒薏仁可共奏清熱利尿之功，是為佐藥。

《景岳全書·泄瀉》中記載：「泄瀉之本，無不由於脾胃。」《雜病源流犀燭·泄瀉源流》曰：「濕盛則飧泄，乃獨由於濕耳……苟脾強無濕，四者均不得而干之，何自成泄。」因此，本病的治療應當注重「扶正祛邪」，又「脾胃為後天之本」，故治療本病應從脾胃入手。泄瀉多由脾虛濕盛而致，且濕盛可困脾、脾虛又生濕，兩者相互影響，互為因果。本方是以《太平惠民和劑局方》中的參苓白朮散為主方化裁而來。縱觀全方，藥性平和，健脾氣，滲濕濁，使脾氣健運，濕邪得去，則泄瀉自除。以「補氣運脾、滲濕止瀉」為法，治療泄瀉。臨床靈活運用，隨症加減，每獲奇效。

本方常用於嬰兒腹瀉、秋季腹瀉、抗生素相關性腹瀉、脾胃虛弱或脾腎陽虛瀉以及營養不良伴大便不化者。嬰兒泄瀉，感寒居多，加藿香、蒼朮等芳香化濕助運；濕熱瀉，瀉下急迫，氣味臭穢，加葛根、黃芩等清熱除濕；傷食瀉，氣味酸臭，脘腹脹滿，加神曲、炒麥芽消食化積；脾虛瀉，大便稀溏，食後作瀉，加炒白朮、炒白扁豆、蒼朮等補脾助運；脾腎陽虛瀉，大便清稀，完穀不化，加炒白朮、炮薑、補骨脂等溫腎暖脾、固澀止瀉；秋季腹瀉，濕邪為患，加炒白扁豆、藿香、葛根、黃芩等健脾化濕；抗生素相關性腹瀉腹痛者，加木香、桔梗、枳殼等理氣止痛。

感熱顆粒

感熱，顧名思義，外感發熱，故命此方之名。對於感受六淫之邪多致感冒、急性喉炎伴發熱者，以及感受疫癘之氣所致手足口病、皰疹性咽峽炎、流感、多種傳染病早期之發熱等，均可用之。

感熱顆粒：桔梗 10g　青蒿 10g　黃芩 10g　藿香 10g　苦杏仁 10g　柴胡 6g　檳榔 10g　生梔子 10g　共八味。

　　柴胡既為解肌要藥，且有舒暢氣機之功，合青蒿，解表退熱；藿香既可解在表之風寒，又可化在裡之溼濁；黃芩清熱燥溼，瀉火解毒，善清肺火，合柴胡又可解少陽之邪熱；梔子清熱降火，通瀉三焦，三藥相合，共奏清熱解毒除溼之力。檳榔可行胃腸之氣，消積導滯；苦杏仁味苦下氣，宣肺潤腸；兩藥相合，行氣理氣且導熱從大便而下。桔梗宣肺利咽，開宣肺氣以利解表。

　　劉完素對外感熱病的病因言「六氣皆從火化」。綜觀全方，重用清法、消法，溫清並用，側重於辛涼清熱，溫而不燥，表裡同治，側重於理氣疏泄，共達清熱解表、理氣化溼之功。

　　本方常用於感冒發熱、手足口病及皰疹性咽峽炎、流感或重症感冒早期阻斷、急性喉炎、多種傳染病初期等，臨床運用時，當隨症加減。如兼大便祕結者，可加生大黃、枳實行氣消積，通腑泄熱；高熱者，可加葛根解肌退熱；食慾不振者，加焦神曲、炒麥芽、生薏仁健脾和胃消食；若咳嗽有痰，則加薑半夏、射干清熱化痰利咽；如咽紅，口唇紅赤，可用連翹、蟬蛻、赤芍以清熱解毒涼血；皮疹隱現者，可加蟬蛻、葛根、薄荷等以解肌透疹。

三、中藥煎煮法

　　①冷水浸漬 30 分鐘以上，水煎至沸後換小火，蓋煎 5 分鐘，離火，暫不飲服，悶泡至適溫後服用，一煎一服，同劑藥每日三煎三服。

　　②冷水浸漬 30 分鐘以上，水煎至沸後換小火，蓋煎 15 分鐘，離火，暫不飲服，悶泡至適溫後服用，一煎一服，同劑藥每日三煎三服。

注：對於咳嗽等疾病勢甚者，可三煎六服。皰疹性咽峽炎或咽不適者，可少量頻服，除胃腸運化吸收穫效外，尚有局部咽部潰瘍塗敷療法之用，久咳亦如此。

四、羚羊角粉服法

羚羊角粉鹹、寒，入肝、心經。可平肝熄風，清肝明目，清熱解毒，亦有解熱，鎮痛之效。《本草綱目》云「寒熱及傷寒伏熱，羚羊角能降之」，羚羊角退熱，作用和緩平穩，再者，可解食熱，尤其適合小兒的生理特點。

取羚羊角粉加水一匙煮 1 分鐘，水及藥粉細末沉澱物，於下午 3～5 點日晡之時頓服，高熱者不拘時服。

五、消咳散

西藥消咳散為協定方，由糖鈣片、表飛鳴片、複合維生素 B 片、Chlorpheniramine、鹽酸異丙嗪片、鹽酸二氧丙嗪片、葉酸片、乳酸菌素片、維生素 C 片、消旋山莨菪鹼片、地塞米松片組成。根據病情，選用適當藥物配方，使其具有輔助消化、止咳、平喘、抗過敏等作用。常有三種配方方式：

處方一：糖鈣片、表飛鳴片、複合維生素 B 片、葉酸片、乳酸菌素片、維生素 C 片。作用：輔助消化、消食、調節腸道菌群。

處方二：處方一加 Chlorpheniramine、鹽酸異丙嗪片、鹽酸二氧丙嗪片。作用：抗敏止咳。

處方三：處方二加消旋山莨菪鹼片、地塞米松片。作用：止咳平喘。

每種藥物用量依據患兒年齡、體重、病情程度等增添，一般療程為 6 天，取藥研細粉，混合均勻後等分為 6 份，日 1 份。若喘息重，替代長期霧化治療者，則療程為 12 天，等分為 12 份，日 1 份。

■ 六、三葉足浴方

艾葉 15g　紫蘇葉 10g　枇杷葉 10g

水煎 10 分鐘足浴，沒過腳踝，泡至患兒微汗出，取艾葉辛香散寒，紫蘇葉發汗解表，枇杷葉清肺化痰止咳之功效，用以溫經散寒通竅，以治喉癢咳嗽較重者，尤適宜夜咳較重者，以及患兒噴嚏多，多責之於久咳肺氣耗傷，鼻竅易受寒邪侵襲，故採用此法以外治。

■ 七、三葉止咳茶飲方

炙款冬花 3g　炙紫菀 3g　炙枇杷葉 6g

生藥蜜炙可加強宣肺止咳之力，其次口感更好。反覆泡水頻服，首次水煎後服療效更佳，達緊急緩解咳嗽之用。

■ 八、熱熨法

取大青鹽 500g，炒熱後棉布包裹後熱熨神闕穴及旁周，以皮膚稍紅為度。藉助熱力，使藥直達病所，有溫中散寒、暢通氣機、鎮痛消腫等作用，常在寒證、虛證或氣滯引起的多種痛證中使用。神闕穴位於臍部，表皮角質薄，敏感度高，通透性好，臍部與周圍有腹壁上下腔動靜脈及豐富的微血管網分布，於此熱熨，溫通氣血，以復脾陽。

九、小議間斷服藥法

　　臨床常囑患兒中藥間斷服用。其一，此患兒非急症，乃慢病也，無須時時服藥，可間斷調理。其二，《醫述·幼科集要》云「小兒勿輕服藥，藥性偏，易損萌芽之沖和；小兒勿多服藥，多服耗散真氣」，應「以和為貴」，間斷服藥可充分發揮小兒機體內在的調節功能，恢復機體的生理平衡，以利疾病恢復。其三，間斷服藥可削弱藥物的不良影響。其四，亦有利於患兒配合，有利於緩解患兒及家人排斥服藥的情緒，增加依從性。

十、小議交替服藥

　　交替服藥法常用於咳嗽較重者，一則止咳化痰，二則健脾消積。兩方交替服用，雙管齊下，以期達到肺脾同治之效。

十一、小議加量服藥

　　對於積滯較重，或服藥其間復感外邪，感冒、咳嗽等疾加重者，可加量服，3劑藥分2日服盡，日1劑半。重用以速袪疾。

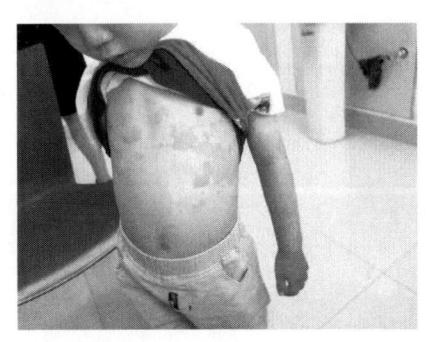

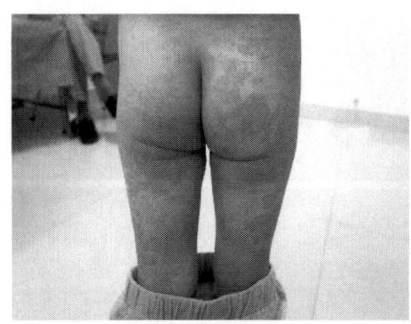

圖1　風團

附錄

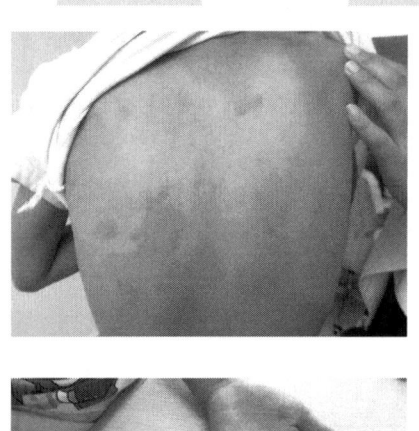

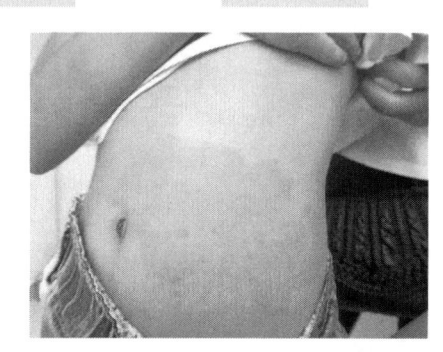

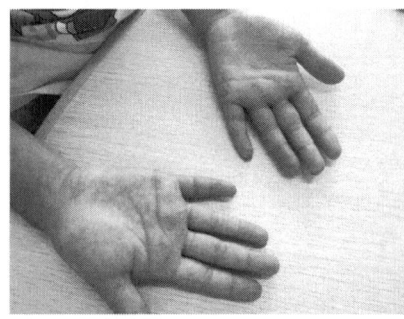

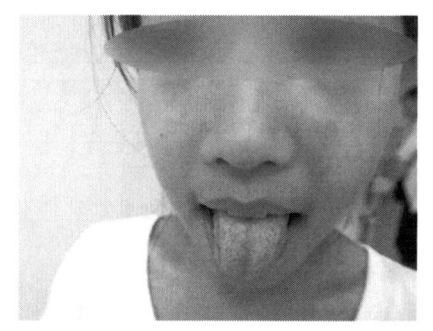

圖2 癮疹

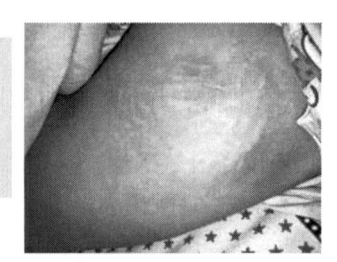

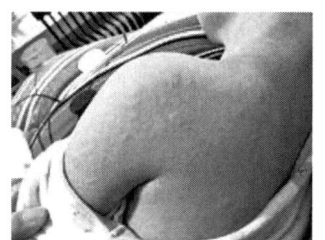

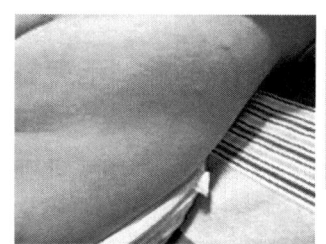

圖3 蕁麻疹

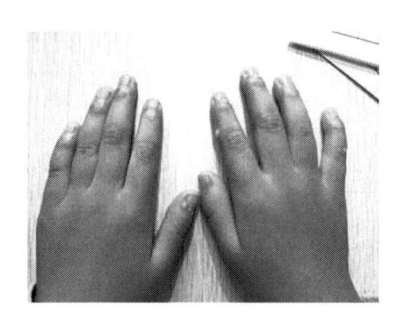

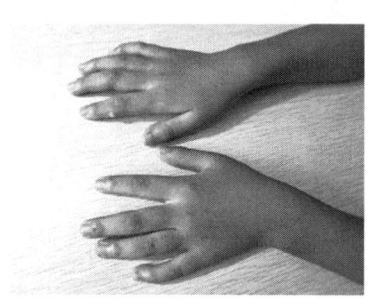

圖4 尋常疣

十一、小議加量服藥

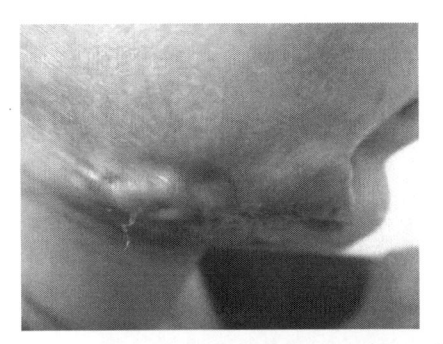

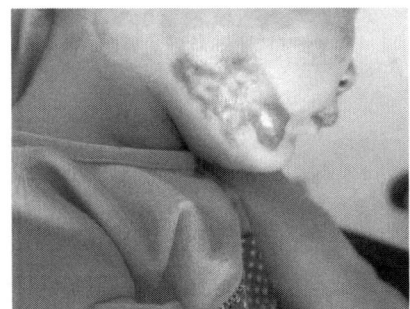

圖 5　縮瘢痕

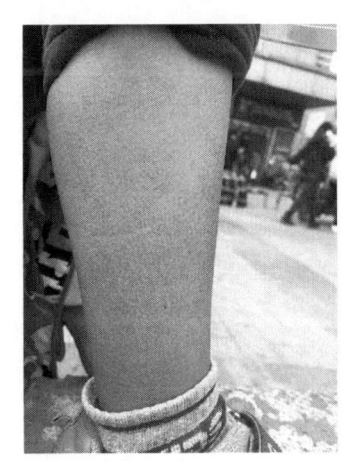

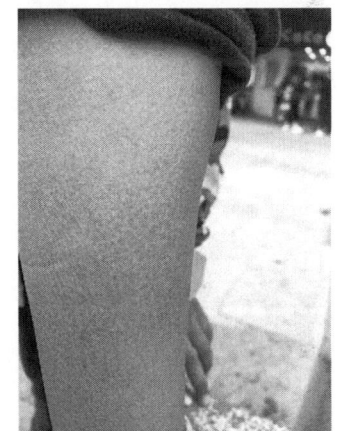

圖 6　肌膚甲錯(1)

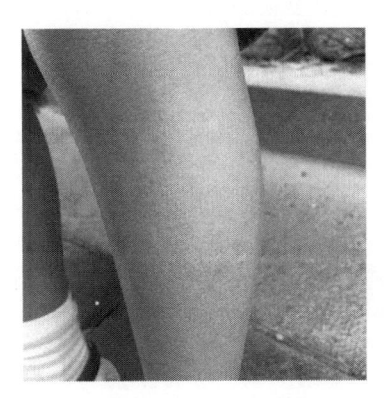

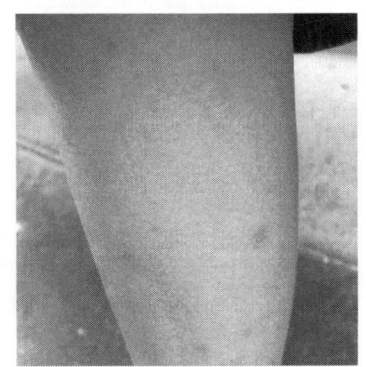

圖 7　肌膚甲錯(2)

313

附錄

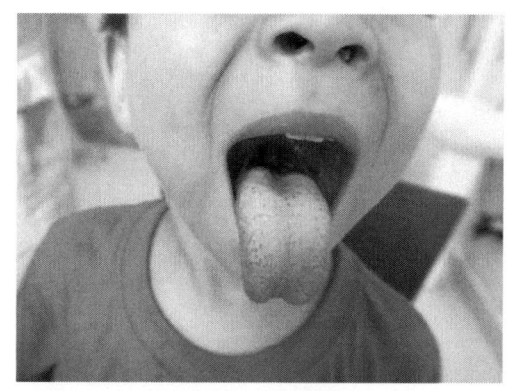

圖 8　舌苔久膩 (1)

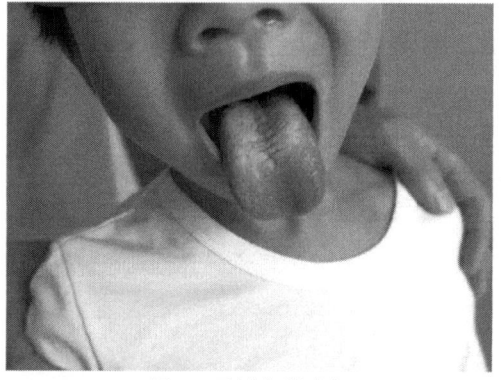

圖 9　舌苔久膩 (2)

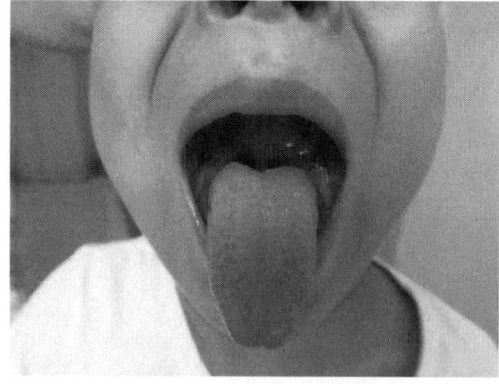

圖 10　舌苔久膩 (3)

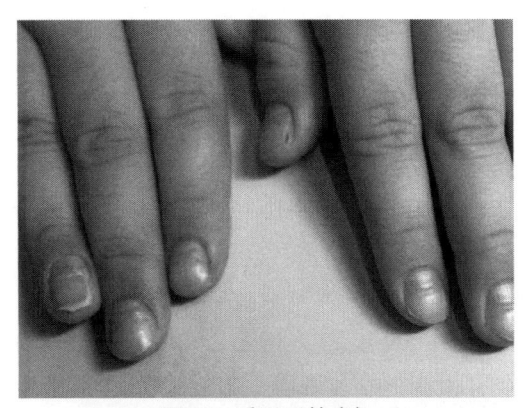

十一、小議加量服藥

圖 11　爪甲不榮（1）

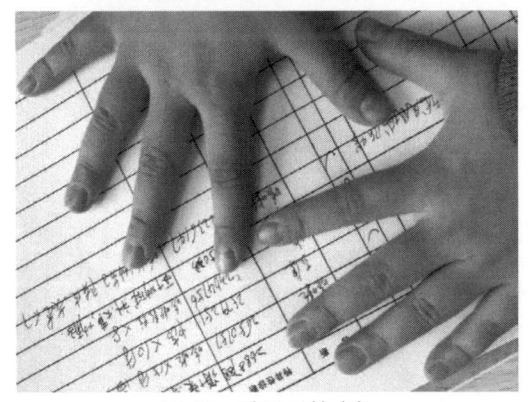

圖 12　爪甲不榮（2）

嬰童醫案：

從經方到經驗方，細述兒科診療全過程的辨證、用藥與預防

作　　　者：	侯江紅
發 行 人：	黃振庭
出 版 者：	崧燁文化事業有限公司
發 行 者：	崧燁文化事業有限公司
E ‒ m a i l：	sonbookservice@gmail.com
粉 絲 頁：	https://www.facebook.com/sonbookss/
網　　　址：	https://sonbook.net/
地　　　址：	台北市中正區重慶南路一段 61 號 8 樓

8F., No.61, Sec. 1, Chongqing S. Rd., Zhongzheng Dist., Taipei City 100, Taiwan

電　　　話：	(02)2370-3310
傳　　　真：	(02)2388-1990
印　　　刷：	京峯數位服務有限公司
律師顧問：	廣華律師事務所 張珮琦律師

-版權聲明-

本書版權為中原農民出版社所有授權崧燁文化事業有限公司獨家發行繁體字版電子書及紙本書。若有其他相關權利及授權需求請與本公司聯繫。

未經書面許可，不得複製、發行。

定　　　價：450 元
發行日期：2024 年 12 月第一版
◎本書以 POD 印製
Design Assets from Freepik.com

國家圖書館出版品預行編目資料

嬰童醫案：從經方到經驗方，細述兒科診療全過程的辨證、用藥與預防 / 侯江紅 著 . -- 第一版 . -- 臺北市 : 崧燁文化事業有限公司 , 2024.12
面；　公分
POD 版
ISBN 978-626-416-178-7(平裝)
1.CST: 小兒科 2.CST: 中醫
413.7　　　　　113018696

電子書購買

爽讀 APP　　　臉書